Renkawitz/Keim

Schutzschild Darm

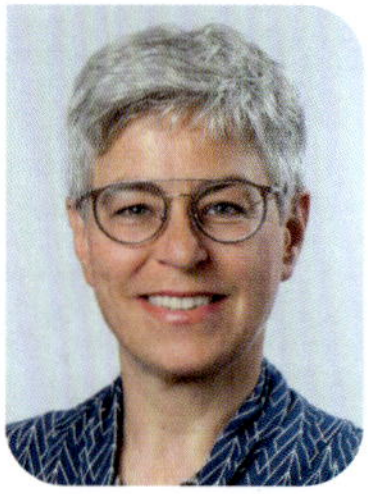

Alexandra Renkawitz ist Ernährungswissenschaftlerin, hat einen Universitätsabschluss in Komplementärer Medizin und ist aktives Mitglied bei der EU-Ernährungsorganisation EUROFIR. Sie arbeitet in eigener Praxis in Lich, Hessen, als Lerncoach, zertifizierte Ernährungsberaterin und Heilpraktikerin. Als Expertin für mikrobiologische Therapie gilt ihre Leidenschaft dem Darm und seinen »Mitbewohnern« – und dem, was sich mental und gesundheitlich erreichen lässt, wenn Mensch und Mikroben einander fördern und wohlgesinnt sind.

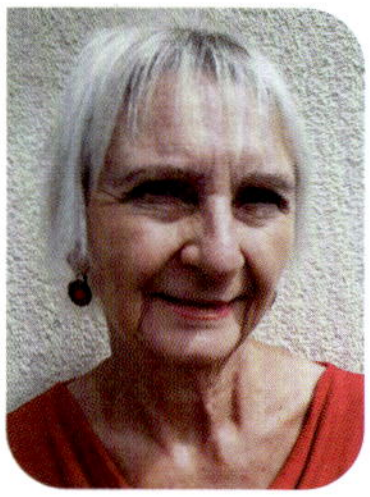

Dr. med. Ulrike Keim ist Fachärztin für Innere Medizin mit den Zusatzbezeichnungen Naturheilverfahren, Homöopathie und Klinische Geriatrie. Ihre Promotion schrieb sie zum Thema Typ-2-Diabetes. Schon immer »über den Tellerrand hinaus« interessiert, absolvierte sie auch einen Universitätsstudiengang in Kulturwissenschaften und in Komplementärer Medizin. Bis 2016 war sie in ihrer internistischen Privatpraxis in Bonn tätig. Als nationale und internationale Referentin für integrative Medizin ist die in Bonn lebende Wissenschaftlerin im engen Austausch mit Wissenschaftlern weltweit.

Dipl.oec.troph. Alexandra Renkawitz
Dr. med. Ulrike Keim

Schutzschild Darm

Herz, Gelenke, Allergien & Haut:
Wie das Mikrobiom die Selbstheilung aktiviert
Gut leben durch GutBalance

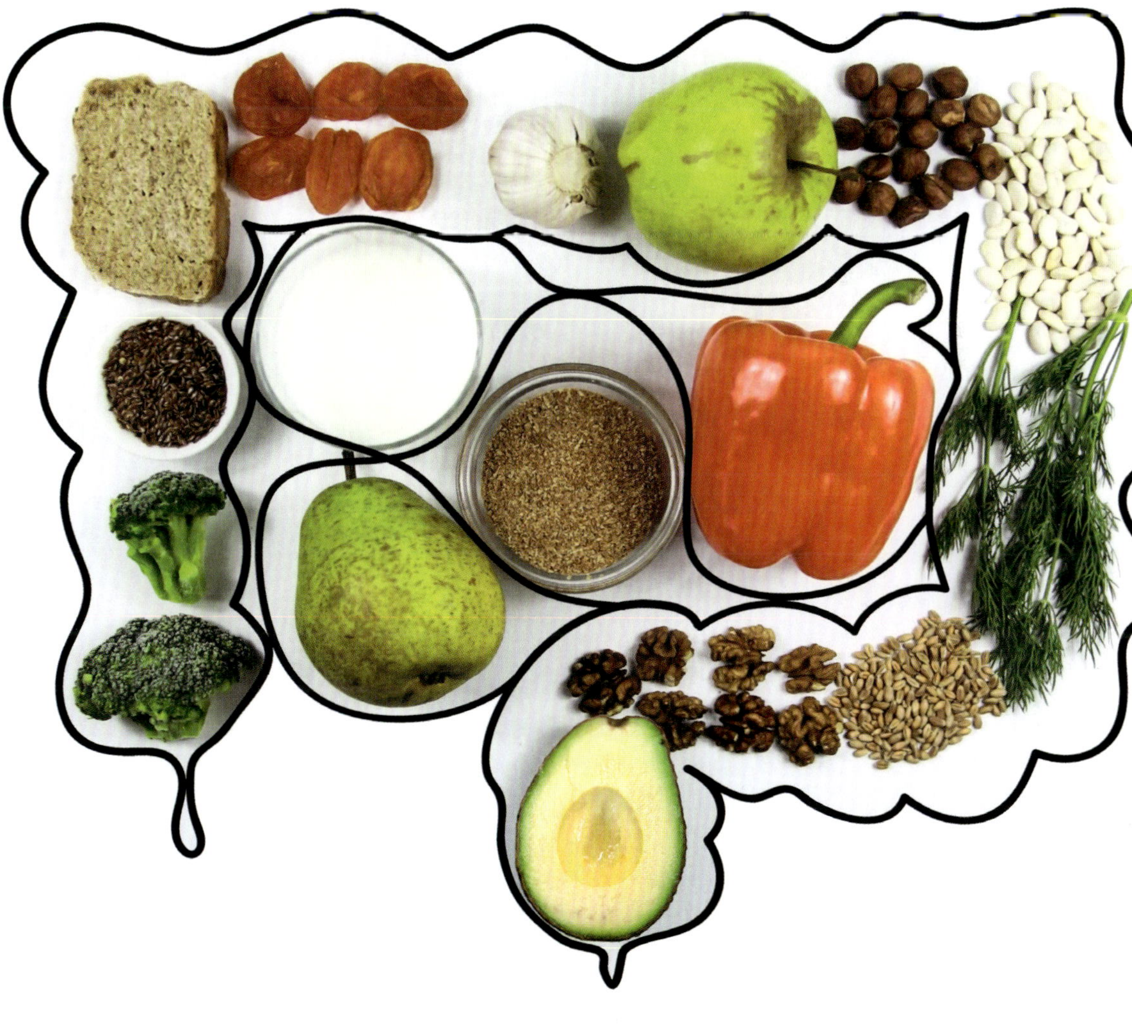

TRIAS

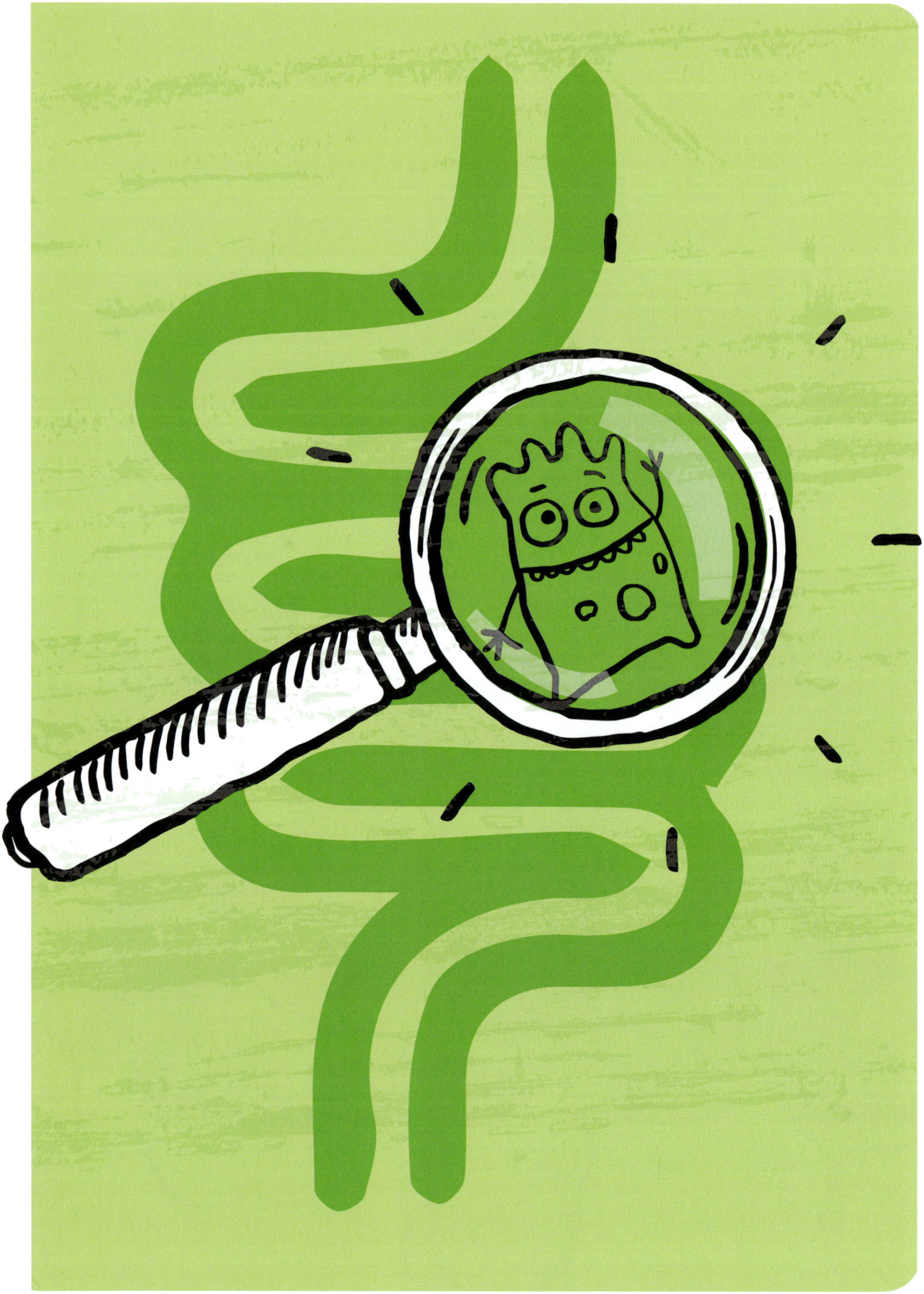

Auf einen Blick

Liebe Leserinnen, liebe Leser,

während Sie dies lesen, sind in Ihrem Darm Milliarden von Darmbakterien damit beschäftigt, das aus der Nahrung herauszuholen, was für den Stoffwechsel gut und nützlich ist, und alles zu entsorgen, was schaden könnte. Sie sind Gastgeber dieser persönlichen Bakteriengesellschaft zwischen Mund und Enddarm. Alles, was bei Ihnen auf den Tisch kommt – und zwar nicht nur gestern, heute und morgen, sondern auch auf lange Sicht – wirkt sich auf die Zusammensetzung Ihrer Mikrobiota im Darm aus. Ernähren Sie sich »bakteriengerecht«, dann sind Ihre Darmbakterien gesund und verhindern mit Ihnen gemeinsam Krankheiten.

Der Darm und seine guten Bakterien sind unser Schutzschild gegen chronische oder immer wiederkehrende Krankheiten. Die guten Darmbakterien sind Kämpfer an unserer Seite gegen Krankheiten von A bis Z, von Allergien bis Zahnerkrankungen, von Baucherkrankungen bis zu zentralnervösen Erkrankungen. Hautkrankheiten, Autoimmunerkrankungen, Atemwegserkrankungen, rheumatische Krankheiten, Stoffwechselprozesse wie Diabetes, Blasenentzündungen, Entzündungen der Scheide und viele Krankheiten mehr können mit gesunden Darmbakterien verhindert oder beseitigt werden. Wir zeigen, warum die Ursache für Depressionen oder Herzkrankheiten im Darm liegen kann, wie gut die Leber bei einem gesunden Darm getaktet ist und natürlich auch wie das Kerngeschäft des Darms, die Verdauung, läuft.

Die Erforschung der Bakterien (Mikrobiomforschung) beweist durch immer mehr weltweite Studien den Zusammenhang zwischen einer gestörten bakteriellen Besiedelung des Darms und verschiedenen Krankheiten des ganzen Körpers. Eine fehlentwickelte Darmflora ist auch der Spiegel eines gestörten Zusammenlebens von Mensch und Umwelt.

»Darm first«, das klingt zwar nach »Trumpismus«, in der Medizin ist es aber tatsächlich so: Der Darm und seine Bakterien sind das A und O unserer Gesundheit. Nur mit einem gesunden Darm bleiben wir gesund oder können wieder gesund werden. Mit dem Slogan »Darm first« erläutern wir Ihnen, wie Sie den Darm als Schutzschild benutzen können, um sich von chronischen Krankheiten zu befreien.

Dazu werden wir ganz konkret: Wir zeigen Ihnen ganz praktische und leicht gangbare Wege und Auswege in Richtung Gesundung. Sie erhalten Ernährungsvorschläge, die alles andere sind als öde Diätvorgaben. Sie werden Ihnen beim Lesen und beim Einkaufen gefallen und machen beim Kochen Spaß. Sie selbst und Ihre ganze Familie werden begeistert sein. Sie erfahren auch, bei welchen Krankheiten welche Diagnostik notwendig und sinnvoll ist.

Am Ende erweist es sich: »Der Mensch ist, was er isst und was er fühlt.« Der erste Teil des Zitats wird dem Schweizer Arzt Paracelsus (1493–1541) zugeschrieben und ist doch ewig aktuell. Was sollte der Mensch denn sonst sein? Es gibt keinen Trafo im Körper, der aus Input Pommes und Currywurst Output strahlende Haut und geregelte Verdauung macht. Schlimmer noch: Epigenetische Studien zeigen, dass die Kinder der heutigen Brot-Brot-Brot- und Pommes-Currywurst-Fraktionen deren schwache Mikrobiota erben und dadurch ein vergleichsweise hohes Risiko haben, früh chronisch zu erkranken.

Das lässt sich vermeiden und es ist nicht schwierig. Unsere Darmbakterien und deren Stoffwechselprodukte regeln das. Aber nur, wenn wir ihnen gute Gastgeber sind. Mit unserer GutBalance-Ernährungs- und Lebensweise bleiben Sie und Ihre Partner im Darm gesund und in Form.

Ihre Alexandra Renkawitz und Dr. Ulrike Keim

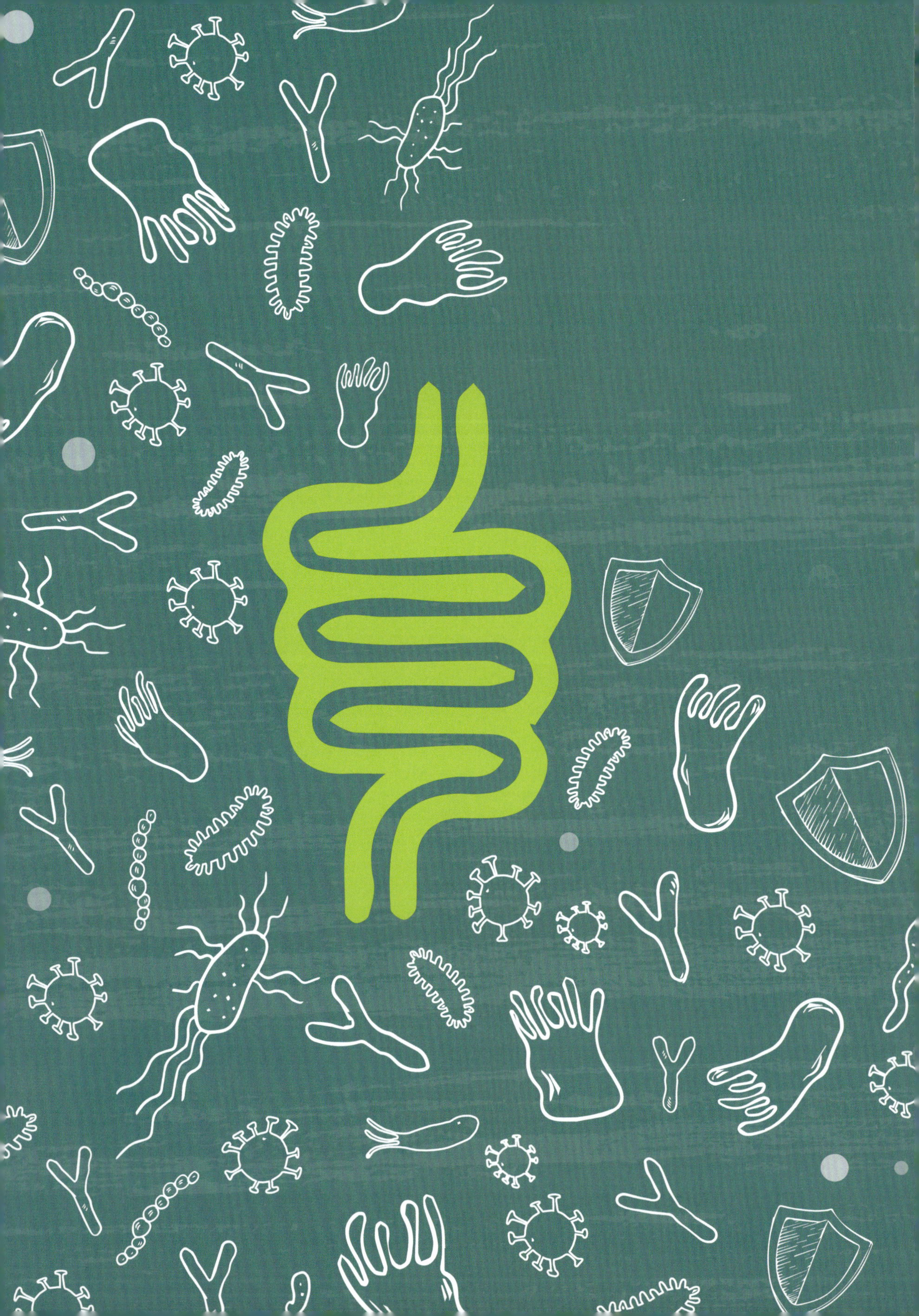

GESUNDHEIT BEGINNT IM DARM

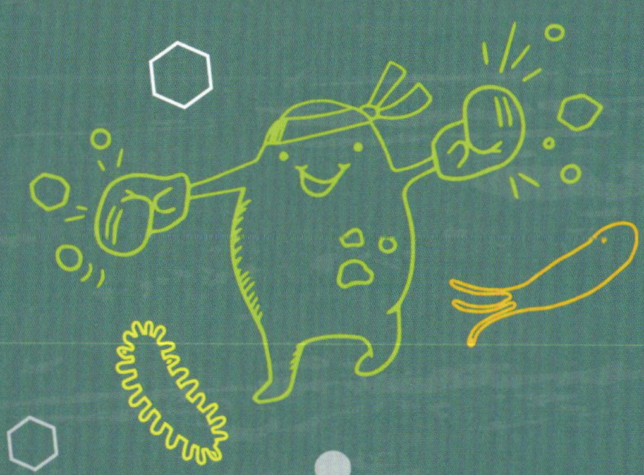

Die Balance im Organismus ist wichtig

In der modernen Welt ist es eine Herausforderung, den Überblick über die Gesamtheit unseres Körpers zu behalten. Wir korrigieren häufig kleinere Schäden, anstatt ihn in Balance zu halten.

Der Mensch ist geprägt von seiner Innen- und Außenwelt. Die Interaktion zwischen diesen bestimmt, ob wir gesund und glücklich sind oder arm und krank, leistungsstark oder schwach, konzentriert oder unkonzentriert, motiviert oder depressiv.

Zur Innenwelt gehören unsere Erbanlagen, genetische Überlieferungen der vorherigen Generationen und die Einheit aus Körper, Seele, Geist. Im Körper arbeiten unsere Zellen, Stoffwechselkreisläufe produzieren Energie und bauen Gifte ab. Zellen, Organe, Stoffwechselkreisläufe, Psyche und die Prägung durch die Umwelt sind miteinander verbunden. Unser Körper ist wie ein großes Netzwerk, in dem die Einzelteile miteinander verwoben sind und das mit der Außenwelt in Verbindung steht.

Hinter all dem steht die Regulationsfähigkeit des Körpers. Die Grundaufgabe aller Netzwerke ist nämlich die Balance im Organismus. Dazu gehört auch der Schutz vor Eindringlingen von außen. Leider ist der herkömmlichen Medizin das Denken in diesen Netzwerken eher fremd. Sie bleibt an einzelnen Symptomen und Krankheitsdiagnosen hängen. Die Diagnosen führen dann sofort zu Medikamenten. Das Ziel ist, Symptome zu »löschen«. Mit »Anti-Mitteln« werden Symptome bekämpft, die der Körper als Signal sendet, dass etwas nicht stimmt. Bei einem Auto käme man nie auf die Idee, das rote Warnsignal für niedrigen Ölstand einfach wegzudrücken. Vielmehr würde man Öl nachfüllen und bei häufig niedrigem Ölstand auf die Ursachensuche gehen.

Die Frage nach der Ursache wird in der Medizin jedoch viel zu selten gestellt. Und wenn, dann bleibt die Analyse meist nur auf das fragliche Organ beschränkt und die Netzwerkverbindungen werden nicht einbezogen. Das Problem entsteht natürlich nicht bei akuten Krankheiten wie Infektionen oder Verletzungen nach Unfällen. Die Suche nach der Ursache ist eher entscheidend für Menschen mit chronischen Krankheiten, wie etwa bei Herrn M.:

Herr M.

Chronische Krankheiten mit Ernährungsumstellung in den Griff bekommen

» *Herr M. ist 50 Jahre alt und arbeitet als Busfahrer für ein Reiseunternehmen, vor allem für Fernreisen. Seit Jahren leidet er an einem Ekzem am Oberkörper und sucht daher einen Arzt auf. Sein Hautarzt verschreibt ihm eine Cortisonsalbe, die kurzfristig hilft. Kaum hat er sie abgesetzt, kehrt der Ausschlag aber wieder zurück. Außerdem hat ihm sein Hausarzt wegen seines Bluthochdrucks ein Antihypertensivum verordnet, wegen seines Diabetes Typ 2 ein Antidiabetikum, wegen seiner Einschlafstörungen ein leichtes Schlafmittel, wegen seiner Bauchschmerzen nach dem Essen ein pflanzliches Mittel, wegen depressiver Zustände – besonders bei längeren Busreisen – ein leichtes Antidepressivum und wegen Juckreiz der Haut ein Antiallergikum.*

Herr M. nimmt also täglich 6 Medikamente ein. Kein Arzt hat bisher an Zusammenhänge zwischen den Symptomen gedacht. Eine Ursachenforschung zeigt, dass bei Herrn M. die Bakteriengesellschaft im Darm durcheinandergeraten ist, sodass es zu einer Entzündungsreaktion im ganzen Körper gekommen war, was den Diabetes Typ 2 und den Bluthochdruck anfachte und sich auch auf der Haut zeigte. Seine Blutfette konnten wegen des Übergewichts nicht sinken. Das lag an von den Bakterien im Übermaß produzierter Essigsäure. Darüber hinaus verhinderte die schlechte Zusammensetzung der Darmbakterien die Herstellung des Glückshormons Serotonin und des Schlafhormons Melatonin. Die eigentliche Ursache lag also im Darm mit seinen »verstörten« Bakterien.

Herr M. hat die Zusammenhänge verstanden. Er stellt seine Ernährung um und nimmt Probiotika ein, die helfen, wieder Balance unter den Darmbakterien herzustellen. So hat er passiv auch Gewicht verloren. Nach einem Jahr haben sich Cholesterin, Blutdruck und Blutzucker normalisiert, er kann wieder gut schlafen, die Bauchschmerzen und der Ausschlag sind verschwunden. Da er bei Fernreisen immer noch etwas depressiv war, wechselte er zu einem Busunternehmen mit Tagesreisen. Medikamente nimmt Herr M. nicht mehr ein. «

In diesem Buch decken wir die Zusammenhänge von Beschwerden und Krankheiten auf. Im Mittelpunkt steht die Schaltstelle des Organismus: der Darm mit seinen Bakterien und das mit ihm vernetzte Immunsystem.

Ist die eigentliche Ursache einer Krankheit oder von Beschwerden der Darm, ist die Therapie nicht schwierig. Dann müssen seine Mikrobiota wieder in einen regulären Zustand gebracht werden.

Wir, das Immunsystem und der Darm

Das Immunsystem ist ein komplexes Verteidigungssystem, das Eindringlinge abwehrt. Dabei übernimmt der Darm bestimmte immunologische Aufgaben.

Unser Immunsystem ist vielleicht die wichtigste Schaltzentrale im Organismus. Man kann sie mit dem Cockpit eines Flugzeugs vergleichen. Wie im Cockpit regelt hier der Körper durch verschiedene Regler, Knöpfe und Systeme, wie er mit Eindringlingen und Allergenen von außen umgeht. Ist im Flugzeug der Pilot der Chef, so ist im menschlichen Immunsystem der Darm der Chef. Genau genommen, ist er sogar auch Rektor und Trainer.

Wir gehen hier so ausführlich auf das Immunsystem ein, weil der Darm seine Schutzschildwirkung bei vielen Erkrankungen nur zusammen mit dem Immunsystem erfüllen kann. Wenn Sie das Kapitel »Prävention statt Symptombehandlung« (Seite 94) lesen, werden sie feststellen, wie viele Krankheiten verhindert werden könnten, wenn nur der Darm und das Immunsystem fit wären. Darm und Immunsystem sind eng miteinander verknüpft. Ist eines der beiden Organe geschwächt, verliert automatisch das andere an Stärke.

Das Immunsystem

Wenn wir Klienten fragen, wo sie eigentlich ihr Immunsystem verorten, dann werden häufig die Rachenmandeln genannt oder Blutkörperchen; manch einer hat eine vage Vorstellung, dass die Haut einen erheblichen Anteil haben muss. Aber sonst? Keine Ahnung.

Für Sie exklusiv nun ein kleiner Exkurs in die Immunologie.

Zunächst: Es gibt nicht nur ein Immunsystem, sondern mehrere bzw. ein System mit mehreren Komponenten. Das Immunsystem hat einen Wohnsitz im Darm und in den lymphatischen Organen: im Knochenmark, in der Thymusdrüse, in der Milz, den Lymphknoten und auch im lymphatischen Rachenring, wozu die Mandeln zählen. Aber nicht nur. Anteile des Immunsystems befinden sich in allen Grenzstrukturen, die uns gegen Eindringlinge, Fremd- und Schadstoffe nach außen abschirmen. Das ist die

Haut, das sind aber auch alle Schleimhäute, wie das in der Embryonalentwicklung nach innen gestülpte Rohr, das uns von Mund bis Po als Verdauungstrakt durchzieht, das Atmungsorgan, das die eingeatmete Luft filtern muss, und die Bindehaut der Augen. An allen Pforten benötigen wir Abwehr, sie ist in der Regel perfekt organisiert und agiert kompromisslos, weder pazifistisch noch aggressiv. Solange wir gesund sind.

Das Immunsystem dient dem Körper aber nicht nur zur Abwehr von Eindringlingen. Die Abwehr ist nur eine der Aufgaben des Immunsystems. Es sorgt im Körper auch für Harmonie und Balance. In unserem Organismus sind zwei Arten von Immunsystemen angelegt, die von weiteren Faktoren unterstützt werden:

Das Schleimhautimmunsystem Dies ist das angeborene Immunsystem, das uns von Geburt an schützt. Es arbeitet unspezifisch. Dennoch kann es Fremdkörper und viele Krankheitserreger schon beim ersten Kontakt unschädlich machen. Die Immunzellen nehmen die Eindringlinge in sich auf, töten sie ab und transportieren sie weg. Zum Schleimhautimmunsystem gehören die Fresszellen (Makrophagen), die Monozyten, die Granulozyten, die Mastzellen, die natürlichen Killerzellen und das sekretorische IgA (siehe unten). Alle Schleimhäute im Körper sind über das Lymphsystem miteinander verbunden und kommunizieren miteinander.

Das blutständige Immunsystem Anders als das Schleimhautimmunsystem wird es im Laufe des Lebens erworben. Es ist ein Abwehrsystem mit den wichtigen Abwehrzellen, den B- und T-Lymphozyten, die wir unbedingt brauchen, wenn unbekannte, problematische oder gar getarnte Fremdlinge eindringen. Ein Erstkontakt kann gefährlich sein, der Eindringling schlägt zu, verpasst uns ein »blaues Auge«, wie eine Grippe. Der Körper sagt sich: Das passiert mir nicht noch einmal. Er legt sich mit seinen Gedächtniszellen eine Art Fahndungsfoto des Täters an. Taucht dieser wieder auf, kann der Körper ihn erkennen und sich spezifisch wehren, indem er gezielt Antikörper gegen ihn richtet. Die spezifische Abwehr führt zur Bildung von Immunglobulinen IgE. Dieser Lerneffekt des Körpers ist auch die Grundlage für das Impfen.

Für die Abwehr von Eindringlingen hat sich der Körper mehrere Barrieren aufgebaut. Diese kann man sich wie einen Verteidigungsring bei mittelalterlichen Burgen vorstellen: Im äußeren Ring werden sie durch Vormauern geschützt, dann durch einen tiefen Wassergraben, dann wieder durch eine hohe Mauer mit Schießscharten und im Inneren durch weitere Verteidigungsanlagen. Wie für eine mittelalterliche Burg sind auch für den menschlichen Körper die ersten Barrieren besonders wichtig. Haben die Feinde erst mal den Wassergraben überwunden, wird die Verteidigung immer problematischer. Unser Schleimhautimmunsystem ist die erste Barriere des Körpers. Ein wichtiger »Kämpfer an der ersten Verteidigungslinie« ist das sekretorische Immunglobulin A (sIgA), das von den B-Plasmazellen gebildet wird. Man nennt das sIgA auch den Schutzantikörper des Schleimhautimmunsystems, denn es liegt wie ein schützender Film auf den Schleimhäuten. Bestimmte gute Bakterien im Darm, etwa Enterococcus faecalis, sorgen dafür, dass diese erste Barriere stabil bleibt. Dies macht man sich in der Therapie bei einem schlappen Immunsystem und immer wiederkehrenden Infekten zunutze (Seite 18).

Die gefährlichen Eindringlinge werden vom menschlichen Lymphsystem eliminiert. Dieses besteht aus 100 bis 200 Lymphknoten und einem Netz aus Lymphgefäßen. In den Lymphknoten wird die Lymphflüssigkeit gefiltert und Eindringlinge und Fremdkörper aussortiert. Anschließend werden sie entsorgt. Die Wichtigkeit des Lymphsystems wird oft verkannt. Dabei ist der Abtransport von Schädlingen und Giftstoffen so wichtig für unsere Gesundheit.

Notfall im Immunsystem

Bei einem Notfall für das Immunsystem wie etwa einer Unfallverletzung wird eine schnelle Einsatztruppe aktiviert – die Zellen des Immunsystems rücken so schnell aus wie die Feuerwehr bei einem Brand. Die Löschmaßnahmen des Körpers sind aber anders als die Arbeiten der Feuerwehr. Der Körper legt ein »Gegenfeuer« – die Entzündung. Auch wenn Schädlinge in den Körper eindringen, sie in der Überzahl und dem Körper bisher nicht bekannt sind, schaltet der Körper auf Angriff, der Entzündungsprozess wird aktiviert. Der Körper schüttet Entzündungsbotenstoffe aus, die sogenannten proinflammatorischen Zytokine. Unsere Abwehrzellen marschieren auf, schlagen den Feind zurück und werfen die Eindringlinge wieder raus. Die Arbeit des Immunsystems ist aber oft ein Ritt auf der Rasierklinge. Reagiert der Körper mit zu vielen Entzündungsbotenstoffen, kann es zu einer unkontrollierten Immunantwort kommen und diese binnen weniger Stunden zum Tod führen. Ein trauriges Beispiel dafür war der sogenannte Zytokinsturm bei jungen an der Spanischen Grippe erkrankten Menschen im Jahr 1918.

Nach der kämpferischen, »feurigen« Entzündungsphase muss sich das Heer der Abwehrzellen wieder beruhigen und darf nicht im Angriffsmodus bleiben. Dazu benötigt der Körper die antientzündlichen Zytokine. Wo bei den »Kämpfen« Schäden entstanden sind, müssen diese jetzt repariert werden. Wenn der Körper aber nicht »runterfährt«, brennt das Feuer weiter oder es bleibt mindestens ein Schwelbrand bestehen. Die Folge kann eine chronische Entzündung sein.

Bei einem schweren Notfall braucht der Körper alle Kraft und »alle Mann« für die Bekämpfung der Eindringlinge. Jetzt ist keine Zeit für ein großes Mittagsmahl mit Schweinefleisch und Gans oder für einen Hausputz. Tiere wissen das ganz genau, fressen bei einer Krankheit nicht und verhalten sich ganz still. Unser Körper »schickt« einem kranken Menschen Fieber, das einerseits der Immunantwort hilft und andererseits den Menschen »platt« macht, damit er auch die notwendige Ruhe einhält und nicht im Bett liegend Büroarbeiten macht und herumtelefoniert.

Mitunter kommt es vor, dass das Immunsystem übermotiviert ist oder Antikörper fehlprogrammiert sind und sich das Immunsystem gegen körpereigene Strukturen richtet. Es flippt quasi aus. So können Autoimmunkrankheiten entstehen. Entzündliche Prozesse richten sich anhaltend gegen körpereigene Strukturen. Beide verstehen einander nicht mehr. Ihre Kommunikation ist derart gestört, dass das Immunsystem eine Abwehrreaktion entwickelt. Störungen des »inneren Gleichgewichts« können sich auf den gesamten Organismus auswirken und an allen Ecken und Enden zu immunvermittelten Erkrankungen führen.

Der Darm: immunologisch aktives Organ und Trainingszentrum

Das mukosale Immunsystem (MALT) ist der evolutionär älteste Schutzwall für den Körper. Zum MALT gehören alle Formen von Lymphozyten, die sich im zellfreien Bindegewebe entlang der Schleimhaut und auf deren Außenseite befinden. Sogenannte B-Zellen produzieren hier nur einen einzigen Antikörper, das sekretorische IgA (sIgA), das bei Durchtritt zur Außenseite mit einer Schutzgruppe versehen wird, sodass Verdauungsenzyme es nicht angreifen können. Es sorgt für Toleranz und Ruhe, indem es Nahrungsmittelantigene bindet; es aktiviert die Abwehr, indem es krankmachende Bakterien markiert; und es setzt Signale zur Heilung, wenn entzündliche Prozesse vorliegen.

In der Schleimhaut gibt es eine weitere Zellart, die M-Zellen. Das sind immunkompetente Epithelzellen, die von einigen Wissenschaftlern als sesshaft gewordene Fresszellen (Makrophagen oder dendritische Zellen) angesehen werden. Sie können antigene Strukturen erkennen, aufnehmen und sie in aufgearbeiteter Form anderen Zellen des Immunsystems vorzeigen; man nennt sie deshalb auch »antigenpräsentierende Zellen«. Sie kommen überall in der Schleimhaut vor und sind besonders in Regionen zu finden, wo viele Eindringlinge drohen, in den Körper vorzustoßen.

Für alle immunologischen Aufgaben des Darms ist eine gesunde Mikrobiota, eine intakte Darmbarriere mit funktionierenden Tight Junctions und eine stabile Schleimhautschicht des Darmes notwendig (Seite 38ff.) Die Leistungen des Darms für unser Immunsystem sind vielfältig.

In der Darmschleimhaut sitzt auch das darmassoziierte lymphatische Gewebe (GALT), das 70 % der körpereigenen Immunzellen umfasst. Manche Therapeuten nennen das GALT auch die »Darmpolizei«. Entlang der Zellen der Darmschleimhaut befinden sich Lymphozyten in organisierten Verbänden. Wenn es ein immunologisch wichtiges Ereignis zu vermelden gibt, dann leiten sie die Information an die Lymphknoten weiter, von wo aus die passende Immunantwort ausgelöst wird. Denn das GALT ist über das Lymphsystem mit dem gesamten Immunsystem verbunden.

Der Darm ist aber auch der Sitz der Kita, der Schule und des Trainingszentrums für unsere Immunzellen. Trainer und Lehrer sind Vertreter der Mikrobiota. Sie setzen selbst immunogene Signale und kommunizieren über bestimmte, körpereigene Dolmetscher mit den Immunzellen. Dadurch erfolgt eine immunologische Schulung.

Sind die Immunzellen aus der »Schule« oder dem Training entlassen, gehen sie auf Wanderschaft und wissen genau, welche Schleimhäute im Körper sie ansteuern müssen. Nur wenn die Schulung der Immunzellen im Darm funktioniert, sind die Schleimhautgrenzen nach außen geschützt. Nach getaner Arbeit befällt manche Immunzellen »Heimweh« nach dem Darm. Sie kehren in ihre Heimat zurück, was man Homing nennt.

Auch das entwicklungsgeschichtlich viel ältere angeborene Immunsystem braucht eine gesunde Mikrobiota. Nur so ist gewährleistet, dass antimikrobiell wirksame

Eiweißstoffe, die sogenannten Defensine (Seite 147), von den Darmzellen produziert werden können. Sie sind ein wichtiger Schutzfaktor für die Darmschleimhaut.

Die Rolle von Immunglobulinen

Die Immunglobuline haben eine Y-förmige Gestalt, sind Eiweißstrukturen und Teil des spezifischen Immunsystems. Sie sind gekennzeichnet durch je zwei sogenannte schwere und leichte Ketten und besitzen Bindungsstellen für Antigene wie Krankheitserreger. Die Immunglobuline können den »Feind« nicht selbst zerstören. Sie haben vielmehr die Aufgabe, dem Körper zu zeigen, wo sich der »Feind« befindet, das Ziel zu markieren, damit andere Abwehrmechanismen tätig werden können. Sie »verpetzen« sozusagen den Feind.

Man unterteilt die Immunglobuline in verschiedene Klassen: IgA, IgE, IgG und IgM. Sie sind sich in ihren Strukturen alle ähnlich, aber nicht gleich. Vielleicht kennen Sie die Begriffe aus einem Laborbefund, denn die Art und Konzentration der Immunglobuline im Blut lässt Schlüsse auf akute oder überwundene Infektionen und auf die eher angespannte oder entspannte Lage des Immunsystems zu.

Die Immunglobuline haben im Körper verschiedene Aufgaben und spielen unterschiedliche Rollen. Entscheidend dafür sind die Bindungsstellen für Antigene. Die im Blut (bzw. im Serum) wichtigsten Antikörper-Vertreter stellt die Klasse IgG. Ein erhöhter IgG-Wert kann ein Hinweis auf eine akute Infektion, eine chronische Infektion, eine Leberzirrhose, eine Hepatitis A, B, C oder eine Multiple Sklerose sein.

Die Produktion von IgG wird durch die Kollegen vom IgM angeregt. Es sind die zu Beginn einer Immunreaktion als Erstes gebildeten Immunglobuline, die »Oberpetzen« (hier aber im besten Sinne). Ein erhöhter IgM-Wert kann z. B. ein Hinweis auf eine hochakute Infektion, eine Lebererkrankung oder eine Autoimmunerkrankung sein.

IgA ist die Immunglobulin-Klasse, die im Blutserum und als sekretorisches IgA in den Schleimhäuten, den Eintrittspforten für Erreger, vorkommt. Die IgA-Moleküle können Bakterien und Viren binden und Giftstoffe neutralisieren. Ein erhöhter IgA-Wert kann z. B. ein Hinweis auf eine akute Lebererkrankung, hohen Alkoholkonsum, eine Autoimmunerkrankung oder einen akuten Infekt sein.

Besonders erwähnt sei auch das IgE. B-Lymphozyten bilden nach einem ersten Kontakt mit einem Allergen IgE-Antikörper aus. Dem Immunglobulin E kommt eine Schlüsselrolle bei allergischen Erkrankungen zu. Es ist normalerweise nur in sehr geringen Mengen vorhanden und auch an der Abwehr von Parasiten beteiligt. Wenn IgE an Mastzellen und basophile Granulozyten bindet, dann werden diese nach Antigenkontakt veranlasst, das Gewebshormon Histamin auszuschütten. Das erklärt die Bedeutung von IgE in der Entstehung von Allergien wie dem Heuschnupfen oder dem allergischen Asthma. Ein erhöhter IgE-Wert kann ein Hinweis auf eine Allergie, Heuschnupfen, Asthma oder eine Neurodermitis sein. Antihistaminika können zwar Symptome lindern, lösen aber das eigentliche Problem nicht.

Akuter Infekt oder Allergie – die wichtige Rolle der T-Zellen

Die schon oben beschriebenen antigenpräsentierenden Zellen machen auf ihre spezifische Weise eine noch unreife T-Zelle entweder zur reifen zytotoxischen T-Zelle (früher nannte man sie Killerzelle) oder zur reifen Helfer-Zelle. »Unreif« bedeutet, dass diese T-Zelle mit der Substanz, der Struktur, dem Antigen XY zuvor noch nie Kontakt hatte. Nun also ist sie aktiviert und die Kettenreaktion nimmt ihren Gang.

Zytotoxische T-Zellen erkennen und eliminieren infizierte Körperzellen anhand von erregertypischen Strukturen direkt. T-Helferzellen (TH-Zellen) schütten Botenstoffe aus, Zytokine wie Interferon, um Kollegen herbeizurufen, die für die Abwehr erforderlich sind, etwa Makrophagen oder neutrophile Granulozyten. Der Blutfluss wird lokal oder im ganzen Körper gesteigert, je nach Bedarf werden pro- oder antientzündliche Prozesse eingeleitet. Am Ende steht die Produktion von Gedächtniszellen, damit beim nächsten Kontakt mit diesem »Erreger« die Immunantwort sofort ausgelöst werden kann.

T-Zellen werden nach den Botenstoffen, die sie hervorbringen, eingeteilt. Je nachdem welche Signale von einer T-Helfer-Zelle ausgehen, resultieren unterschiedliche Immunantworten. Die häufigsten Typen von T-Zellen sind TH1- und TH2-Zellen. TH1-Zellen setzen als wichtigsten Immunbotenstoff das Interferon-gamma (IFN-γ) frei. Dieser dient der Abwehr bakterieller oder viraler Infekte. Eine TH1-Reaktionslage hat der Körper bei einem akuten Infekt. Eine TH2-Reaktionslage tritt bei allergischen Reaktionen und Infektionen mit Parasiten auf.

Das Schleimhautorgan

Die Schleimhaut ist ein einziges Organ. Sie ist in ihren Abschnitten dicht mit Bakterien besiedelt, die den Körper vor unliebsamen Eindringlingen schützen.

Wenn wir von den Schleimhäuten der Nase, der Bronchien, der Blase, des Magen-Darm-Traktes oder der Augen sprechen, suggeriert es, dass jedes Organ eine unabhängige Schleimhaut habe. Das stimmt so nicht. Alle Schleimhäute zusammen bilden ein einziges Organ. Wir können hier wirklich von dem »Schleimhautorgan« sprechen, da die embryonale Entwicklung der Schleimhäute gleich ist. Darüber hinaus sind die Schleimhäute durch das Lymphsystem, die Blutversorgung und das Nervensystem und über das sogenannte Mukosa-Immunsystem miteinander vernetzt. Der Darm ist die Zentrale dieses schleimhautassoziierten lymphatischen Gewebes. Die hier ausgebildeten Immunzellen sausen los und werden durch ihre Programmierung im Darm zu den passenden Schleimhäuten im Auge, im Mund, in der Blase usw. gebeamt und docken dort an (Seite 12).

Hier befinden sich Schleimhäute:

- Atemwege: Nase, Nasennebenhöhlen, Luftröhre, Bronchien
- Mund-Magen-Darm-Trakt: Mund, Speiseröhre, Magen, Dünn- und Dickdarm
- Blase-Genitaltrakt: ableitende Harnwege, Blase, Sexualorgane
- sonstige Schleimhäute: Auge, Brustdrüse

Barrieren schützen

Der Körper muss Haut und Schleimhäute nach außen sichern. Sonst drohen Giftstoffe, Bakterien und Viren einzudringen und den Körper zu schädigen. Hat die Haut eine Grenzfläche von 1,6 bis 1,9 m^2, so ist die der Schleimhäute mit ca. 600 m^2 viel größer.

Die Schleimhäute sind in einem engen Kontakt mit dem Lymphsystem, sodass die »Feinde« von außen abgefangen werden können. Es gibt spezielle Epithelzellen (also Zellen der Deckschicht der Schleimhäute), die den Job eines Türstehers innehaben. Sie schnappen sich die Eindringlinge und schleppen sie zu Lymphknötchen, von wo sie abtransportiert werden.

Das könnten die Schleimhäute nicht leisten, wären sie nicht von Bakterien besiedelt. Auf allen Schleimhäuten leben »Mikroben-Wohngemeinschaften«. Nur wenn die Mitglieder der »Wohngemeinschaften« gut miteinander kooperieren, können sich Erreger auf den Schleimhäuten weder vermehren noch Infekte auslösen. Es geht nie nur um den Erreger wie Grippeviren oder Erreger einer Lungenentzündung. Entscheidend ist, auf welches Milieu sie treffen, ob die guten und harmlosen Bakterien auf den einzelnen Schleimhäuten zusammenhalten und den Eindringlingen Paroli bieten oder ob sie untereinander zerstritten oder von vorangegangenen Antibiotikatherapien geschwächt sind. Bereits im 19. Jahrhundert erkannte Claude Bernard, ein Zeitgenosse des französischen Mikrobiologen und Chemikers Louis Pasteur, dass die einzelne Mikrobe nichts bedeutet, das Milieu aber alles entscheidet (»Le microbe n'est rien, le terrain est tout«). Mit dieser Erkenntnis war er Pasteur weit voraus.

Fazit: Eine ausgeglichene Mikrobiota in den jeweiligen Schleimhautabschnitten ist für den Menschen ebenso wichtig wie ein intaktes ökologisches System im Darm.

Die einzelnen Schleimhäute unterscheiden sich in ihrem Kontakt mit der Außenwelt, wie sehr sie gefährdet sind durch Angriffe von außen, und in ihrer Funktion. Die Schleimhäute der Lunge haben etwa keinen Kontakt mit Gemüse, die Schleimhäute des Darms aber jeden Tag, die Schleimhaut der weiblichen Blase hat keinen Kontakt mit Milchprodukten, aber mit Sperma des Mannes, was die Schleimhäute der Augen eher nicht haben. Dementsprechend unterscheiden sich die mikrobiellen Gemeinschaften auf den Schleimhäuten.

Die Mikrobiota der Schleimhäute außerhalb des Darmes ist noch nicht so gut untersucht. Bis vor einigen Jahren glaubte man sogar, dass die Schleimhäute der Blase nicht mit Bakterien besiedelt sein dürfen. Wäre das so, würden wir ständig unter Harnwegsinfekten leiden, denn die guten Bakterien helfen uns bei der Abwehr. Die mikrobielle Gemeinschaft in der Blase ist bei Frauen besonders wichtig (Seite 124). Erst die gentechnischen Untersuchungen der Bakterien deckten immer mehr Geheimnisse der »Wohngemeinschaften« auf den Schleimhäuten auf. Inzwischen weiß man, dass die Schleimhäute der verschiedenen Körperregionen sich stark voneinander unterscheiden. Selbst die Mikrobiota auf der linken und der rechten Hand weisen unterschiedliche Zusammensetzungen auf.

Stellvertretend für die Zusammenarbeit zwischen Mikroben und Immunsystem auf den Schleimhäuten stellen wir die Mikrobiota der Atemwege dar. Lange vertrat man irrtümlicherweise die Theorie, dass die Lunge steril sein müsse. Gentechnische Untersuchungen konnten indes zeigen, dass die Atemwege von einer komplexen »Mikrobiota-Welt«, dem Atemwegsmikrobiom, besiedelt sind. Dessen Schlüsselbakterien (Seite 35) sind noch nicht genau erforscht. Es gibt aber Hinweise, dass sich die Mikrobiota im Rachen, in den Bronchien und Lungenfeldern unterscheiden. Eine Verdrängung des gesunden Atemwegsmikrobioms durch ein übermäßiges Wachstum anderer Bakterienarten kann zu chronischen

Lungenerkrankungen wie Asthma oder der chronisch-obstruktiven Lungenerkrankung (COPD) führen.

Perspektivisch wird es therapeutische Möglichkeiten geben, die gute Mikrobiota auf den einzelnen Schleimhäuten zu fördern. Heute weiß man bereits, dass eine Förderung des Gleichgewichts der Mikrobiota im Darm und damit seiner Immunzellen, die zu allen Schleimhäuten wandern, vor Krankheiten schützen kann.

Das Schleimhautorgan unterstützen

Wie lassen sich nun das Schleimhautorgan und das komplex aufgebaute Immunsystem unterstützen? Früher sagte man: das Immunsystem stärken. Heute wissen wir es besser: Es muss moduliert werden! Immunmodulation ist eine therapeutische Methode, mit der sich zwischen den beiden Immunsystemen eine Balance herstellen lässt.

Wenn Sie mit diesen Freunden gemeinsam Ihr Immunsystem modulieren wollen, benötigen Sie die »Kämpfer« an der ersten Front. Ist Ihr Immunsystem angeschlagen? Hangeln Sie sich von einem Infekt zum anderen? Dann brauchen Sie jetzt die Darmbakterien an Ihrer Seite – besonders Enterococcus faecalis und die guten E. coli.

Sie erinnern sich noch an die Schutzschicht aus sIgA? 5 bis 15 Gramm werden täglich davon hergestellt. Es befindet sich in den Schleimhäuten von Magen und Darm, den Atemwegen, im Harntrakt, in den Geschlechtsorganen – sogar in der Tränenflüssigkeit, im Speichel oder im Schweiß. Da Neugeborene sIgA noch nicht selbst produzieren können, werden sie über die Muttermilch damit versorgt. Der Schutz mit sIgA ist eine Erfolgsgeschichte der Immunabwehr. Es schützt uns an vorderster Front vor Eindringlingen – und das Ganze sanft. SIgA löst keine Entzündung aus, also kein »Gegenfeuer«.

Bei einer intakten Mikrobiota wird sIgA in der für unsere Abwehr genügenden Menge produziert. Bei vielen chronischen Krankheitsprozessen und einem defekten Immunsystem funktioniert das nicht. Dann wird der sIgA-Film schwächer oder reißt ein wie ein brüchig gewordener Stoff. Für diese Patienten schlägt jetzt die therapeutische Stunde des Darmkeims Enterococcus faecalis. Er ist ohne Rezept als Arzneimittel in der Apotheke erhältlich. Er fördert Ihre Schutzschicht mit sIgA und stabilisiert so das Immunsystem.

Daneben sind E. coli weitere gute Freunde Ihres Immunsystems. Sie kann man ebenfalls rezeptfrei als Arzneimittel kaufen. In Tropfenform eingenommen, steigern sie die Syntheserate von Beta-Defensin (siehe auch im Kapitel »Chronisch-entzündliche Erkrankungen des Darms«, Seite 147) und verbessern die T-Zell-Balance entlang der Schleimhäute, nicht nur des Darms.

Eine einfache modulare Therapie hilft dem Schleimhautorgan

Für das Schleimhautorgan ideal ist eine kombinierte Behandlungsstrategie mit beiden Bakterien nach einem Stufenplan aus drei Modulen, mit den Zielen

- die Schleimhautpermeabilität zu normalisieren,
- das Mukosa-Immunsystem zu stabilisieren und

- die zelluläre Immunität zu modulieren.

Während Antibiotika an definierten Strukturen eingreifen, ist der Wirkort dieser medizinischen Probiotika das Schleimhautimmunsystem des ganzen Körpers, wo sie immunmodulierend unterstützen – sowohl bei unzureichender Abwehrlage als auch bei überschießenden Abwehrreaktionen.

Sehr erfolgreich ist die Vorgehensweise nach Stufenplänen.

Stufenplan
Die Bakterien Enterokokken und Escherichia coli gibt es als lebende Bakterien und als Lysate in Apotheken. Lysate sind Zellinhalte von abgetöteten Bakterien. Alle drei sind Arzneimittel und in Tropfenform erhältlich. Das Lysat wird über vier Wochen in aufsteigender Menge dosiert, von eingangs 2 × 5 Tropfen täglich bis zu 2 × 20 Tropfen. In der Zeit der alleinigen Einnahme eines Lysats darf nicht immer mit einer Verbesserung der Symptomatik gerechnet werden, denn das Immunsystem wird mit den Tropfen langsam an die Bakterienstrukturen herangeführt.

Mit dem zweiten Präparat, Enterokokken, wird nahtlos angeschlossen. Sie werden nicht ein- und ausgeschlichen, sondern von Beginn an mit 2 × 30 Tropfen eingesetzt. Die Einnahmedauer beträgt 4 Monate.

Ab dem 3. Enterokokken-Monat werden für 2 Monate parallel lebende Kolibakterien eingenommen. Starten Sie mit 2 × 5 Tropfen täglich bis zu 2 × 20 Tropfen.

Die Therapie ist auf 5 Monate angelegt. Bei überschießenden Immunreaktionen kann es aber erforderlich sein, das Lysat bis zum 3. oder 4. Therapiemonat beizubehalten.

Dosierung: Lysat beginnend mit 2 × 5 Tropfen steigern auf 2 × 20 | Enterokokken 2 × 30 Tropfen | E. coli beginnend mit 2 × 5 Tropfen, steigern auf 2 × 20 Tropfen.

Bei Kindern: Enterokokken durchgehend 2 × 20 Tropfen, E. coli 1 × 10 Tropfen, keine Lysat-Phase, Dauer 4 Monate.

Mikrobiologische Therapie: Stufenschema Standard für Erwachsene

	Monat 1	Monat 2	Monat 3	Monat 4	Monat 5
Modul 1	Lysat				
Modul 2		Enterokokken			
Modul 3			Enterokokken		
Modul 4				Enterokokken + E. coli	
Modul 5					Enterokokken + E. coli

Der Darm und seine Bewohner

»Klein, aber oho!« Auf unsere Darmbakterien passt diese Beschreibung zu 100 %. Sie sind lebenslange Partner für unsere physische und psychische Gesundheit.

Die Bakterien gehören zu den ältesten Erdbewohnern. Es gibt Hinweise, dass schon vor 3,5 Milliarden Jahren im Gebiet des heutigen Australien Bakterien lebten. Noch dazu können sie sehr zäh sein. So entdeckte man im Jahr 2000 in Pennsylvania (USA) ein geschätzt 250 Millionen Jahre altes Bakterium! Es wurde in einer Nährlösung gefüttert, begann sich zu räkeln und wurde wieder aktiv.

Biologen nehmen an, dass die Bakterien schon seit 500 Millionen Jahren mit größeren Lebewesen zusammenleben. Vielleicht lebten sie schon mit den Vorfahren des Menschen zusammen. Da das gut geklappt hat, suchten sich die Bakterien auch den Menschen für ein gemeinsames Leben aus. Obwohl wir schon so lange zusammenleben, entdeckte erst der niederländische Naturforscher Antoni van Leeuwenhoek 1683 unter dem Mikroskop Bakterien im menschlichen Zahnbelag. Leeuwenhoek wird auch als »Vater der Protozoologie und Bakteriologie« bezeichnet. Über 340 Jahre danach muss sich die Wissenschaft eingestehen, dass die auf der Erde und in uns lebenden Bakterien immer noch eine Blackbox sind. Die große Mehrheit der Bakterien ist noch nicht einmal bekannt (Experten sprechen von 95–99 %), geschweige denn, dass die Wissenschaftler ihre Bedeutung kennen.

Bakterien kuscheln gern

Bakterien haben keinen Sex. Ihre Fortpflanzung geschieht durch Zellteilung. Manche übertragen ihre Gene durch Röhrchen, die Sexpili, andere Bakterien kuscheln gern. Sie lagern sich schmusend eng aneinander. Durch die körperliche Nähe dringen die Gene ins andere Bakterium ein. Bakterien können auch über Artgrenzen hinweg ihre Gene austauschen. Das ist so, als ob ich mit meinem Haustier Gene hin- und herschöbe. Manche Bakterien brauchen unbedingt Sauerstoff zum Überleben (aerobe Bakterien oder Aerobier), für andere wiederum ist Sauerstoff Gift (anaerobe Bakterien oder Anaerobier). Beide Sorten leben in unserem Körper.

Pest und Cholera – das schlechte Image der Bakterien

Viele Jahre haben sich die Wissenschaftler und die Ärzte nur um die »bösen«, krank machenden Bakterien gekümmert. Das kann man gut verstehen. Bakterien haben seit der Antike immer wieder für die Menschen tödliche Epidemien verursacht. Die Pestepidemien im Mittelalter rotteten ganze Dörfer und Landstriche aus. Allein im 14. Jahrhundert forderte der »Schwarze Tod« geschätzt 25 Millionen Todesopfer, was einem Drittel der damaligen europäischen Bevölkerung entsprach. Auch die Choleraepidemien brachten Krankheit, Leid und Tod.

Zum schlechten Image der Bakterien haben auch Geschlechtskrankheiten wie Tripper und Syphilis beigetragen. Ein stäbchenförmiges Bakterium ist schuld am »Weißen Tod«, der Tuberkulose. Zuletzt hat die EHEC-Epidemie mit 4 000 Erkrankten und 53 Todesopfern für Angst und Schrecken gesorgt. Diese schlimmen Krankheiten haben sich über Generationen in das Gedächtnis der Menschen eingegraben. So konnte es gar nicht anders sein, als dass Bakterien an sich als gefährlich erschienen. Die Forschung stürzte sich zunächst auf diese üblen Bakterien, um mehr über sie zu erfahren, sie unschädlich zu machen und so die Menschheit von diesen Krankheiten zu befreien.

Seit den epochalen Entdeckungen Robert Kochs (1843–1910) und der Forscher seiner Zeit hat sich bis weit ins 20. Jahrhundert hinein nichts an den Prinzipien geändert, nach denen Bakterien erkannt, nachgewiesen und bestimmt werden. Proben (Urin, Blut, Wundabstrich, Stuhl etc.) können auf einem Glasplättchen (Objektträger) ausgestrichen und meist eingefärbt werden. Oder das Probenmaterial wird auf Nährböden gegeben und in einen Brutschrank gestellt. Die Bebrütung in den Wärmeschränken dauert oft 2–3 Tage, manchmal auch deutlich länger.

Lange Zeit ging man fatalerweise davon aus, dass es keine »Essensverweigerer« unter den Bakterien gebe. Nicht gewachsen = nicht vorhanden. Das war ein schwerer Irrtum. Die wichtige Erkenntnis der letzten Jahre ist, dass ganz vielen Bakterien die Nährlösungen nicht schmecken. Wie ein bockiges Kind rühren sie diese nicht an und vermehren sich auch nicht. Es gibt aber auch den umgekehrten Fall: Unser Darmkeim E. coli lässt sich auf Nährböden ganz leicht kultivieren. Daraus schloss man, dass ganz viele dieser Keime in unserem Darm leben. Das ist aber falsch. E. coli macht nur 0,0001–0,0002 % unserer Darmkeime aus.

Kriminalisten – den Bakterien auf der Spur

Anstatt Bakterien unter dem Mikroskop zu betrachten und geduldig auf ihr Wachstum zu warten, bedient man sich heute einer ganz anderen Methode. Die »Polymerase-Kettenreaktion« (PCR) dient der Vermehrung und Messbarmachung der Bakterien-DNA. Die Bakterien müssen also nicht erst auf einem Nährboden wachsen und bebrütet werden, sondern werden innerhalb ganz kurzer Zeit identifiziert.

Vielleicht kennen Sie die Genanalyse aus der Kriminalistik. Man rollt alte Mordfälle neu auf, lässt bei den Verdächtigen Genanalysen machen und vergleicht sie dann mit den genetischen Abdrücken beim Opfer. So konnten in den letzten Jahren Mörder gefasst und Unschuldige rehabilitiert werden. Dementsprechend funktioniert das genanalytische Verfahren auch bei Bakterien. Es werden neue »Mörder«, neue »Unschuldige«, aber auch neue »Unbeteiligte« entdeckt. Was ein großer Fortschritt in der Kriminalistik ist, bedeutet auch einen Fortschritt in der Wissenschaft.

Wir sind nicht allein

Auch wenn es uns nicht bewusst ist: Wir sind nicht nur Mensch. Wir sind Mensch und Bakterien. Unsere Mitbewohner leben überall in und auf uns. Und das ist gut so. Ohne sie könnten wir nicht überleben.

Bis vor wenigen Jahren glaubten die Wissenschaftler, dass die Lunge keimfrei sei, dass Plazenta und Fruchtwasser keine Bakterien enthalten dürften und eine Urinprobe nur dann »ohne Befund« sei, wenn darin keine Bakterien nachgewiesen wurden. Wenn sich Bakterien im Urin fanden, wurde gleich der Rezeptblock für eine Antibiotikatherapie gezückt. Heute wissen wir, dass unsere Bakterien überall mit uns zusammenleben und zusammenarbeiten. Diese Entdeckungen brechen eherne Gesetze der Medizin auf und müssen zu einem radikalen Umdenken führen.

Exemplarisch für den Bewusstseinswandel in unserem Verhältnis zu den Bakterien ist die Eröffnung des ersten »Mikrobenzoos« der Welt durch die niederländische Königin Maxima im Jahr 2014 in Amsterdam. Dort werden lebende Mikroorganismen gezeigt. Die Beziehung zwischen Mensch und Mikrobe wird dort nach einem "Scan" der Haut bildhaft und verstehbar.

In uns und auf uns leben ganze Galaxien von Bakterien. Wir haben viel mehr nichtmenschliche Gene in unserem Körper, als wir menschliche Gene haben. Mein Beispiel: Ich, der Mensch Ulrike, habe 22 000 Gene, meine Bakterien haben hingegen 8 000 000 Gene. Ich bilde eine Einheit mit meinen Bakterien. Die meisten unserer Bakterien leben in unserem Darm. Es tummeln sich dort 10^{14} Bakterien. Ausgeschrieben sind das: hundert Billionen Bakterien. Verglichen mit unseren eigenen Zellen leben 10-mal mehr Bakterien allein in unserem Darm, als wir Körperzellen haben.

Der Darm ist kein Tabuthema mehr

Früher war es ein Tabu, vom Darm oder von den Ausscheidungen zu sprechen. Auch Bakterien waren »igittigitt«. Um sich einigermaßen vornehm auszudrücken, wurden solche merkwürdigen Begriffe wie »Stuhlgang« geprägt. Das ist vorbei, über das durchaus charmante Organ Darm wollen wir jetzt sprechen.

Vom Magenausgang bis zum After misst der Darm ca. 6 m. In Quadratmetern ausgedrückt hat der Darm eine Fläche von ca. 500 m². Wie kann das sein, dass quasi 2 Tennisplätze in den Darm passen? Die Fläche entsteht durch die riesige Menge an Aus- und Einstülpungen, die gebraucht werden, um die Nahrung aufzunehmen und Wohnraum für unsere Darmbakterien zu schaffen. Unsere Haut hat hingegen nur 1,6 m² (Frau) und 1,9 m² (Mann) und entspricht damit in etwa einer Wohnzimmertür. Mit seiner großen Oberfläche bildet der Darm die wichtigste Grenzfläche unseres Körpers zur Außenwelt und ist das zentrale

Einfallstor für Eindringlinge und Krankheitserreger. Wie der Körper dieses Problem löst, erfahren Sie im Kapitel »Firewall an der Grenze von innen und außen« (Seite 33).

So ist der Darm aufgebaut

Man unterteilt den Darm in zwei Abschnitte, den Dünndarm und den Dickdarm. Der Dickdarm ist zwar tatsächlich doppelt so dick wie der Dünndarm, hat aber seinen Namen daher, dass er die Nahrung eindickt.

Der Dünndarm liegt eng gefaltet wie ein Plisseerock mitten in der Bauchhöhle. An 3 Seiten wird er umrahmt vom Dickdarm. In diesem Darmabschnitt findet die eigentliche Verdauung statt. Die Verdauungssäfte zerlegen die Nahrung in kleinste Teile, damit das ehemalige Brötchen, nun maximal zerkleinert, über die Darmwand in die Blutbahn wandern kann. Je größer die Oberfläche ist, umso besser kann die Nahrung aufgenommen werden. Dafür hat sich die Natur einen Trick einfallen lassen. Die Darmwand ist nicht glatt, sondern in Falten gelegt. Außerdem macht die Nahrung im Darm eine Achterbahnfahrt entlang von fingerdicken Ausstülpungen (Zotten) und Einsenkungen (Krypten) der Dünndarmwand und über große Ausbuchtungen (Haustren) im Dickdarm. Allein die Zotten und Krypten vergrößern die Oberfläche des Darms auf das 7–14-Fache. Die äußeren Zellen der Zotten haben weitere ganz feine, dünne Fortsätze, die Mikrovilli, durch die die Oberfläche der Zotten noch größer wird.

Im Dickdarm wird der Speisebrei eingedickt, indem ihm Wasser entzogen wird. So kann der Stuhlgang wohl geformt und mühelos ausgeschieden werden. Im Dickdarm tummeln sich 99 % der Darmbakterien. Da kann es schon mal eng werden wie in einer Haupteinkaufsstraße an einem verkaufsoffenen Sonntag.

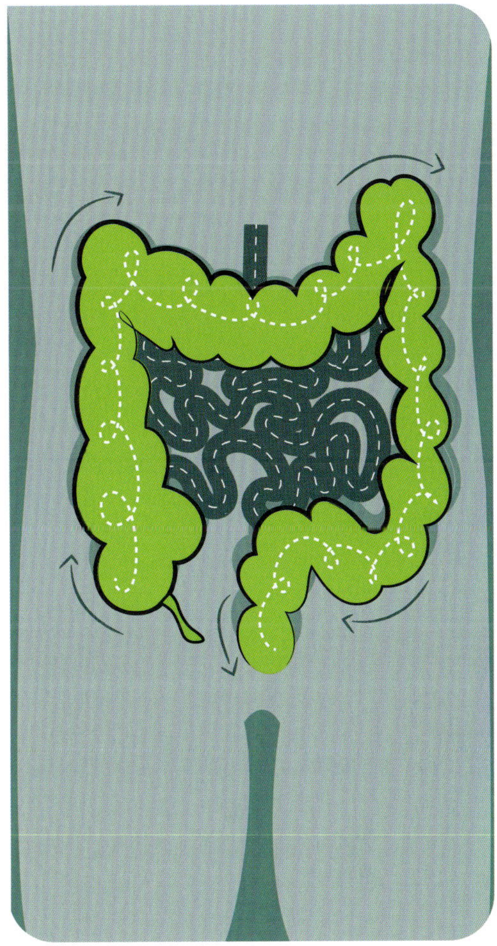

Die Reise der Nahrung durch Dünndarm und Dickdarm

Das Wichtigste: die Darmbakterien

In unserem Darm leben, wie gesagt, ca. 100 Billionen Bakterien, verteilt auf mindestens 1 000 verschiede Arten. Bevor vor wenigen Jahren neue Untersuchungsverfahren eingeführt wurden, hatte man den Großteil unserer Darmbewohner nicht gekannt. Die genanalytischen, molekularbiologischen Untersuchungen führten zu einer Flut neuer Erkenntnisse. Eine Vielzahl »neuer« Darmbakterien wurde erforscht, von deren Existenz man bis dahin gar nichts gewusst hatte. Man kann diese unglaublichen Entdeckungen mit der Entdeckung Amerikas durch Kolumbus vergleichen. Ein ganzer Kontinent war bis dahin unbekannt gewesen. Die Weltkarten mussten neu gezeichnet werden. Ebenso ergeht es den Wissenschaftlern mit der Kartierung unseres Darms und seiner Bewohner. Immer neue und im Darm sehr häufig vorkommende Bakterien werden aus ihrer Deckung geholt.

Die Masse der Mikroorganismen im Darm wiegt etwa 1,5 kg. Wir setzen im Idealfall täglich 100–120 Gramm Stuhl ab, die Hälfte davon sind Bakterien. Sie erzeugen selbst täglich ca. 300 kcal Energie, etwa so viel wie ein Mars-Riegel liefert.

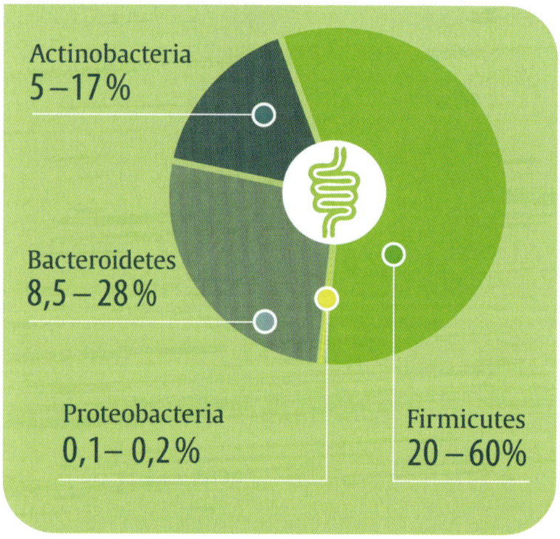

Die 4 Bakterienstämme des Darms

Vier Kontinente im Darm

Im Darm siedeln große Bakterienfamilien. Sie können sich das vorstellen wie riesige Volksstämme der einzelnen Kontinente. Auf der Erde haben wir fünf Kontinente. Im Darm wohnen die Darmbakterien, die wir vier großen Kontinenten zuordnen können. Diese Kontinente des Darms werden auch als »Phyla« (Stämme) bezeichnet.

In der Abbildung unten sehen Sie die vier großen Bakterienstämme und wie häufig sie im Darm vorkommen. In der Tabelle auf der folgenden Seite haben wir die wichtigsten und berühmtesten »Kontinentbewohner« aufgeführt. Wie zum Who's who der berühmtesten noch lebenden Europäer Angela Merkel, Roger Federer und Queen Elizabeth gehören, so finden Sie in der Tabelle die berühmtesten Bakterien.

Gramnegative und grampositive Bakterien

Das sollten Sie noch wissen: Der dänische Bakteriologe Hans Christian Gram entwickelte eine Methode, Bakterien anzufärben. Durch die nach ihm benannte Gram-Färbung kann man unter dem Mikroskop zwei große Bakteriengruppen unterscheiden, die grampositiven und gramnegativen Bakterien. Sie unterscheiden sich durch den Aufbau ihrer Zellwand.

Die grampositiven Zellen haben eine dicke Zellwand. Gramnegative Zellen hingegen sind nur mit einer dünnen Zellwand ausgestattet. Allerdings verfügen sie über eine zusätzliche Schutzhülle. In dieser Hülle befinden sich bakterielle Schadstoffe, die Lipopolysaccharide. Hinter diesem Monsterwort verbergen sich Fett-Zucker-Verbindungen. Man kann sich diese Hülle auch als einen

Die wichtigsten Vertreter der 4 Bakterienstämme

Bacteroidetes (gramnegativ)	Firmicutes (grampositiv)	Actinobacteria (grampositiv)	Proteobacteria (gramnegativ)
Bacteroides	Clostridium	Bifidobacterium	E. coli
Prevotella	Faecalibacterium	Atopobium	Proteus
	Ruminococcus		Citrobacter
	Enterococcus		Morganella
	Lactobacillus		

Mantel mit vielen Flusen (den Lipopolysacchariden) vorstellen. Sterben die gramnegativen Bakterien, stoßen sie ihren Mantel ab und die Flusen werden abgeworfen. Ein gesundes Mikrobiom im Darm enthält mehr grampositive als gramnegative Bakterien. Wenn es zu einer Verschiebung des Verhältnisses kommt, kann das zu einem »löchrigen Darm« und Entzündungsprozessen im Körper führen.

Treue Begleiter durch das Leben

Lange glaubte man, dass das Kind im Mutterleib keimfrei sei. Heute wissen wir, dass die Babys bereits in der Gebärmutter von Bakterien besiedelt sind. In einer Studie aus dem Jahr 2004 stellten Forscher fest, dass es von den Bakterienverhältnissen im Mund (!) der Mutter abhängt, welche Bakterien vor der Geburt über das Fruchtwasser auch in den Darm des Kindes kommen.

Schon vor der Geburt hat das Kind einen kleinen Anfängerbaukasten von Bakterien für das Leben draußen dabei. In diesen Baukasten kommen weitere Keime, je nachdem, auf welchem Weg das Kind geboren wird.

Während des Geburtsvorganges lernen sich das Neugeborene und die Bakterien der Mutter aus der Scheide, dem Darm und der Haut der Mutter kennen. Beim Kaiserschnitt unter den supersterilen OP-Bedingungen fehlt dieser erste Kontakt. Untersuchungen haben gezeigt, dass Kaiserschnittkinder als Erwachsene ein erhöhtes Risiko für Übergewicht haben.

Die nächste Weggabelung, an der sich das Mikrobiom im Darm organisiert, ist die Entscheidung für Muttermilch oder Fläschchennahrung. In der Muttermilch sind 600 Laktobazillen- und Bifidobakterienarten enthalten. Sie helfen dabei, das Immunsystem der Babys flottzumachen und gegen Eindringlinge von außen zu kämpfen. Die Keime im Darm von Flaschenkindern ähneln eher dem Mikrobiom von Erwachsenen und sind natürlich nicht so gut für die Abwehr von Krankheiten im Kindesalter geeignet.

Bunte Gesellschaft im Darm erwünscht

Im Alter von ca. 2 Jahren ist die Besiedelung mit Darmbakterien abgeschlossen. Die besten Karten haben Menschen, die spontan geboren und von ihren Müttern gestillt wurden, Blinddarm und Mandeln noch haben, als Kind auf dem Dorf lebten, ein Haustier hatten und viel im Freien waren. Dann ist die Bakterienvielfalt im Darm sehr groß.

Bei der Analyse des menschlichen Mikrobioms zeigte sich, dass im Darm mindestens 1 000 verschiedene Bakterienarten leben können. In jedem einzelnen Menschen leben aber nur ca. 160 verschiedene Arten. Welche Bakterien in unserem Darm hausen und wie viele verschiedene Arten wir beherbergen, macht jeden Menschen ganz individuell aus. Unsere Darmbakterien sind so spezifisch für jeden von uns wie unser Fingerabdruck.

Die große »Firma« der Darmbakterien

Jede Bakterienspezies in der »Firma Darm« hat bestimmte Aufgaben. Die Mitarbeiter sind hervorragend auf ihre Aufgaben in ihren Abteilungen spezialisiert und können nicht in anderen aushelfen – wie etwa ein Mitarbeiter der Vertriebsabteilung eines Herstellers, der zuständig ist für Kundenbetreuung in Frankreich, nicht als Koch, Bauer oder Polizist arbeiten kann. Wir brauchen also eine Vielzahl von Bakterien und diese müssen auch richtig verteilt sein – in den einzelnen Darmabschnitten wie Dünndarm und Dickdarm und in den verschiedenen Darmschichten.

Leider gibt es auch Mitarbeiter, die faul sind oder sich als »Kollegenschweine« entpuppen. Erinnern Sie sich an die 4 Kontinente im Darm? Da gab es auf dem Kontinent »Firmicutes« die Clostridien. In dieser Familie gibt es harte Arbeiter, die Eiweiße spalten und Zucker vergären, aber auch schwarze Schafe wie Clostridium perfringens. Es mobbt nach einer Antibiotikatherapie andere gute Bakterien aus dem Darm heraus oder tötet sie sogar.

Verschiebung der Darmbakterien – Chaos in der Firma

Wenn die Darmbakterien nicht richtig arbeiten können, wenn es zu wenige sind, wenn die einzelnen Abteilungen unterbesetzt sind oder sich »böse« Konkurrenten durchsetzen, dann hat das nicht nur fatale Folgen für den Darm selbst, sondern für den ganzen Menschen. Eine Überbesetzung der Abteilung »proteolytische Mikrobiota« führt z. B. zu vielen Blähungen und Völlegefühl im Bauch. Man spricht in einem solchen Fall von einer »Darmdysbiose«.

Eine üble Verschiebung innerhalb der Darmbakterien geschieht, wenn sich gramnegative Darmbakterien stark vermehren und die Balance zwischen grampositiven und gramnegativen Bakterien stören. Dann entstehen nämlich vermehrt Lipopolysaccharide (LPS), auch als Endotoxine bezeichnet. Die Folgen sind Entzündungsprozesse.

Nachlassende Artenvielfalt im Alter

Im Alter wird die Gesellschaft der Darmbakterien weniger bunt und kleiner. Das liegt u. a. daran, dass Menschen im Alter oft das Gleiche essen und nicht mehr frisch kochen, sondern sich mit Dosenmahlzeiten begnügen. Auch in Pflegeheimen ist das Essen häufig fett- und kohlenhydratreich, ballaststoffreiches Gemüse wird zerkocht und zum Abendessen gibt es überwiegend Brot mit Wurst und Käse.

So wird die ohnehin schon angeschlagene Vielfalt der Bakterien immer geringer. Infolgedessen entwickeln die Senioren einen trägen Darm und sind anfälliger für Infekte. Ein weiterer Faktor ist, dass ältere Menschen häufig unnötigerweise Medikamente nach einem Krankenhausaufenthalt »mitschleppen«, die sich ebenfalls negativ auf die Bakterien auswirken.

Einfache Gegenmaßnahmen sind:

- Das Essen frisch zubereiten.
- Mut zu ballaststoffreicher Nahrung.
- Die Medikamenteneinstellung prüfen.

Was die Oma gegessen hat, ...

... wirkt sich auf den Enkel aus. Forscher der Stanford University School of Medicine haben herausgefunden, dass die ungesunde, ballaststoffarme Ernährung in den Industrieländern eine so schwere Störung der Vielfalt der Bakterien im Darm bewirkt, dass sogar die wichtigen Leitkeime aus dem Mikrobiom verschwinden.

Diese nachhaltigen Störungen der Zusammensetzung der Darmbakterien werden über mindestens 3–4 Generationen vererbt. Die Ernährung der Großeltern wirkt sich also auf die Gesundheit der Enkel aus und kann bei ihnen zu Krankheiten wie chronischen Infekten, Allergien, Autoimmunerkrankungen oder entzündlichen Darmerkrankungen führen. Vielleicht mag das ein zusätzlicher Anreiz sein, über den persönlichen Lebensstil nachzudenken. Denn Sie können Ihre Gene auch positiv beeinflussen!

Gehen Sie respektvoll mit Ihren Darmbakterien um

Die guten Darmbakterien, die sich freundlicherweise mit uns zu einer Lebensgemeinschaft zum gegenseitigen Nutzen zusammengetan haben, müssen mitunter leiden, obwohl sie unsere Lebensabschnittsgefährten sind – im Babyalter sind es andere als im Erwachsenenalter oder im Alter.

Eine bakterienfeindliche Lebensweise

Wir aber tun ständig alles Mögliche, um diesen unseren Partnern zu schaden. Wir malträtieren sie mit einseitigem Essen, Fast Food und Essen aus Dosen mit zahlreichen Lebensmittelzusätzen oder wir rauchen und trinken zu viel Alkohol. Durch einseitige Ernährung, zu häufiges Essen von industriell gefertigten Lebensmitteln nimmt die Vielzahl der Bakterien ab. Ernährt man sich ständig schlecht, können manche Bakterienspezies ganz zugrunde gehen.

Wir begrenzen auch den Bakteriennachzug von außen, indem wir unsere Umgebung penibel sauber bzw. klinisch rein halten. Wir kommen kaum mehr in Kontakt mit sporenbildenden Bodenbakterien, die der komplexen Zusammensetzung der Mikrobiota nützen. (Tipp: Naschen Sie Erbsen und Beeren im Garten gerne auch mal vom Strauch).

Die verheerenden Folgen von Antibiotika

Eine orale oder intravenöse Therapie mit Antibiotika ist eine Kriegserklärung an unsere Darmbakterien. Wie der Name schon sagt, sind sie gegen das Leben gerichtet (*anti* = gegen, *bios* = Leben). Wir sind aber nicht nur Lebewesen mit unseren menschlichen Bestandteilen, vielmehr gehören unsere Bakterien auch zu uns. Nur so ist der Mensch ein Erfolgskonzept.

Bei einer Antibiotikatherapie ist es so, wie wenn jemand mit einem Maschinengewehr auf alles schießt, was ihm in den Weg kommt, ob schuldig oder unschuldig. Es wird nicht unterschieden zwischen Krankheitserregern und guten Bakterien. Entsprechend hinterlässt eine Antibiotikatherapie

ORGANIGRAMM DER »FIRMA DARM«

Die Firma Darm hat ein Organigramm, wie Sie es von großen Firmen oder Behörden kennen. Darin finden sich die Hauptabteilungen und die Aufgaben der Abteilungen.

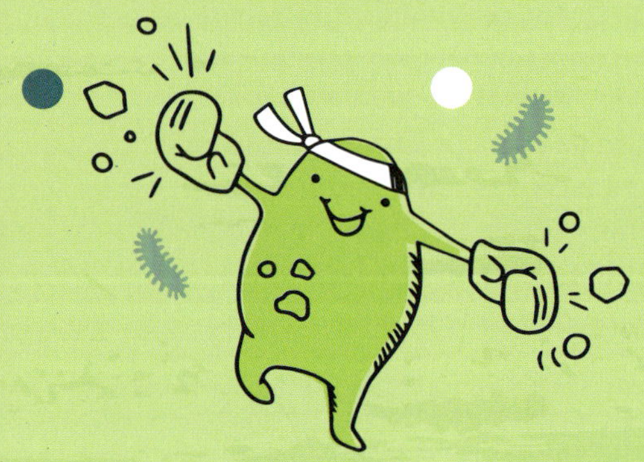

Die immunmodulierende Mikrobiota

Ständiger Trainingspartner für das Immunsystem. Die Mitarbeiter sind im Innen- und Außendienst eingesetzt. Sie kämpfen gegen Eindringlinge von außen, die die Firma ausspionieren und sabotieren wollen. Sie schulen aber auch Bakterien im Außeneinsatz wie in der Nase, im Mund, in der Lunge, im Magen oder in der Blase.

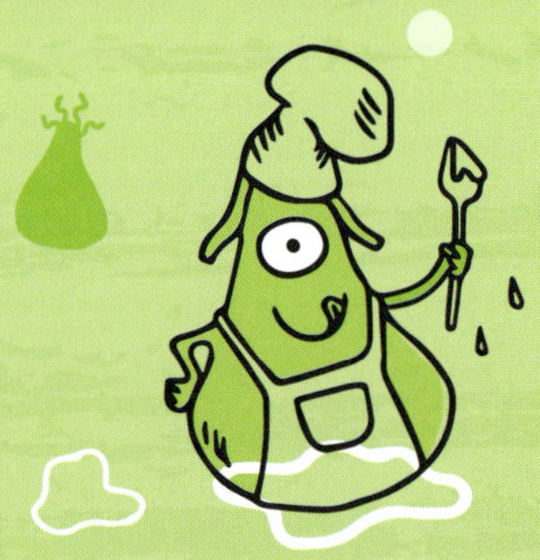

Die mukonutritive Mikrobiota

Diese Mitarbeiter arbeiten wie Landwirte und Köche. Sie ernähren die Darmschleimhaut mit Buttersäure, bauen überalterten Schleim ab und neuen Schleim auf, der auf die Darmzellen wie ein Energieriegel wirkt. Dadurch wird die Darmschleimhaut kräftig und robust.

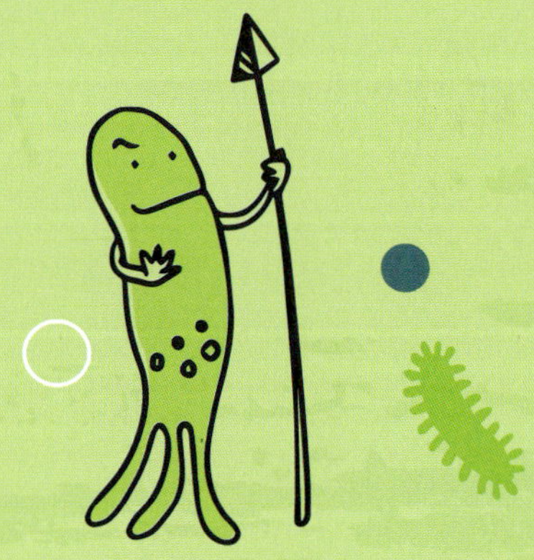

Die protektive Mikrobiota

Diese Abteilung arbeitet wie der Bundesgrenzschutz und die Polizei. Die Mitarbeiter verhindern eine Ansiedlung unerwünschter und schädlicher Erreger.

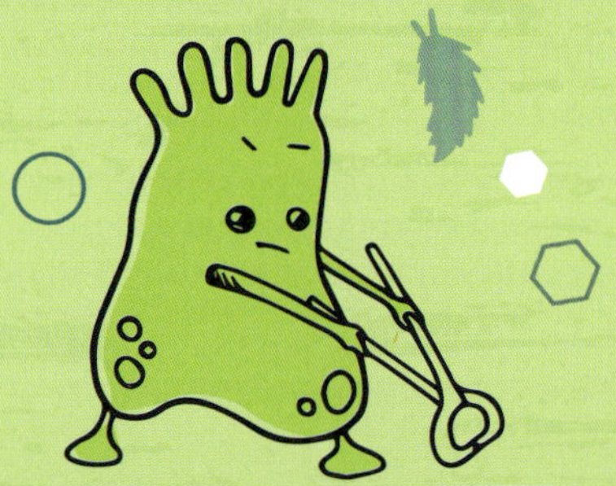

Die ballaststoffabbauende Mikrobiota

Diese Abteilung arbeitet eng mit der mukonutritiven Mikrobiota zusammen. Die Mitarbeiter sind darauf spezialisiert, komplexe Kohlenhydrate wie Vollkornprodukte, Hülsenfrüchte, Nüsse, Äpfel und Birnen sowie bestimmte Gemüsesorten wie Zwiebeln, Kohl und Bohnen aufzuknacken. Damit sorgen sie für die gesundheitsfördernde Wirkung der Ballaststoffe. Sie motivieren auch andere Bakterien, Ballaststoffe abzubauen.

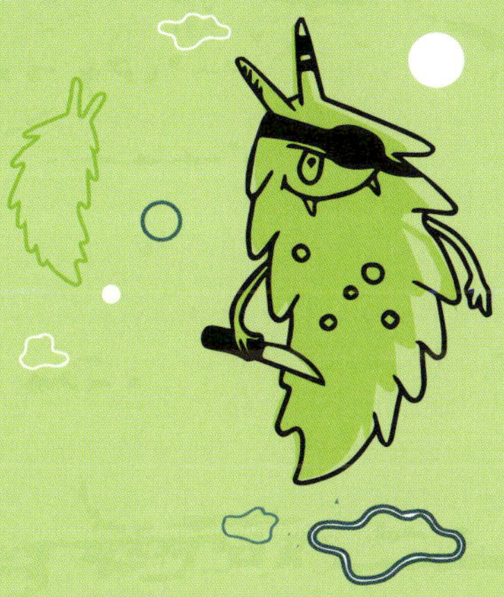

Die proteolytische Mikrobiota

In dieser Abteilung versammeln sich merkwürdige Mitarbeiter. Sie spalten Eiweiße, die in untere Darmabschnitte geraten sind, und bilden zum Teil Stoffwechselprodukte, die die Verdauung stören, die Leber belasten und im Verdacht stehen, Krebs hervorzurufen. Für das Gesamtwohl der Firma sollte diese Abteilung eher klein gehalten werden.

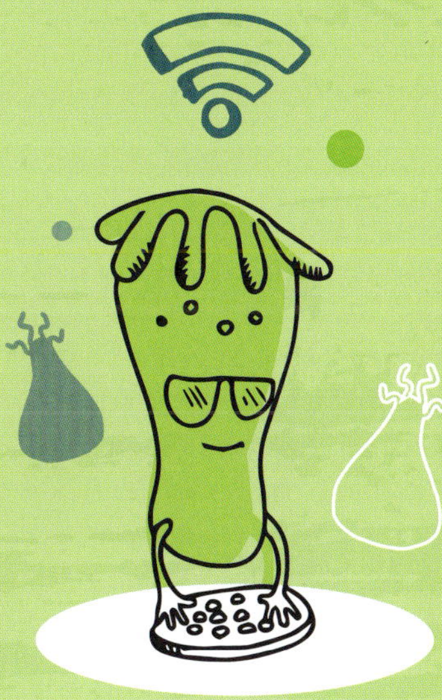

Die neuroaktive Mikrobiota

Diese Mitarbeiter fördern die Zusammenarbeit zwischen Darm und Gehirn. Sie arbeiten per »WLAN« . In dieser Abteilung wird auch die Aminosäure GABA produziert, die das Immunsystem unterstützt und Schmerzen im Bauch lindert.

Wenn Sie den Verdacht haben, dass in Ihrem Darm nicht alles »rundläuft« und Sie Ihre Mikrobiota untersuchen lassen möchten, empfiehlt es sich, die Leitkeime (das sind die »Abteilungsleiter« in Ihrer »Firma Darm«) z. B. mit der KyberBiom-Diagnostik analysieren zu lassen. Eine Gesamtschau auf alle Darmbakterien ist nicht notwendig.

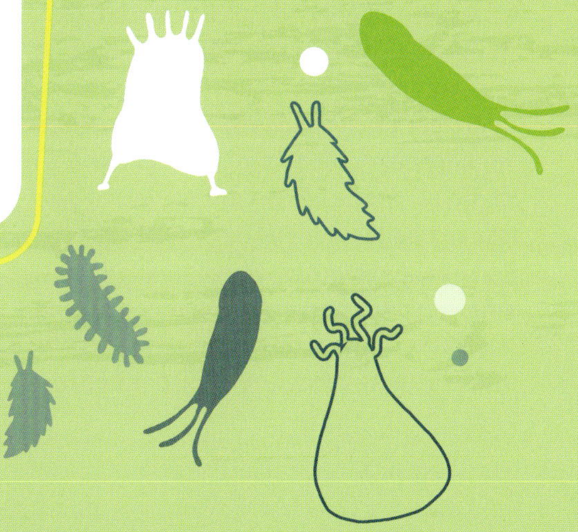

Verwüstungen im Darm und tote »Helferbakterien«. Ganze Bakterienabteilungen werden zerstört.

Wie stark die Schäden im Darm sind, hängt erstens von den jeweiligen Antibiotikatypen ab und zweitens davon, wie häufig Antibiotika eingesetzt werden. Forscher der Stanford University of Medicine fanden heraus, dass bereits 3–4 Tage nach Beginn der Antibiotikaeinnahme ein Drittel der Bakterienarten nicht mehr nachweisbar war. Die Schäden sind nachhaltig. Untersuchungen zeigen, dass sich ganze Bakterienstämme auch 2 Jahre nach Einnahme eines Breitbandantibiotikums nicht erholt haben.

Das kann bei Menschen, deren Blinddarm entfernt wurde, noch gravierender sein. Wir hatten damals im Biologie-Unterricht gelernt, dass der Blinddarm ein rudimentäres redundantes Anhängsel sei, das die Evolution zu kappen vergessen habe. Vor einigen Jahren wurde es als wichtiges Sporenreservoir für gute Darmbakterien identifiziert. Früher waren es Ruhr und Cholera, heute sind es Rotaviren, Noroviren und Antibiotika, die den Darm leer räumen und ein »reseeding«, eine Neueinsaat, erforderlich machen. Bei Menschen ohne Blinddarm dauert die Wiederherstellung nach einer Antibiotikatherapie deshalb oft länger.

In meiner Praxis habe ich viele Menschen kennengelernt, denen immer wieder Antibiotika verschrieben worden waren. Das ist ganz häufig der Fall bei wiederkehrenden Infekten der Atemwege und bei häufig auftretenden Harnwegsinfekten – besonders bei Frauen. Wenn man dann eine Stuhluntersuchung macht, zeigt sich oft eine massive Vernichtung der guten Bakterien, fast immer aber ein Zugrunderichten gerade der immunmodulierenden Bakterien, die uns bei der Infektabwehr helfen.

Es ist segensreich, dass uns Antibiotika bei schweren bakteriellen Erkrankungen zur Verfügung stehen. Sie retten Leben. Aber nicht jeder banale Infekt braucht ein Antibiotikum. Bei Infekten, die von Viren ausgelöst werden – das sind die meisten grippalen Infekte im Winter–, helfen Antibiotika gar nicht. Antibiotika schaden nicht nur unseren Darmbakterien. Die Menschen und die Menschheit werden immer mehr gegen diese Wirkstoffe resistent. Das heißt, wenn wir wirklich lebensgefährlich erkranken, können die Antibiotika möglicherweise nicht mehr helfen und Leben retten.

Antibiotikaschutzmaßnahmen:

- Nehmen Sie Antibiotika nur dann ein, wenn Ihr Arzt es Ihnen dringend anrät.
- Fragen Sie nach pflanzlichen oder homöopathischen Alternativen.
- Päppeln Sie schon während und besonders nach einer Behandlung mit Antibiotika Ihre Darmbakterien durch fermentierte Lebensmittel, Probiotika (z. B. ProBioCult Pur 15 und Symbiolact AAD) oder milchsäurefermentierte Getränke (z. B. Kanne Brottrunk oder EM-a).
- Falls Sie mehrmals Antibiotika einnehmen mussten, lassen Sie mithilfe einer Stuhluntersuchung analysieren, ob Ihre Darmbakterien noch im Gleichgewicht sind.
- Kaufen Sie möglichst Biofleisch, da in der konventionellen Tiermast Antibiotika verwendet werden, und waschen Sie Obst und Gemüse sorgfältig ab (sie sind oft durch Pestizide oder Antibiotika besudelt).

Kein Niemandsland: zwischen Darm und Immunsystem

Der gesunde Dickdarm ist innen mit einem wertvollen Schutzfilm ausgekleidet. Dieser ist nicht statisch, sondern erneuert sich von selbst kontinuierlich, um stets aktiv bleiben zu können.

Die Grenzfläche zwischen Darm und Immunsystem ist eher eine verbindende als eine trennende Struktur. Man kann sie sich wie ein Gel vorstellen. Spezialisierte Bakterien leben in, von und mit dieser Schicht, sie erneuern sie in einem stetigen Prozess, halten sie »jung« und sorgen dafür, dass die Grenzfläche ihrer Aufgabe als Schutzschicht und Kommunikationsraum immer nachkommen kann, vorausgesetzt, diesen Bakterien geht es gut.

Firewall an der Grenze von innen und außen

Nicht – wie man vielleicht vermuten könnte – die Haut ist unsere größte Grenzfläche nach außen, sondern der Darm. Das erste Problem besteht darin, dass diese Außengrenze eine Fläche ist und nicht wie bei einer Staatsgrenze eine Strecke. Sie ist also prinzipiell von »Feindesland« umgeben. Deshalb hat der Körper Abwehrmechanismen wie das Immunsystem und die »Firewall« an der Darm-Körper-Grenzfläche, die fremde und potenziell gefährliche Stoffe abwehren.

Das zweite Problem ist, dass die Grenze zwischen dem Darm und unserem Körperinneren unvorstellbar dünn ist. Innen und Außen trennen nur 5 Tausendstel Millimeter (5 µm). Zum Vergleich: Die normale Dicke eines Blatt Papiers ist 80 µm, der durchschnittliche Durchmesser eines menschlichen Haares ist 100 µm. An dieser Grenzoberfläche trifft der Mensch nicht nur mit den Stoffen aus der Umwelt zusammen, die durch die Nahrung in den Darm gelangt sind, sondern auch mit 100 Billionen Mikroorganismen. Für den Körper ist die Unverletzlichkeit seiner Grenzen oberstes Gebot. Wenn die Grenze nicht ausreichend dicht ist, könnten Giftstoffe, Krankheitserreger, Viren, Allergene oder krank machende Nahrungsbestandteile ins Blut eindringen.

Eine nicht stabile Grenze ist ein Super-GAU. Wie lässt sich diese Grenze schützen, ohne sie ganz dicht zu machen? Denn eine Mauer zu bauen, ist keine Alternative. Ohne die Nährstoffe aus dem Darm können wir nicht überleben. Es dürfen daher nur die gewünschten Substanzen ins Körperinnere gelangen und unerwünschte oder bösartige müssen draußen bleiben.

Vielleicht erinnert Sie diese Situation an Ihren Computer und das Internet. Sie möchten gerne das Internet nutzen, sich andererseits auch vor Viren und Hackern schützen. Dafür benötigen Sie eine Firewall. Genauso ist es beim Menschen. Wenn unsere Grenzbarriere beschädigt ist, dringen unerwünschte und gefährliche Stoffe in den Körper ein.

Zum Glück haben wir Schutzengel, die uns helfen, die Grenze dicht zu machen, ohne eine Mauer zu bauen. Wir stellen Ihnen jetzt diese rührigen Helfer und ihre Stoffwechselprodukte vor.

Die 3 Schutzengelbakterien sorgen für intakte Darmzellen.

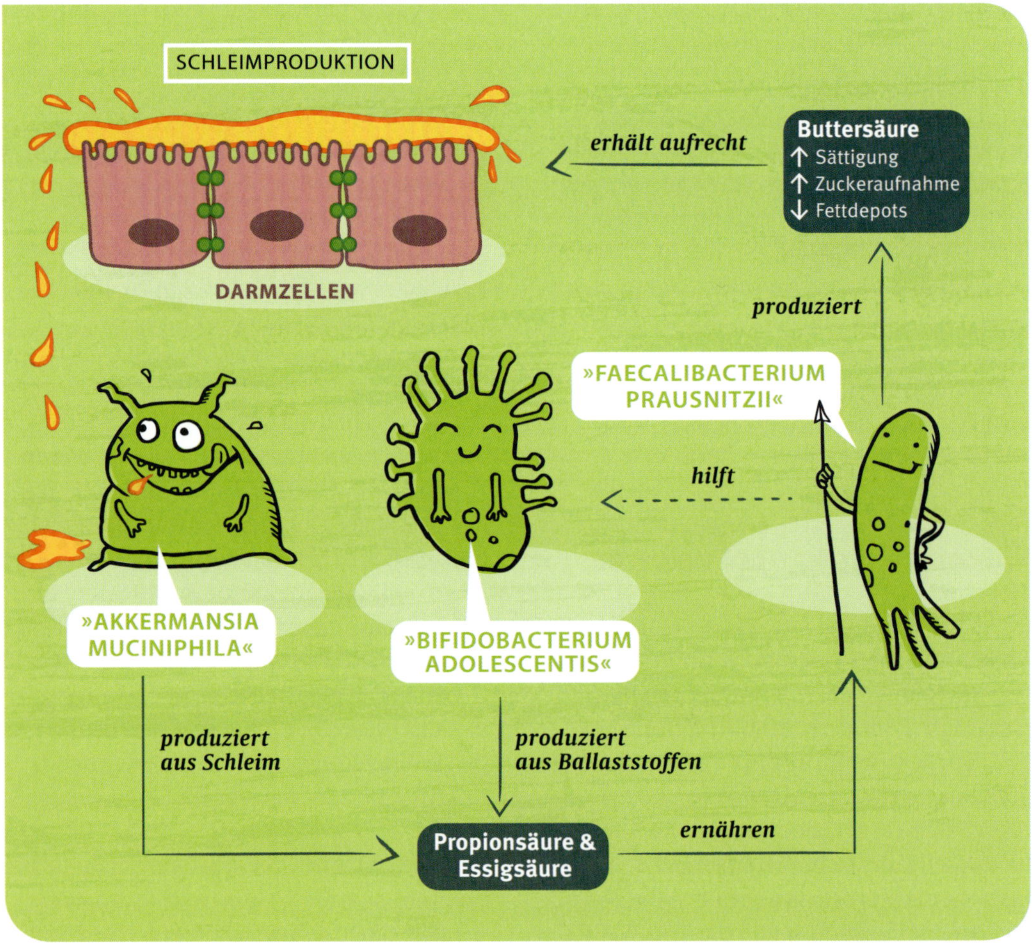

Die 3 Schutzengelbakterien

Diese wichtigen Bakterien sind Akkermansia muciniphila, Faecalibacterium prausnitzii und Bifidobacterium adolescentis. Manche Forscher nennen sie Schlüsselbakterien und vergleichen sie in ihrer Bedeutung mit Schlusssteinen von Bögen, die ohne sie zusammenbrechen würden.

Akkermansia muciniphila

Akkermansia muciniphila lebt in der Schleimschicht, die die Darmschleimhaut komplett überzieht. »Muciniphila« bedeutet »Schleim liebend«. Und so ist es auch. Zudem frisst es den Schleim auch, es baut die Schleimschicht ab und verspeist sie. Deswegen dachte man früher, dieser Schleimfresser sei ein übler Keim, da er die schützende Schleimschicht abbaut.

Heute weiß man, wie nützlich das Bakterium ist. Es frisst den Schleim sozusagen kurz vor Erreichen des Verfalldatums auf. Danach wird von den spezialisierten Darmzellen schöner, neuer, fester Schleim gebildet. Beim Schleimabbau entstehen neue Produkte, die kurzkettigen Fettsäuren Essigsäure und Propionsäure. Wenn man zu fettreich isst, verscheucht man dieses freundliche Bakterium. Das ist umso ärgerlicher, als Akkermansia muciniphila die Fettverbrennung anwerfen kann und beim Abnehmen hilft. Über ballaststoffreiche Nahrung, wie Waldpilzragout auf Linsen (Seite 220), freut es sich und vermehrt sich flott.

Bifidobacterium adolescentis

Bifidobacterium adolescentis gehört zu den uns wohlgesinnten Bifidobakterien. Ballaststoffe sind seine Leibspeise. Er zerteilt sie in Häppchen. Aus ihnen stellt Bifidobacterium adolescentis ebenfalls Essigsäure und Propionsäure her.

Faecalibacterium prausnitzii

Faecalibacterium prausnitzii gilt quasi als Marker für einen gesunden Darm. Es ist ganz wild auf Essigsäure und Propionsäure und stellt aus diesen kurzkettigen Fettsäuren Buttersäure her. Es verhindert Entzündungen der Darmschleimhaut wie Morbus Crohn und Colitis ulcerosa. Für diese Leistung ist ihm der Name »Friedenswächter« verliehen worden. Zum Job von Faecalibacterium prausnitzii gehört auch, die Bildung von entzündungsfördernden Stoffen zu hemmen, die sonst unseren ganzen Körper überfluten würden.

Bifidobacterium adolescentis und Faecalibacterium prausnitzii helfen und ernähren sich gegenseitig, was man »Cross-Feeding« nennt.

Wichtige Fettsäuren

Tausendsassa Buttersäure

Darmzellen lieben Buttersäure und sie leben auch von ihr. Sie gibt ihnen Nahrung und Energie. Denn die Darmzellen leben nicht von dem, was wir essen, sondern von dem, was die Darmbakterien aus den unverdauten Resten herstellen.

Der Buttersäure kommt die entscheidende Rolle dabei zu, die Darmschleimhaut intakt und damit die Darmbarriere dicht zu halten und folglich ein Leaky-Gut-Syndrom zu verhindern. Buttersäure wirkt allgemein gegen Entzündungen und kann sogar gegen

Darmkrebs vorbeugen. Sie sorgt auch dafür, dass wir gute Laune haben, da sie die Produktion des Glückshormons Serotonin im Darm anregt.

Dank der Buttersäure sind wir auch schneller satt. Stellen Sie sich vor, Sie stehen vor einem großen All-you-can-eat-Buffet bei einem Brunch. Sie haben schon ein Omelett, zwei Brötchen und ein Müsli verspeist, aber da liegen ja noch so leckere Würstchen. Dass Sie in diesem Moment nicht noch weiteressen, verdanken Sie der Butter- und der Propionsäure. Besonderer Hinweis für Menschen mit einem Diabetes mellitus Typ 2: Die Buttersäure sorgt auch dafür, dass Ihnen zu einem opulenten Frühstück ausreichend Insulin zur Verfügung steht und Ihre Körperzellen auch besser auf Insulin ansprechen.

Kurzkettige Fettsäuren stimulieren unterschiedliche Stoffwechselvorgänge.

BUTTERSÄURE NORMAL

- rasches Sättigungsgefühl
- geringere Fettbildung
- verbesserte Zuckerabgabe in die Zellen

PROPIONSÄURE NORMAL

- gutes Sättigungsgefühl
- ausgeglichene Fettbildung
- verbesserte Zuckeraufnahme in die Zellen

ESSIGSÄURE ZU HOCH

- vermehrte Produktion des Hungerhormons Ghrelin
- vermehrter Hunger/Heißhunger
- erhöhter Fettansatz
- verminderte Verwertung von Insulin

Sattmacher Propionsäure

Die Propionsäure stimuliert die Sättigungshormone. Haben Sie genügend Propionsäure, dann lassen Sie das zweite Brötchen einfach im Brotkorb liegen – Sie haben keinen Hunger mehr. Durch die Propionsäure werden übergewichtige Menschen vor einer weiteren Gewichtszunahme geschützt, da sie einfach nicht so viel essen. Noch eine gute Nachricht: Ist genügend Propionsäure vorhanden, sinken auch die Blutfettwerte wie das Cholesterin und die Neutralfette ab.

Essigsäure macht hungrig

Der Gegenspieler von Buttersäure ist die Essigsäure. Sie macht hungrig! Haben sie zu viel Essigsäure, dann bekommen Sie Heißhunger. Ursache dafür ist das »Hungerhormon« Ghrelin, das vermehrt hergestellt wird, wenn die Essigsäure erhöht ist. Bei einem All-you-can-eat-Buffet würden Sie jetzt nicht nur die Würstchen, sondern auch noch Käse und Kuchen verschlingen.

Die Grenzfläche des Darms ist ein hochkomplexes System

Damit die Darmbarriere funktioniert, muss erstens die Schleimschicht gut ausgebildet sein und zweitens der Schleim durch die

Arbeit von Akkermansia muciniphila immer wieder erneuert werden. Sonst können Bakterien bis zu den Zellen, die den Darm innen auskleiden (Epithelzellen), vordringen. Dann würde das Immunsystem aktiviert und Entzündungen könnten entstehen. Zweitens müssen die Epithelzellen dicht an dicht aneinandergereiht sein. Es darf keine Lücken im Zellverband geben.

Um die Epithelzellen sind gürtelartig »Klettverschlüsse« (Tight Junctions: engl. »dichte Verbindungen«) gewunden, die mit den Nachbarzellen in engem Kontakt sind. Sie verschließen Spalten zwischen den Zellen und sorgen so dafür, dass sich zwischen den Zellen nicht irgendwelche »Bösewichte« hindurchquetschen. Die »Klettverschlüsse« sind stabil, aber nicht starr. Wird ihnen signalisiert, dass sie sich öffnen sollen, können sie aufmachen. Das System an der Darmbarriere funktioniert wie eine Schleuse. Bei einer intakten Firewall machen die Schleusen nur auf, wenn ein Handelsschiff mit guter Nahrung oder Vitalstoffen herankommt, und sie bleiben geschlossen, wenn eine Art Piratenschiff mit Giften und Krankheitserregern durchfahren möchte.

Ist die Darmbarriere gestört, ist die Schleuse für Piraterie aller Art geöffnet. Der menschliche Organismus kann überfallen werden und der Darm ist löchrig geworden. Wissenschaftler sprechen von einem Leaky-Gut-Syndrom (Leaky Gut: engl. »löchriger Darm«).

Spürt man einen löchrigen Darm? Nicht unbedingt. Manche Menschen mit einem Leaky-Gut-Syndrom sind müde, haben Verdauungsprobleme mit Durchfall oder Verstopfung oder Blähungen. Viele aber erkranken an den Folgekrankheiten eines Leaky-Gut-Syndroms, ohne vorher von den Beschwerden gewusst zu haben. Bei Hinweisen auf ein Leaky-Gut-Syndrom oder falls Sie an seinen Folgen erkrankt sind, ist es unbedingt erforderlich, einen Test machen zu lassen. Die Dichtigkeitsprüfung macht man mit dem Eiweißstoff Zonulin, der die

Die Firewall im Darm

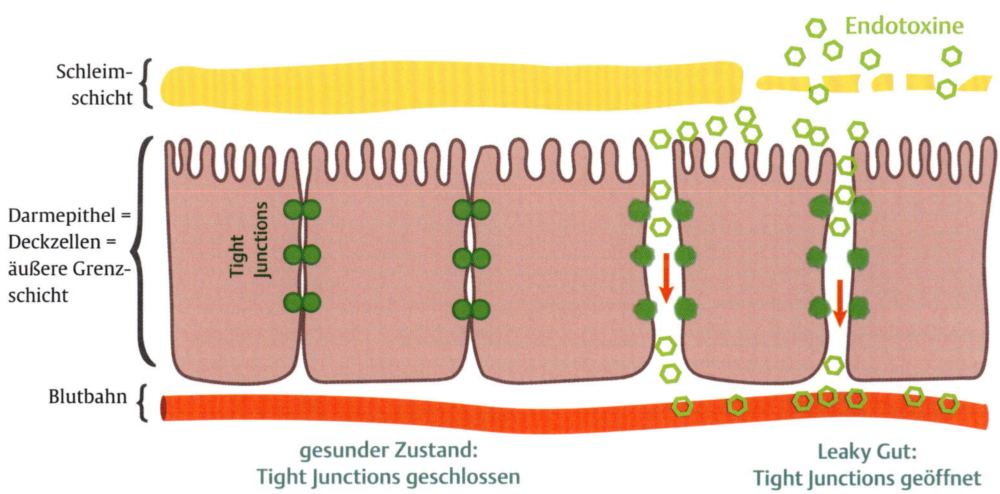

Tight Junctions reguliert. Ist die Zonulinkonzentration erhöht, können die Schleusen auf »durchgehend geöffnet« gestellt sein. Zonulin kann man im Stuhl und im Serum messen.

Wie kommt es zu einem »löchrigen« Darm?

Die Hauptursache für das Entstehen eines löchrigen Darms ist das Fehlen oder die zu geringe Produktion von Buttersäure. Dadurch fehlt den Deckzellen des Darms die Nahrung und die Schleimschicht ist zu dünn. Die Tight Junctions haften nicht mehr aneinander, sie zerbröseln. Die Tabelle unten gibt Ihnen einen Überblick über Faktoren, die zu einem löchrigen Darm führen können. Wenn auf dem Einkaufsplan fast immer nur Weißbrot steht, Ihre Getränke und Nahrungsmittel mit dem vermeintlich gesünderen Fruchtzucker gesüßt sind, Sie häufig Süßigkeiten, Softdrinks oder Fertiggerichte zu sich nehmen, dann stehen die Tight Junctions sperrangelweit offen. Auch Medikamente können für einen löchrigen Darm sorgen. Dazu gehören z. B. ganz gängige Schmerzmittel wie Diclofenac oder Aspirin.

Wenn wir von Fruktose reden, ist nicht der Fruchtzucker in Bananen oder Kirschen gemeint, sondern der hoch konzentrierte und industriell hergestellte Fruchtzucker bzw. Fruchtsirup in Getränken, Fertiggerichten, Fruchtgummis, Ketchup, Dressings und Schokoriegeln.

Auch Emulgatoren können zu einem löchrigen Darm führen. Es sind Substanzen, die wie Spülmittel beim Geschirrspülen wirken und als oberflächenaktive Wirkstoffe Fette in Lösung bringen. Sie sind z. B. in Margarine, Mischstreichfetten wie Butterersatz, Mayonnaise, Eiscreme, Schokolade, Fleisch, aber auch in Säuglingsnahrung enthalten. Die Emulgatoren greifen die äußere Fettwand der Darmepithelzellen an, öffnen die Tight Junctions und sorgen für einen löchrigen Darm.

Faktoren, die zu einem löchrigen Darm führen

Ernährung	Krankheitserreger	äußere Faktoren	innere Faktoren
große Mengen an Fruktose (v. a. Fruktosesirup/Corn Syrup)	Viren	Giftstoffe aller Art	chronischer Stress
zu viele Kohlenhydrate	Bakterien	Alkohol	Lipopolysaccharide
Zusatzstoffe in Lebensmitteln	Pilze	Medikamente	entzündliche Botenstoffe
Gliadin (Eiweißstoffe des Weizens)		Antibiotika	Verschiebung der grampositiven zu den gramnegativen Darmbakterien
Emulgatoren		Allergene	

Die Folge des Leaky Gut: Der Organismus flippt aus

Die Integrität der Darmbarriere ist die Voraussetzung für Gesundheit. Die Tight Junctions sind der Dreh- und Angelpunkt. Funktioniert unsere Grenzanlage nicht, stehen Krankheiten Tür und Tor offen. Einige Forscher nennen das Leaky-Gut-Syndrom sogar die »Mutter aller Krankheiten«.

Das Immunsystem kippt aus dem Gleichgewicht und kann richtig ausflippen. Es gerät in Panik und greift alles an, was ihm in die Quere kommt. In seiner Überaktivität bekämpft es körpereigene Strukturen – es können Autoimmunkrankheiten wie Rheuma entstehen. Da über die offenen Tight Junctions auch Giftstoffe in den Körper gelangen, muss die Entgiftung in der Leber auf Hochtouren laufen.

Eine Auswahl von Krankheiten und Beschwerden, die mit einem zu durchlässigen Grenzsystem zwischen Organismus und Umwelt in Verbindung gebracht werden, haben wir in der Tabelle unten zusammengefasst.

Folgen des Leaky Gut

Symptome/betroffene Organe	Krankheiten/Beschwerden
Leber	Fettleber
Unverträglichkeiten von Nahrungsmitteln	Nahrungsmittelintoleranzen, Nahrungsmittelunverträglichkeiten, Nahrungsmittelallergien
Gehirn, Kopf und Nervensystem	Konzentrationsstörungen, Stimmungsschwankungen bis Depressionen, Nervosität, autistische Störungen, Migräne, M. Parkinson
immer wiederkehrende Infekte	Atemwegsinfekte, Harnwegsinfekte, Scheideninfekte
Haut	Akne, Ekzeme,
atopische Krankheiten – Allergien	Neurodermitis, Asthma, Heuschnupfen
Muskel, Knochen und Gelenke	chronische Gelenk- und Muskelschmerzen, rheumatische Krankheiten
Stoffwechselstörungen	Diabetes mellitus Typ 2, Übergewicht, Fettstoffwechselstörungen
Autoimmunkrankheiten	rheumatoide Arthritis, Psoriasis, Diabetes mellitus Typ 1, Multiple Sklerose
allgemein	chronische Müdigkeit

Silent inflammation: Schwelbrand im Körper

Können Sie sich vorstellen, dass in Ihrem Körper wie mit Feuerzeugen herumgezündelt wird? Ja, das gibt es und es ist gefährlich. Im Körper können Schwelbrände entstehen.

Ursache sind die Lipopolysaccharide (LPS), Bestandteile der Hülle gramnegativer Bakterien. Sie werden auch »Endotoxine« genannt. Gelangen sie in die Blutbahn, wird es richtig problematisch. Das passiert, wenn sich das Gleichgewicht der Darmbakterien zugunsten der gramnegativen Bakterien entwickelt und die Darmbarriere durchlässig wird.

Haben sich diese gefährlichen Stoffe durch die geöffneten Tight Junctions gemogelt, eilen sie ins Blutsystem und in unseren ganzen Körper. Sie schwärmen aus und schleichen sich mit ihren Feuerzeugen bis in die entlegensten Gebiete des Körpers und legen überall Schwelbrände. Dies sind kleine Entzündungen, die auflodern können und auch einen richtigen Brand oder Flächenbrand entzünden können. Denken Sie daran, wie oft Schwelbrände durch Schweißarbeiten große Feuer anfachen können. Wissenschaftlich werden die Schwelbrände »silent inflammation« (engl.: »stille Entzündung«) genannt. Viele Wissenschaftler sind sich inzwischen sicher, dass die »silent inflammation« die Ursache vieler Krankheiten ist, was man bis vor einigen Jahren noch nicht wusste. Sie sprechen dann von einem »missing link« – also einem bisher unbekannten Bindeglied.

Folgen dieser Schwelbrände sind:

- Entzündungsstress im ganzen Körper
- Belastung der Leber
- Diabetes mellitus Typ 2
- metabolisches Syndrom mit Übergewicht, Bluthochdruck, Diabetes und Fettstoffwechselstörung
- Durchblutungsstörungen und Arteriosklerose
- Erkrankungen der Psyche und des Nervensystems wie Depressionen, autistische Störungen, M. Parkinson
- Autoimmunerkrankungen wie rheumatoide Arthritis
- entzündliche Erkrankungen des Körpers wie Neurodermitis, Akne

Sie haben gesehen, wie sich durch einen Schwelbrand ein Großbrand im Körper entwickeln kann. Warten Sie nicht, dass

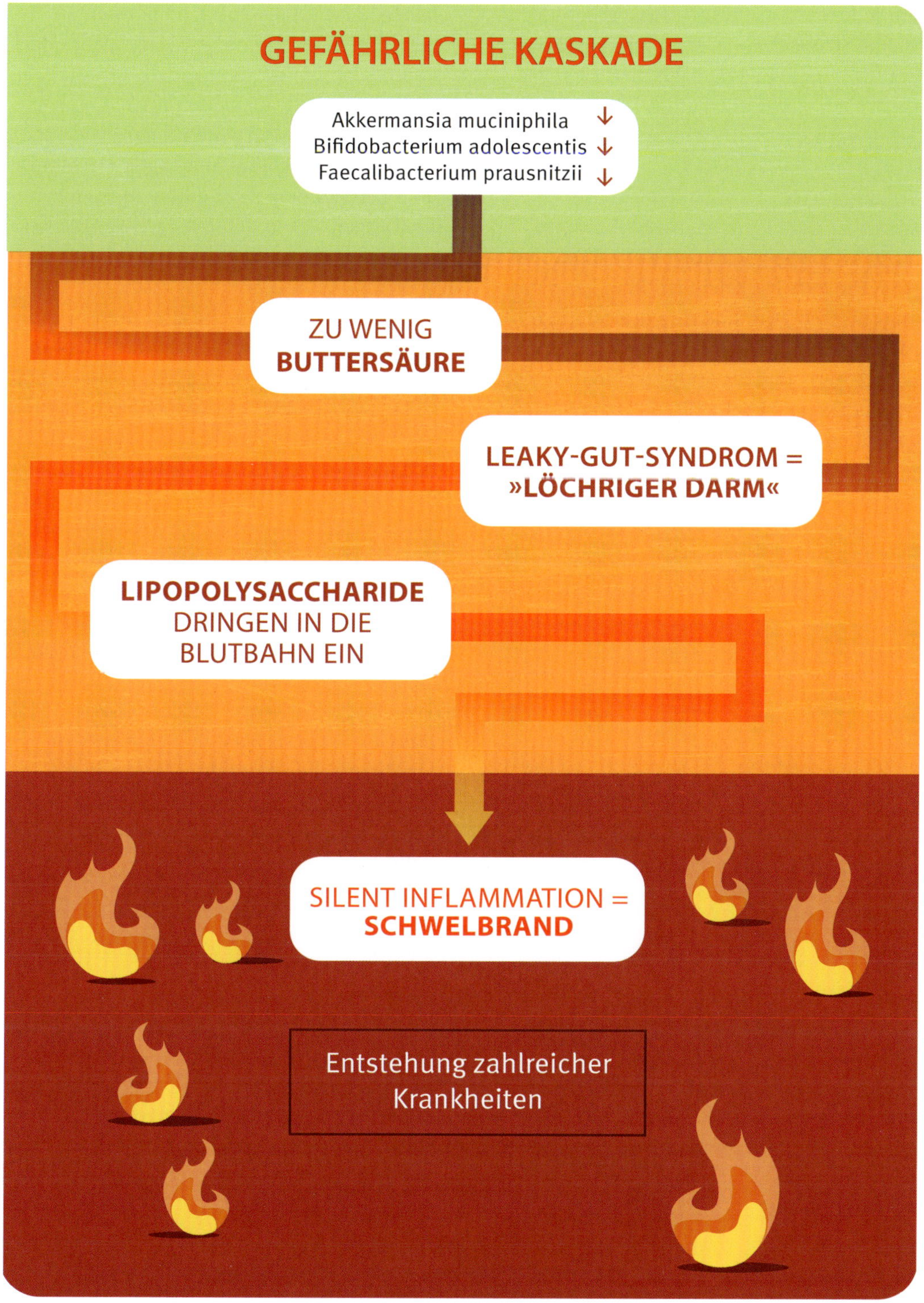
GEFÄHRLICHE KASKADE
Akkermansia muciniphila ↓
Bifidobacterium adolescentis ↓
Faecalibacterium prausnitzii ↓
ZU WENIG BUTTERSÄURE
LEAKY-GUT-SYNDROM = »LÖCHRIGER DARM«
LIPOPOLYSACCHARIDE DRINGEN IN DIE BLUTBAHN EIN
SILENT INFLAMMATION = SCHWELBRAND
Entstehung zahlreicher Krankheiten

die Feuerwehr anrücken muss. Verhindern Sie die Schwelbrände. Falls bereits Schwelbrände entstanden sind, löschen Sie diese Feuerchen sofort und halten Sie sorgfältig Feuerwache.

Sie können Ihre Darmbakterien umso spezieller und intensiver päppeln, wenn Sie wissen, wie geschädigt diese Bakterien sind. Die gute Nachricht ist: Man kann das alles messen. Wie sind Ihre drei Schutzengel Akkermansia muciniphila, Bifidobacterium adolescentis und Faecalibacterium prausnitzii aufgestellt? Ist Ihre Darmbarriere noch ganz dicht? Haben Sie genügend Buttersäure und Propionsäure? Ärgert Sie die Essigsäure mit dem Hungerhormon? Dringen schon die Lipopolysaccharide in die Blutbahn ein und zündeln im Körper herum? Wie Sie mit Ihrer konkreten Gefahrensituation umgehen, verraten wir Ihnen im Kapitel »GutBalance, die darmgesunde Ernährung« (Seite 166).

Psychische »Verbrennungen«

An dieser Stelle möchten wir uns mit einem besonderen Rat an diejenigen von Ihnen wenden, die bei sich selbst festgestellt haben, dass sie psychisch nicht mehr so belastbar sind, unter arger Traurigkeit oder depressiven Verstimmungen leiden, sich nichts mehr zutrauen oder bei denen vom Arzt die Diagnose »Depressionen« gestellt worden ist. Sie kommen morgens nicht aus dem Bett, können ihren Alltag nur schlecht bewältigen, ihnen fällt alles schwer, sie sind nicht mehr fröhlich.

Die gemeinsame Ursache aller dieser Probleme kann der Schwelbrand – die silent inflammation – sein. Diesen Schwelbrand und seine zündelnden Verursacher kann man messen. Die Brandherde verursachen nämlich nicht nur körperliche Schäden, z. B. an den Blutgefäßen, sondern hinterlassen ihre Verbrennungsspuren auch im psychischen Bereich. Der Test, bei dem alle diese Werte gemessen werden und z. B. auch ein Mangel am Glückshormon Serotonin festgestellt werden kann, heißt »silent-inflammation-check«.

Das Gute ist, dass Sie durch eine gezielte Ernährung die Entzündungsboten in die Wüste schicken und z. B. die Produktion von Glückshormonen durch Tryptophan wieder ankurbeln können.

Die Darm-Körper-Achsen

Der Darm ist kein isoliertes Organ in unserem Körper. Er steht in engem Austausch mit vielen anderen Organen und hat direkten Einfluss auf sie.

Unser Darm ist über verschiedene, sehr spezifische Achsen mit bestimmten Organen des Körpers verbunden. Die Erforschung dieser Achsen ist unterschiedlich weit fortgeschritten. Wir stellen Ihnen die wichtigsten Darm-Körper-Achsen vor.

Darm-Hirn-Achse

Erinnern Sie sich an Ihre letzte Prüfung oder an einen Flug, vor dem Sie Angst hatten? Viele Menschen haben bei Angst und Nervosität Durchfall und kommen von der Toilette nicht mehr runter. Emotionen haben also Auswirkungen auf unseren Darm. Andererseits zeigen bereits sprachliche Wendungen wie »Das bereitet mir Bauschmerzen«, dass unser Darm selbst mit Emotionen zu tun hat. Schauen wir mal näher hin.

Wir haben 3 Nervensysteme:

- das zentrale Nervensystem: Gehirn und Rückenmark
- das autonome Nervensystem, das wir nicht beeinflussen können; es steuert lebenswichtige Grundfunktionen wie die Atmung oder Stoffwechselsysteme
- das enterische Nervensystem im Darm, das Bauchhirn

Heute wissen wir, dass unser Darm mit seinen 500 Millionen Nervenzellen das »zweite Gehirn« bzw. ein Intelligenz- und Emotionszentrum ist und die Darmbakterien eine wichtige Rolle dabei spielen.

Das komplex aufgebaute enterische Nervensystem im Darm steuert allein die Verdauung, die Durchblutung und Bewegung des Darms sowie einige Funktionen des Immunsystems. Die Darmbakterien kommunizieren mit den Nervenzellen und können unser Verhalten beeinflussen, weshalb manche Wissenschaftler die Mikroorganismen, die auf der Darm-Hirn-Achse kommunizieren, das »Psychobiom« nennen. Das zeigt auch folgendes Experiment: Wissenschaftler pflanzten ängstlichen Mäusen die Darmbakterien mutiger und frecher Mäuse ein. Ergebnis: Die ängstlichen Mäuse verloren ihre Ängste und wurden geselliger. Umgekehrt: Freche Mäuse wurden ängstlich, wenn ihnen die Darmbakterien ängstlicher Mäuse übertragen wurden.

Unser Darm und unsere Darmbakterien kommunizieren aber auch mit dem Gehirn und umgekehrt. Man nennt das Darm-Hirn-Achse, wobei »Achse« die vielfältige Beziehung zwischen dem Nervengeflecht im Darm und dem Gehirn nur unzureichend wiedergibt. Informationen werden von unten nach oben und von oben nach unten gemeldet – und zwar ständig. Man kann dies mit einer Internetverbindung vergleichen. Die LAN-Verbindung ist der Vagusnerv. Seine Nervenzellen sind unsere ständigen Beobachter im Darm, sie melden alles nach oben, was sich im Darm tut, z. B. »Schon wieder einen Burger gegessen« oder »Achtung, ein Antibiotikum ist gerade angekommen« oder »Das Faecalibacterium prausnitzii freut sich gerade über eine Banane«. Die WLAN-Verbindung funktioniert über Hormone und von den Darmbakterien hergestellte Botenstoffe. Dazu gehört das Glückshormon Serotonin, das zu 90 % im Darm gebildet wird. Serotonin kann die Blut-Hirn-Schranke zwar nicht überwinden, beeinflusst aber über den Vagusnerv unser Gefühlszentrum im Gehirn – genauer gesagt im limbischen System. Zum Beispiel: Serotonin an limbisches System: Fröhlich sein, Spaß haben und gut gelaunt sein. Auch die kurzkettigen Fettsäuren sind am Datentransfer beteiligt. Besonders die Buttersäure ist ein wichtiger Übermittler von Signalen und Informationen ans Gehirn.

Die Wege von oben nach unten funktionieren ebenfalls über die Fasern des Nervus vagus und über sogenannte Neurotransmitter wie Adrenalin, Noradrenalin, Dopamin und Cortisol.

Funktioniert das Zusammenspiel von Darm und Hirn nicht, entstehen Krankheiten wie Depressionen (Seite 111), Angststörungen, Autismus und weitere neurologische und psychische Erkrankungen.

Darm-Leber-Achse

Darm und Leber beeinflussen sich auf vielfältige Art und Weise gegenseitig. Somit sind beide Organe eng miteinander verknüpft. Da ist erst einmal die räumliche Nähe. Die Leber liegt direkt rechts neben dem quer verlaufenden Dickdarm. Inzwischen weiß man, dass es sogar direkte Signale über den Bindegewebsraum vom Darm zur Leber gibt. Bakterien können über Botenstoffe Kontakt mit Leberzellen aufnehmen. Es werden regulatorische Impulse gesendet, die u. a. Einfluss auf die Cholesterinbildung und die Leberaktivität nehmen. Hier handelt es sich um eine diskrete Unterhaltung zwischen Darm und Leber. Es gibt aber auch Rückkopplungen von der Leber zum Darm. Fehlen z. B. die in der Leber gebildeten Gallensäuren, können Verdauungsstörungen und eine Verschiebung der Mikrobiota die Folge sein.

Die Leber braucht einen gesunden Darm, sonst wird sie krank. Dabei spielt die Darmbarriere die entscheidende Rolle. Bei einem Leaky-Gut-Syndrom überfluten Schadstoffe die Leber, behindern sie in ihrer Entgiftungsfunktion und schädigen die lebenswichtigen Leberzellen. Falls die guten Darmbakterien von Fäulniskeimen und Pilzen überwuchert sind, entstehen üble Stoffwechselprodukte. Sie fügen der Leber einen so großen Schaden zu, wie schon ihr Name besagt. Es sind sogenannte Leichengifte, z. B. das Cadaverin. Bei einer Verschiebung des pH-Wertes im Darm hin zum basischen Milieu besteht die Gefahr einer zu hohen Bildung von Ammoniak. Das wiederum führt zu einer starken Belastung der Leber. Leber und Darm sind auch über das Blutsystem miteinander verbunden. Schädliche Stoffe, die im Darm aus der Nahrung aufgenommen werden, gelangen über die Lebervene direkt zur Leber.

Darm-Immunsystem-Achse

Es ist an der Zeit, sich von der Vorstellung zu lösen, dass Bakterien im Körper nur »herumliegen«. Nein, sie arbeiten richtig, stellen ihre eigenen, spezifischen Produkte her (sie sind wirklich »systemrelevante« Produzenten) und reden miteinander (wissenschaftlich: Quorum Sensing). Sie tauschen sich auch mit Körperzellen aus (wissenschaftlich: Crosstalk). Bei solchen »Lagebesprechungen« geht es auch um die Zusammenarbeit der immunologisch arbeitenden Darmbakterien mit den Körperzellen. Was dabei herauskommt und wie Darmbakterien, unser Immunsystem und das Schleimhautorgan zum Schutz des Menschen vor Eindringlingen von außen zusammenarbeiten, haben wir Ihnen bereits in den ersten Kapiteln des Buches beschrieben.

Darm-Herz/-Gefäß-Achse

Die Darm-Herz-Achse wird über die Stoffwechselprodukte gesteuert, sogenannte Metaboliten der Darmbakterien. Je nach Bakterienart sind die Auswirkungen auf das Herz gut oder schlecht. So gibt es z. B. Bakterien, die einen Stoff (TMA, Seite 106) herstellen, der das Herzinfarktrisiko erhöht. Gute Bakterien hingegen produzieren schützende Metaboliten, wie die Buttersäure. Wissenschaftler vermuten, dass sie nicht nur eine wichtige Rolle dabei spielt, die Blutfette zu regulieren, Typ-2-Diabetes verhindern kann und die Blutgefäße schützt. Die Forschungen zum Zusammenhang von Darm und Herz stehen noch am Anfang.

Darm-Lungen-Achse

Eine wachsende Anzahl von Studien liefert Belege für die Interaktion zwischen den Mikrobiota im Darm und der Lunge. Die Darm-Lungen-Achse existiert. Die Mikrobiota des Darmes beeinflusst die Zusammensetzung der Mikrobiota in den Atemwegen entweder durch eine direkte Besiedelung der Atemwege oder durch die Verbreitung kurzkettiger Fettsäuren. Sie sind das Bindeglied zwischen Mikrobiota und Immunsystem. Die Stoffwechselprodukte der Bakterien wandern über die Blutbahn in die Lunge und können dort eine Stimulierung des Immunsystems bewirken. Auch die im Darm trainierten Immunzellen gelangen zu den Schleimhäuten der Atemwege und können von dort wieder ihre Reise zurück in die Heimat Darm antreten.

Es wird vermutet, dass die Achse auch umgekehrt funktioniert – also von den Atemwegen und der Lunge zum Darm. Der Einfluss der Atemwegsmikrobiota und ihrer Stoffwechselprodukte auf den Darm ist noch nicht abschließend geklärt und aktuell ein aufregendes Forschungsfeld.

Darm-Haut-Achse

Der Zusammenhang zwischen Darm und Haut ist schon länger bekannt. Häufig rufen Erkrankungen des Darms Hauterkrankungen oder Symptome an der Haut hervor. So kann z. B. bei Durchfällen eine Nesselsucht auftreten, bei der Colitis ulcerosa zeigen sich großflächige Geschwüre an der Haut, bei einer Darminfektion mit bestimmten Bakterien wie den Yersinien eine akute Entzündung des Unterhautfettgewebes oder bei einer Zöliakie eine bläschenförmige Hauterkrankung.

Forscher konnten nun Hinweise auf die Kommunikation über verschiedene Wege zwischen Mikrobiota, Darm und Haut finden. Erstens beeinflussen die im Darm hergestellten entzündlichen oder entzündungshemmenden Botenstoffe die Haut. Studien zeigten, dass sich bei Menschen mit einer Neurodermitis nach einer Gabe von Milchsäurebakterien und einem Multi-Bakterien-Präparat die Hautsymptome besserten und die Entzündung an der Haut herunterreguliert werden konnte. Die zweite Wirkung des Geschehens im Darm auf die Haut zeigt sich, wenn bei einem Leaky-Gut-Syndrom die in die Blutbahn eindringenden Endotoxine eine systemische Entzündung hervorrufen, die sich natürlich auch auf die Haut auswirkt. Wird die Durchlässigkeit des Darms durch die Einnahme von Laktobazillen und Bifidobakterien reduziert, bessert sich auch das Hautbild, wie in Studien nachgewiesen werden konnte. Drittens gibt es Hinweise, dass die Darm-Haut-Achse an der Darm-Hirn-Achse beteiligt ist. Bestimmte bakterielle Signalmoleküle beeinflussen über das sympathische Nervensystem die Durchblutung der Haut. Viertens (und das ist jetzt neu) weiß man inzwischen, dass es so etwas wie eine Darm-Magen-Haut-Achse gibt. Die Abwärtsspirale beginnt mit einem Mangel an Magensäure, ihr folgt eine Dünndarmfehlbesiedlung, am Ende zeigen sich Symptome auf der Haut. Fühlen Sie sich jetzt angesprochen, wenn Sie an Völlegefühl, Magenbeschwerden, Hautkrankheiten wie Ekzemen oder Neurodermitis leiden und insbesondere Protonenpumpeninhibitoren wie Omeprazol oder Pantoprazol einnehmen? (Lesen Sie dann bitte unbedingt den Abschnitt über die Dünndarmfehlbesiedlung auf Seite 144!)

Diagnostische Möglichkeiten

»Stuhluntersuchung« klingt für viele unappetitlich – aber es ist eine schonende Methode, die tiefe Einblicke in die Ursachen vieler Beschwerden und Krankheiten erlaubt.

Dafür lässt man sich von seinem Arzt ein kleines Set aushändigen, in das man zu Hause eine Stuhlprobe füllt, die an ein Labor zur Untersuchung geschickt wird. Das Ergebnis erhält man in der Regel nach wenigen Tagen.

Warum ist eine Stuhluntersuchung so wichtig?

Leider hat sich die Bedeutung der Stuhldiagnostik bei den meisten Ärzten noch nicht herumgesprochen. Vereinzelt wird sie sogar als überflüssige kostenpflichtige IGeL-Leistung (individuelle Gesundheitsleistung) disqualifiziert. Schade! Denn wenn Sie an einer chronischen Krankheit leiden oder Beschwerden haben, deren Ursachen noch nicht geklärt sind, reicht eine Blutuntersuchung nicht aus. Warum?

1. Wie Sie wissen, haben viele Krankheiten ihre eigentliche Ursache und ihren Ursprung im Darm und einer Verschiebung der Darm-Mikrobiota. Eine Blutuntersuchung kann diese Zusammenhänge nicht erfassen.
2. Eine Blutdiagnostik ist bei chronischen Krankheiten oder Beschwerden mit unaufgeklärten Ursachen sehr träge. Eine Diagnostik des Stuhls erlaubt Erkenntnisse in einem sehr frühen Stadium. Meist sind die Blutwerte erhöht, wenn »das Kind schon in den Brunnen gefallen ist«, wenn also der Diabetes schon manifest ist oder die Lebererkrankung weit fortgeschritten ist.
3. Eine Blutdiagnostik zeigt nur die Symptome auf und nicht die Ursache. Es ist so ähnlich wie beim Fiebermessen. Haben Sie eine Erkältung oder einen grippalen Infekt, gibt das Fieberthermometer nur an, wie hoch Ihr Fieber gerade ist. Sie bekommen keine Aussage über die Ursache des Fiebers, ob das Fieber steigen oder sinken wird und welche Therapie für Sie gut ist. Eine Stuhldiagnostik kann die Ursache von Krankheiten aufdecken und zeigen, wie weit die Krankheit fortgeschritten ist und welche Therapie notwendig und sinnvoll ist.

4. Wir konnten Ihnen erläutern, wie wichtig für die Gesundung aller Organe, des gesamten Organismus und der Psyche eine intakte Grenzfläche zwischen dem Darm und dem Körperinneren ist. Diese Grenzfläche ist extrem dünn und wird nur zu 5 % vom Blut versorgt. Zu 95 % erfolgt ihre Ernährung über Stoffwechselprodukte der Mikrobiota. Möchte man nun eine Aussage darüber erhalten, wie intakt die Darmbarriere ist, reicht eine Blutuntersuchung auch aus diesem Grund gar nicht. Nur eine Stuhluntersuchung ist sinnvoll.

Wichtig ist natürlich auch, dass Sie die Diagnostik dort veranlassen, wo Sie sicher sein können, dass der Befund auch richtig gelesen bzw. interpretiert werden wird und die für Sie persönlich richtigen Schritte erfolgen.

Die Analyse Ihrer Mikrobiota

Zunächst ist das Wichtigste eine Basis-Stuhl-Diagnostik. Die Darmbakterien gehören auf den Prüfstand. Um festzustellen, wie Ihre persönliche »Firma Darm« aufgestellt ist, eignet sich z. B. die Kyber-Biom-Diagnostik. Besonders sinnvoll ist diese Art von Test, wenn Sie chronische Bauchbeschwerden (z. B. Blähungen), immer wiederkehrende entzündliche Darmerkrankungen oder Verdauungsprobleme wie Durchfall oder Verstopfung haben. Diese Diagnostik ist aber auch aufschlussreich, wenn Sie zu Infekten neigen, Allergien oder Hautausschläge haben. Um den Ursachen auf die Spur zu kommen, bedarf es immer einer Basisdiagnostik, die wir jetzt besprechen wollen, und meist noch einer spezifischen Diagnostik entsprechend den einzelnen Beschwerden. Diese spezielle und gezielte Diagnostik finden Sie in den Kapiteln zu den einzelnen Krankheiten (Seite 94), z. B. welche Untersuchungen notwendig, sinnvoll und auch kostensparend bei Menschen sind, die sofort oder einige Stunden nach dem Essen Bauchschmerzen und Durchfall haben. Es ist nicht immer ein Reizdarm und geht sofort nach Tablette XY – vom Apotheker empfohlen – weg. Nein, eine gezielte Diagnostik ist wichtig. Sie werden viel Neues erfahren und hoffentlich auch die Lösung für Ihre Probleme finden.

Das Testergebnis ist eine gute Grundlage für eine Ernährungsumstellung, die die guten Darmbakterien fördert und die schlechten in ihre Schranken weist, und für weitere therapeutische Schritte.

Achten Sie darauf, dass das Labor, zu dem Ihnen Ihr Arzt rät, das Ihnen empfohlen wurde oder das Sie sich selbst ausgesucht haben, die wirklich wichtigen Darmkeime bestimmt. Sie erinnern sich an die Schlüsselbakterien. Diese müssen überprüft werden. Die Autorinnen haben oft erlebt, dass eine Stuhluntersuchung nur einige und gerade nicht die Schlüsselbakterien aufwies. Damit war die Diagnostik nur bruchstückhaft und für einen Therapieplan nicht geeignet. Am besten vergleichen Sie die Angebote der Labore (Seite 239).

Einige Labore bieten mit 16S Next-Generation Sequencing eine Analyse des Mikrobioms an, also der Gene der gesamten Mikrobiota. Das klingt modern und großartig, und ist es auch – aber nur bei bestimmten Fragestellungen; in vielen Fällen reicht eine klassische Stuhluntersuchung völlig aus. Das Analysebild einer 16S-Sequenzierung gleicht einem Dschungel, in dem man vor lauter Schlingpflanzen und Bäumen das Wesentliche, nämlich die Schlüsselbakterien, nicht erkennt. Gute Labore geben aber eine übersichtliche Auswertung dazu ab, sodass Sie nicht zwingend Hilfe bei der Interpretation benötigen.

Die KyberBiom-Diagnostik untersucht u. a. folgende Werte:

untersuchter Parameter	Aussagekraft
immunmodulierende Mikrobiota	Wie funktioniert das Darm-assoziierte Immunsystem?
protektive Mikrobiota	schottet gegen unerwünschte Keime ab
mukonutritive Mikrobiota	fördert die Darmschleimhaut und ihre Unversehrtheit
ballaststoffabbauende Mikrobiota	unterstützt die mukonutritive Mikrobiota
	sorgt für den funktionierenden Abbau von Ballaststoffen
neuroaktive Mikrobiota	unterstützt die Darm-Hirn-Achse
proteolytische Mikrobiota	baut Proteine ab
	gefährdet den Körper durch leberbelastende und krebserregende Abbauprodukte
Hefen und Schimmelpilze	In großen Zellzahlen steigern sie die Neigung zu Allergien und Verdauungsbeschwerden.
Gesamtkeimzahl	Eine hohe Keimzahl stabilisiert die Darmgesundheit.
pH-Wert	gibt Hinweise auf eine Belastung der Leber und das Vorhandensein schädlicher Stoffwechselprodukte

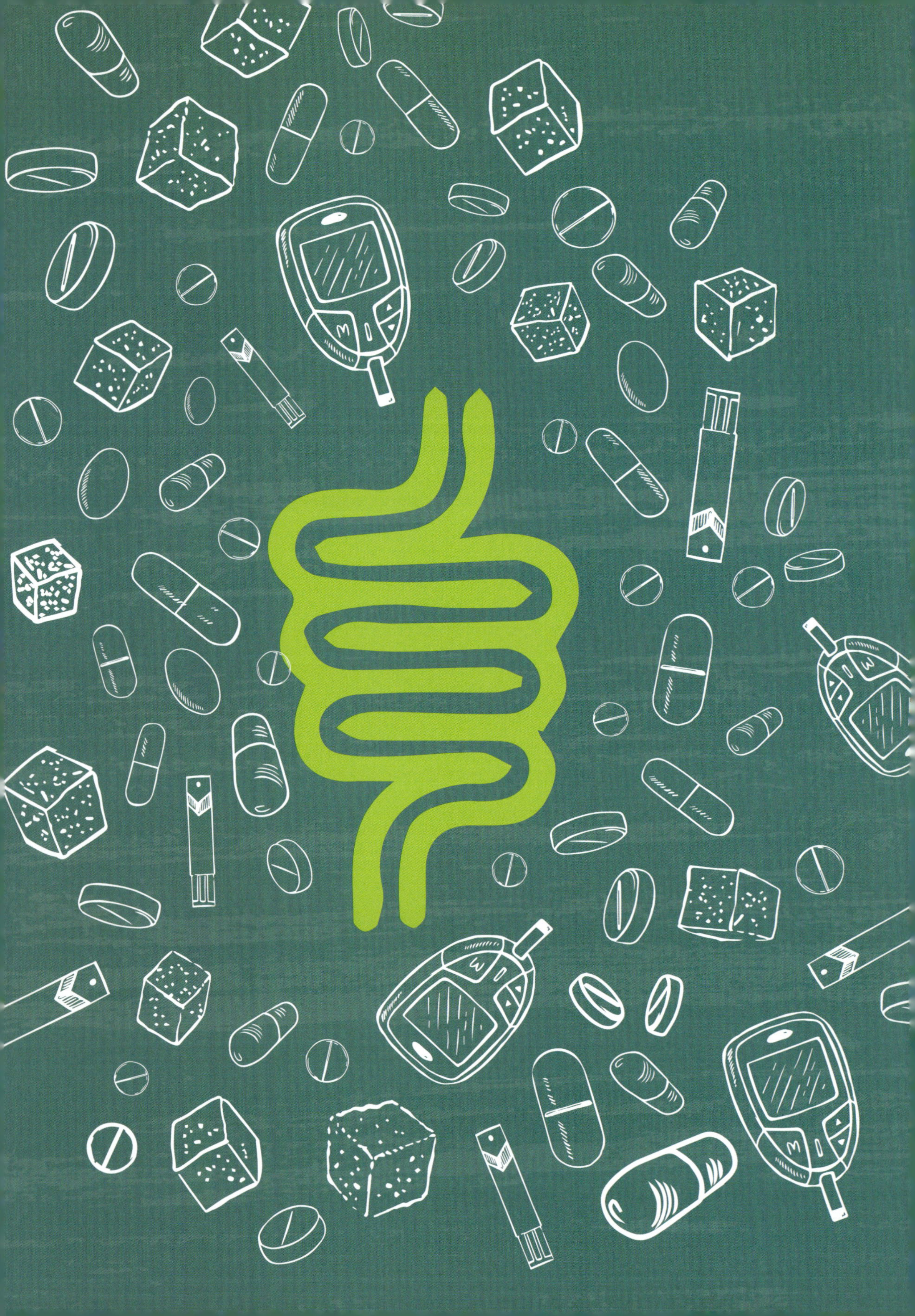

SCHUTZ VOR KRANKHEITEN

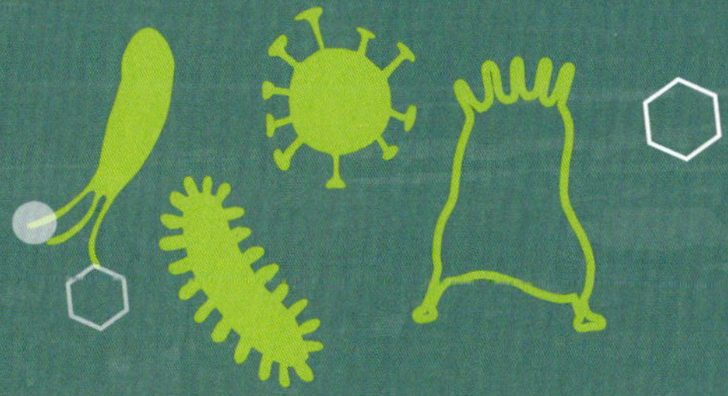

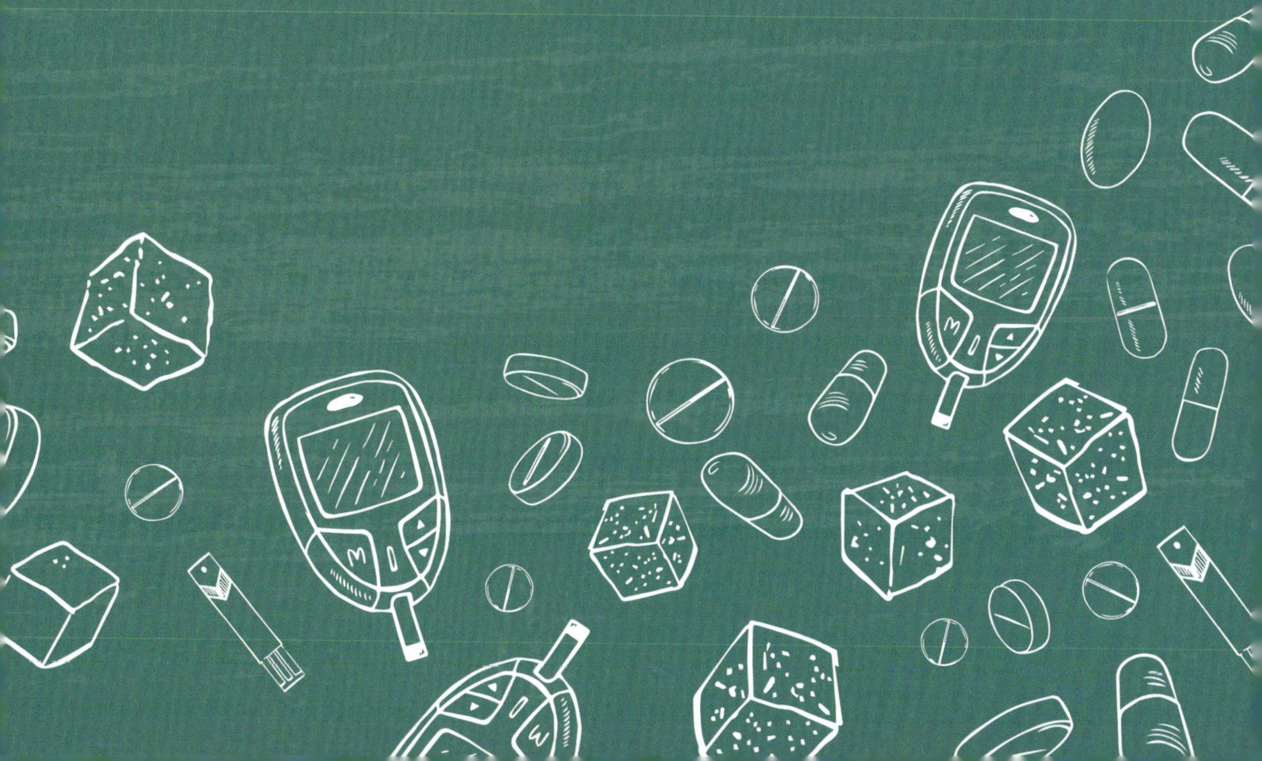

Ihr 10-Punkte-Plan für ein gesundes Leben

GutBalance betrifft eine ganze Reihe von Lebensbereichen und nicht nur die Ernährung. Es geht auch darum, im Einklang mit sich selbst und der Natur zu leben.

Das heißt auch, im Einklang mit Ihren guten Bakterien in Ihrem ganzen Körper jeden Tag Feinde von außen abzuwehren, um in einem gesunden Körper und mit einer gesunden Seele zu leben. So stärken Sie Ihre inneren Abwehrkräfte und Ihren inneren Arzt. Pflegen Sie durch eine sanfte und gesunde Lebensweise Ihre Selbstheilungskräfte. Das ist die erste und beste Voraussetzung, um »Anti-Medikamente« wie Antidiabetika, Antidepressiva oder Antihypertensiva absetzen zu können. Finden Sie in Ihren eigenen gesunden Lebensmodus zurück, der geprägt ist von einer Ihnen und Ihren körperlichen und seelischen Bedürfnissen angepassten Lebensweise, einem natürlichen Tag-Nacht-Rhythmus und einer Ernährung, die es Ihren Darmbakterien gut gehen lässt. Das Gebot der Stunde und für den Rest des Lebens sollte deshalb sein: Leben Sie »probiotisch« (pro bios = für das Leben) und nicht »antibiotisch« mit diversen »Anti-Mitteln«, die Symptome wegdrücken, aber niemals heilen.

In diesem Kapitel und mit dem 10-Punkte-Plan zeigen wir Ihnen, wie Sie mit einer probiotischen Lebensweise für eine Balance in Ihrem Leben sorgen oder wieder zu einer Balance zurückfinden und für eine Gut-Balance in Ihrem Körper Sorge tragen.

Bevor wir Ihnen im 10-Punkte-Plan die probiotische Lebensweise Häppchen für Häppchen erläutern, möchten wir für ein gesundes Miteinander Ihrer Mikrobiota und Ihnen mit dem prä-, pro- und symbiotischen Ernährungsprinzip GutBalance eine Grundlage schaffen.

Das GutBalance-Prinzip

Mit GutBalance fördern wir passiv die Ansiedlung von günstigen Darmbakterien, indem wir ihnen über gezielte Nahrungsmittelauswahl sowohl das passende Futter liefern (damit sie sich vermehren) als auch ein Wellness-Klima schaffen (damit sie bleiben). Einzelne Aspekte der Vollwert-

Ernährung finden sich darin wieder, aber auch von Leber-Fasten, New Nordic Diet, Glyx- bzw. Montignac-Diät, Trennkost, Low-AGE, Ayurveda und noch weiteren. Die Nahrungsmittelauswahl wird basischer, das Mahlzeiten-Zeitfenster entwickelt sich in Richtung 16:8-Intervall. Das heißt, der Zeitraum, in dem Sie tagsüber essen, entwickelt sich sukzessive in Richtung Idealfall, das sind 8 von 24 Stunden, z. B. von 10 bis 18 Uhr. Aus vielen sinnvollen Ernährungskonzepten finden sich Elemente darin, aber letztlich ist unser Leitmotiv, das gute Gleichgewicht im Darm und unter seinen Bakterien wiederherzustellen – wir nennen es darum »GutBalance« (»Gut« = »gut«, aber auch das englische Wort für »Darm«).

Unser Versprechen: Bereits in der ersten Woche kehrt verlorene Energie zurück, der Heißhunger auf Süßes und Mieses lässt nach, Blähungen werden weniger, die Verdauungsleistung wird besser und die Haut strahlt. Nach 4 Wochen ist das hormonelle Gefüge wieder eingependelt, der Schlaf besser, Körper und Gesichtszüge zeigen Kontur und der Zeiger der Waage schlägt deutlich weniger nach rechts aus. Das mikrobielle Miteinander im Darm ist auf einem guten Weg und hat sich bald in einer Weise reguliert, dass eine mögliche Leaky-Gut-Symptomatik komplett Schnee von gestern gewesen sein wird. Gewicht abzunehmen ist zwar nicht das erklärte Ziel unserer und Ihrer Arbeit mit dem Darm, aber diesen Effekt nehmen Sie ja vielleicht gerne und dankbar ganz nebenbei mit.

Wie Sie essen

Beobachten Sie sich: Schlingen Sie? Erlauben Sie dem Schluckreflex zu schnell, die Speise in Richtung Hals zu befördern? Verdauung beginnt im Mund! Essen Sie in Ruhe, am besten im Sitzen. Kauen Sie gründlich. Wenn das nicht geht, zerkleinern Sie die Speise mit dem Messer. Die Resorption von Proteinbausteinen aus dem Verdauungstrakt ist normalerweise bereits kurz unterhalb des

Verträglichkeit

Nicht jeder (Darm) verträgt bzw. verarbeitet jede Speise gleich gut oder gleich schlecht. Es gibt Gedärme, bei denen bereits eine Kartoffel, eine Brezel oder ein Stück Baguette den Blutzucker in die Höhe treibt. Andere reagieren darauf kaum mit Blutzucker-Schwankungen, obwohl dies Lebensmittel mit riskanten Kohlenhydraten sind. Grund dafür ist die Zusammensetzung der Darmbakterien-Gemeinschaft. Die wiederum ist die Folge der Ernährungs- und Lebensweise. Falls Sie aber den Verdacht einer Lebensmittelunverträglichkeit haben, lassen Sie ihn bitte medizinisch abklären. Wir haben in der ernährungsmedizinischen Forschung immer mehr die Erkenntnis gewonnen, dass es nicht DIE Ernährung gibt, sondern es einen für jede und jeden besten persönlichen Speiseplan gibt. Die Zukunft gehört der »personalized nutrition«, der persönlichen Ernährung. Mit uns sind Sie auf dem besten Weg dorthin – besonders dann, wenn der Beratung eine Stuhldiagnostik vorausgeht. Picken Sie dann aus unseren GutBalance-Vorschlägen die für Sie günstigsten heraus.

Magens abgeschlossen. Zu große Brocken können aber von den Enzymen im Magen nicht komplett zerlegt werden. Sie landen als Verdauungsrückstände in tiefen Darmabschnitten und sind Futter für die schlechten proteolytischen Keime. Ohne gründliches Kauen keine GutBalance.

Was Sie essen

Essen Sie vollwertige Lebensmittel mit hohem Grün-Anteil. Verwenden Sie natürliche Lebensmittel wie grünes Gemüse. Bereiten Sie sie selbst zu Hause zu. Viele darmfreundliche Gerichte sättigen gut und sind in 20 Minuten zubereitet. Und das ganz ohne hochtechnisches Kochgerät.

Das Drei-Komponenten-Gericht aus Fleisch, Stärke-Beilage (also den Sattmachern aus Nudeln und Kartoffeln) und Gemüse hat bei GutBalance ausgedient. Ballaststoffreiche Lebensmittel und pflanzliche Lebensmittel mit hoher Mikronährstoffdichte wie Nüsse und Pasten werden die neuen Hauptakteure auf dem Teller. Das ist Soulfood, Essen für die Seele, und GutBalance, also Essen für das innere Gleichgewicht und die Buttersäure produzierende Bakterienvielfalt.

Wenn Ihr Bauchgefühl ab und an doch nach einem Drei-Komponenten-Gericht verlangt, dann bitte mit einer neuen Gewichtung: Die darmgesunde Variante kommt mit etwa 100 g Fleisch aus, 200 g Beilagen und 400 g Gemüse, also 4-mal mehr als Fleisch. Natürlich und vollgepackt mit präbiotischen Fasern und Farben. Bedenken Sie, dass Fett keineswegs fett macht, solange es aus guten pflanzlichen Quellen kommt: aus Samen, Saaten, Kernen, Nüssen. In der Prävention sind es meist die einfachen Kohlenhydrate und die tierischen Fette (außer Fisch), die eine Last für den Stoffwechsel sind.

Von Gemüse, grünen Blättern und Hülsenfrüchten wissen wir bereits, dass sie Präbiotika-Futter für die Darmbakterien sind und die Zusammensetzung der Darm-Mikrobiota in positiver Weise verändern. Außerdem verbessern sie die Peristaltik, bringen den Darm also in Bewegung, und sie schützen ihn, indem sie Toxine binden und diese zum Hinterausgang abtransportieren. Sekundäre Pflanzenstoffe in Obst, Kräutern und Gewürzen wirken antientzündlich und in vielfältiger Weise auch antidiabetisch.

Bitter- und Gerbstoffe finden sich in Blattsalaten, Gemüsen und Kräutern. Gute Quellen sind auch getrocknete pulverisierte Kräuter, Bitterelixiere und Tees. Sie bringen die Verdauungssäfte (Enzyme) ins Fließen.

Wenn Sie Übergewicht haben und abnehmen wollen oder wenn Sie streng auf Ihre Figur achten, dann lassen Sie sich nicht von der Werbung zu »Light-Produkten« verführen. Was darin das Fett oder den Zucker ersetzt, ist Chemie und noch schlimmer für die Stoffwechsellage als das Nicht-Light-Produkt. So haben z. B. Cola-Trinker ein um 40 % erhöhtes Risiko, Diabetes zu entwickeln, bei Cola-Light-Trinkern steigt das Risiko sogar um 60 % an.

Wir empfehlen »light« – aber richtig. Besser als light im Sinne von »leicht« ist light im Sinne von »Licht«. Der Mensch benötigt Licht! Nicht nur, um durch Sonnenlicht in der Haut Vitamin D_3 entstehen zu lassen, sondern auch in Form von Licht in der Nahrung. Gemüse, Obst, Salat und Kräuter sind nicht nur wegen ihrer Nährstoffdichte

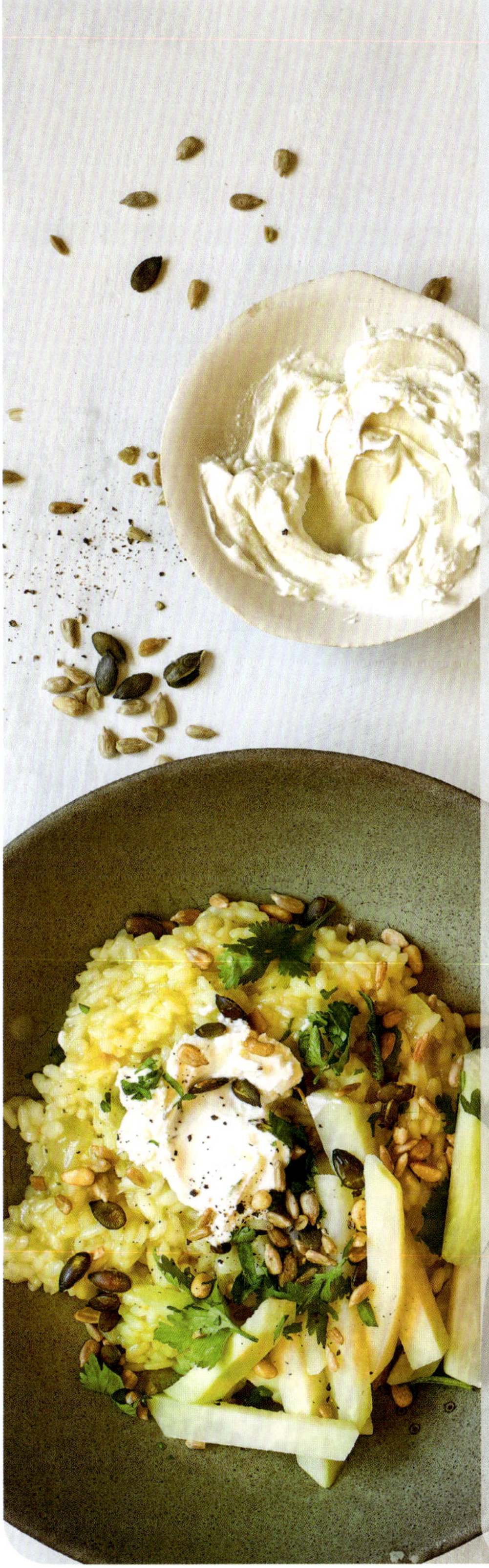

Risotto mit Kohlrabi-Pommes

» GutBalance-Aspekt: Der Reis liefert resistente Stärke, der Kohlrabi gesunde Schwefelverbindungen und Fasern, die Samen tolle Fette.

GF
1 Portion
20 Min.

125 g Risottoreis • 1 Zwiebel • etwas Olivenöl • 1 TL Zitronensaft • 400 ml Bio-Gemüsebrühe • 1 gr. Kohlrabi • Salz • Zucker • 1 Handvoll Nüsse oder Saaten • 1 Klecks Ziegenfrischkäse (alternativ Hummus) • 2 EL frische Kräuter

- Reis im frischen Geschirrtuch abreiben, mit klein geschnittener Zwiebel in Olivenöl andünsten. Zitronensaft und Brühe dazugeben, kurz aufkochen. 15 Min. auf kleinster Stufe ausquellen lassen.

- Inzwischen Kohlrabi schälen, junge Blättchen beiseitelegen. Kohlrabi zu »Pommes« schneiden, in 100 ml Wasser mit einer Prise Salz und Zucker in einem geschlossenen Topf bissfest garen. In der letzten Minute noch die derweil streifig geschnittenen jungen Blättchen zugeben.

- Nüsse ohne Fett anrösten. Risotto und Kohlrabi anrichten, Nüsse darübergeben sowie Ziegenfrischkäse und Kräuter.

Das passt dazu: Wer eine 3. Komponente braucht, holt 1 dünnes Röllchen Roastbeef vom Metzger seines Vertrauens.

Nährwerte:
380 kcal • 7 g P • 13 g KH • 31 g F • 7 g Ba

gesund, sondern weil wir uns durch sie die Energie von Licht zuführen. Dieses Licht in Form von freien Elektronen kann etwa in der Erbsubstanz DNS und in Sexualhormonen und ihren Vorstufen gespeichert werden. Als besonders gute Photonen-Quellen erweisen sich frische grüne, natürlich erzeugte Nahrungsmittel.

Wann Sie essen

Frühstücken Sie? Essen Sie bisher abends spät oder schwer? Eine Darm-Restauration funktioniert am besten bei einem eingeschränkten Zeitfenster fürs Essen. Beginnen Sie damit, die Mahlzeiten-Einnahme täglich auf 10 Stunden zu begrenzen, beispielsweise von 8 bis 18 Uhr. Fortgeschrittene begnügen sich mit nur 8 Stunden – da fällt das Frühstück aus, auf jeden Fall aber das abendliche Naschen. Versuchen Sie, den Takt zwischen zwei Mahlzeiten auf 4 Stunden oder länger auszudehnen. Das schließt kleine Snacks praktisch aus, es sei denn, Sie gönnen sich den Obstriegel, die Nussecke oder den Joghurt direkt am Ende einer Mahlzeit als Nachtisch.

Wie viel Sie essen

Orientieren Sie sich bei der Portionsgröße an den Menschen auf Okinawa. Die japanische Philosophie »Hara hachi bu« empfiehlt, stets nur so viel zu essen, dass man sich zu 80 % gefüllt fühlt. Formen Sie Ihre Hände zu einer Schale. Das ist das Volumen, das gegessen werden könnte. Davon 80 % – das ist »Hara hachi bu«. Das klingt nicht nur nett, sondern sollte – zumindest auf dem Wege zur Gewichtsabnahme – Ihr Leitsatz werden.

Die Umstellung auf kleinere Mahlzeiten ist weniger eine Willensfrage als eine Frage der richtigen Lebensmittelauswahl. Denn Präbiotika sorgen dafür, dass der Dauerhunger verschwindet.

Was Sie trinken

Das Standard-Getränk für GutBalance ist Wasser. Trinken Sie 20 Minuten vor jeder Mahlzeit ein großes Glas stilles Wasser. Das Hauptgericht benötigt nicht unbedingt ein weiteres Getränk, schaden würde es aber nicht. Das Glas Wasser vorweg dient als Trick, um sich schneller satt zu fühlen und weniger zu essen. Schwächt ein Getränk zum Essen die Verdauungsleistung? Nein. Die »Verwässerungs-These«, wonach sich der pH-Wert im Magen durch Trinken so erhöht, dass es die Verdauungsleistung schwächt, ist wissenschaftlich vom Tisch. Er bleibt bei Gesunden, die keinen »Magenschutz« (Protonenpumpenhemmer) einnehmen, selbst im gefüllten Magen plus Wasser mit einem Wert von 3–4 niedrig genug, um selbst schwer Verdauliches zu bewältigen.

Ob Sie die Nahrung ergänzen

Probiotika müssen sein, wenn die Mikroben-Gesellschaft im Darm aus den Fugen geraten ist oder die »Halunken« die Oberhand gewonnen haben. Dann stärken diese Präparate gezielt die Darm-Mikrobiota und unterstützen die guten Bakterien. Diese fördern z. B. den Nervenstoffwechsel und das Darm-Immunsystem oder pflegen die Darmschleimhaut gesund. Es müssen aber nicht immer Arzneimittel sein: Auch selbst fermentierte Lebensmittel sind reich an probiotischen Bakterien, meist Milchsäurebakterien. Auf die als probiotisch beworbenen joghurtartigen Produkte aus dem Kühlregal können Sie getrost verzichten.

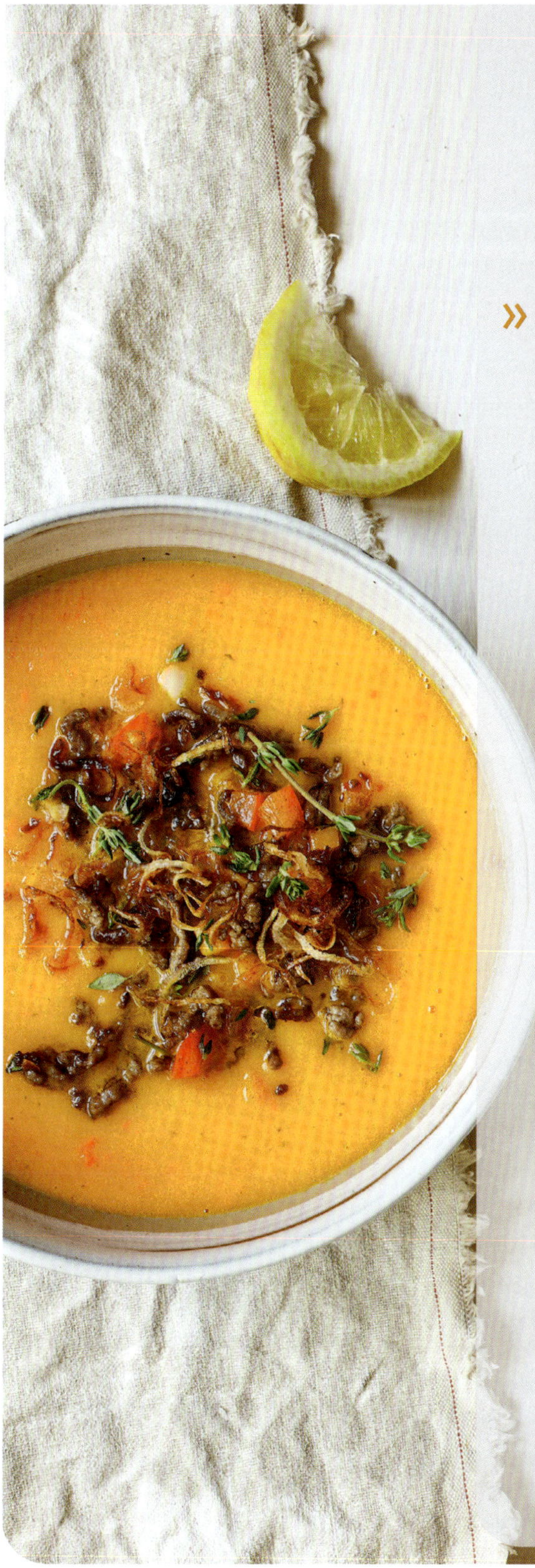

Gemüsesuppe mit Hackflakes

» Kräuter sind entzündungshemmend, Tomatenmark liefert die Detox-Substanz Lycopin, Hafer füttert die Schutzengelbakterien.

GF, LF
4 Portionen
40 Min.

6 gr. Möhren • 3 rote Paprikaschoten • 1 EL Tomatenmark • 1 Schalotte • 1 + 1 EL Olivenöl • 30 ml Traubensaft • 2 EL Weißweinessig • 600 ml Bio-Gemüsebrühe • Salz • Pfeffer • Paprikapulver, edelsüß • 1 Knoblauchzehe • 3 Zweige Thymian • 50 g Haferflocken, kernig • 200 g Bio-Rinderhack • 3 EL Röstzwiebeln • Zitronensaft

- Möhren und Paprika waschen. 2 Möhren fein würfeln. Den Rest grob zerkleinern. ½ Paprika fein würfeln. Restliche Paprika grob zerkleinern. Schalotte grob schneiden.

- Schalotte in Öl dünsten, große Gemüsestücke hinzufügen. Mit Saft und Essig ablöschen, etwas einreduzieren. Brühe angießen. 20 Min. leise kochen, dann würzen.

- Knoblauch hacken und mit etwas Salz zerdrücken. Thymian waschen, die Blättchen abzupfen. Haferflocken unter das Hack mengen, in 1 EL Öl unter Rühren 5 Min. braten. Mit Knoblauch und Gemüsewürfeln 4 Min. kräftig weiterbraten, salzen und pfeffern. Thymian und Röstzwiebeln unterheben. Suppe pürieren. Mit Zitronensaft abschmecken. Mit den Hackflakes anrichten.

Nährwerte:
300 kcal • 12 g P • 17 g KH • 21 g F • 9 g Ba

Punkt 1: Probiotisch leben

Für Ihre GutBalance gibt es günstige Lebensmittel und ungünstige Lebensmittel, günstige und ungünstige Lebensweisen. Um die guten zu erkennen, muss man die schlechten identifizieren können.

Gute Lebensmittel

Kaufen Sie »darmfreundlich« ein! Darmfreundlich sind naturbelassene saisonal und regional verfügbare Lebensmittel, die dunkelgrün bzw. intensiv farbig sind und viele Polyphenole enthalten oder komplexe Kohlenhydrate mitbringen. Das ist Nahrung, die Entspannung in das Nervenkostüm und in die Mikrobiota bringt (Verträglichkeit vorausgesetzt). Wenn Ihr Haushaltsbudget keine ganzjährige Versorgung mit biologischer oder biologisch-dynamisch produzierter Kost zulässt, dann ist vielleicht Eigenproduktion eine Überlegung wert. Das Hochbeet auf dem Balkon, der eigene Garten, ein kleines Beet im Hinterhof, eine allein oder mit Bekannten gepachtete Garten-Parzelle – es gibt viele Möglichkeiten. Gärtnern macht Freude und satt. Es fängt meist klein an, mit Kresse und Radieschen, und bald schon wachsen Salat, Tomaten und Kohlrabi.

Machen Sie sich mit traditioneller Haltbarmachung vertraut. Kellern Sie Herbstgemüse ein, fermentieren Sie Sommergemüse für später. Kaufen Sie z. B. heimisches Beerenobst nur dann ein, wenn es saisonal verfügbar ist. Frieren oder wecken Sie es dann ein oder extrahieren Sie den Saft. Natürlich gehen dabei ein paar Inhaltsstoffe verloren, aber ob diese im Februar in der frischen tunesischen Kulturheidelbeere enthalten sind, ist auch fraglich.

Die pflanzliche Kost in GutBalance enthält ausreichend Protein. Ergänzen Sie Ihren Einkauf bei Bedarf mit hochwertigem Protein von Tieren, die artgerecht gefüttert und gehalten werden. Wenn Sie nicht auf Käse verzichten wollen, sind Produkte aus Ziegen- und Schafsmilch oft die bessere Wahl. Falls Milch mit auf den Einkaufszettel soll: Kaufen Sie weder H-Milch noch ESL-Milch (das ist vermeintliche Frischmilch mit längerer Haltbarkeit), sondern echte Frischmilch. Diese wird fast nur noch von Bio-Molkereien produziert.

Die guten Fettsäuren fördern

Hier geht es nicht um Fette in der Nahrung, sondern um die Fettsäuren, die im Stoffwechsel der Darmbakterien entstehen, und zwar durch Verzehr von komplexen Kohlenhydraten. Diese Bestandteile in pflanzlichen Lebensmitteln können von unseren Verdauungsenzymen nicht gespalten werden, wohl aber von den guten Mikroorganismen im Darm. Aus diesen Quellstoffen und Fasern – beispielsweise dem, was Haferflocken »kernig« und Möhrchen knackig macht – gewinnen die Mitbewohner im Darm Energie und produzieren daraus für uns, ihren Wirt, einige Vitamine und kurzkettige Fettsäuren.

Die einzelnen Bakterienarten sind hoch spezialisiert in dem, was sie tun, und in den Substraten, die sie zerlegen. Am Ende der Kette, wenn alles funktioniert, entstehen unter anderem die kurzkettigen Fettsäuren Buttersäure, Propionsäure und Essigsäure. Deren Mengen und das Verhältnis der einzelnen Fettsäuren zueinander sind entscheidende Kriterien für Zustand und Integrität der Darmschleimhaut. Und letztlich dafür, ob viele verschiedene Krankheiten entstehen oder nicht. GutBalance setzt auf butyrogene Lebensmittel, also solche, aus deren Kohlenhydraten im Darm Buttersäure wird (sobald die passenden Bakterien wieder angefüttert und mit im Boot sind), und diejenigen, die natürlicherweise Buttersäure enthalten.

Gute Lebensmittel, die den Anteil der Buttersäure erhöhen, sind knackig oder faserig, frisch und farbig. Aber nicht nur. Sie finden sich in allen drei Ecken der Makronährstoff-Lieferanten – bei Proteinen, Fetten und Kohlenhydraten. Parmesan-Käse beispielsweise ist wunderbar butyrogen. Insbesondere aber pflanzliche Lebensmittel wie Radicchio und Radieschen, Knoblauch und Zwiebeln, Artischocken und Topinambur, Mais und Hafer, Möhren und Aprikosen, Apfel- und Birnenschalen, halbreife Bananen und vollreife Kochbananen (Plantanen) sind es. Kombucha, ein fermentiertes Getränk aus Schwarztee, das sich ganz leicht selbst herstellen lässt, bringt die passenden Darmbakterien direkt mit.

Beachten Sie beim Einkauf die Zusammensetzung und die Menge an Ballaststoffen von Lebensmitteln und die Ampelkennzeichnung, die einige Hersteller inzwischen auf ihre Verpackungen drucken lassen. Aber Vorsicht: Wenn sich die Ampelfarbe auf eine fiktive bzw. unrealistisch kleine Portionsgröße bezieht und nicht auf 100 g oder 100 ml, taugt sie nichts, schlimmer noch, sie soll die Nachteile des Produkts verschleiern.

Proteine

Viele Menschen überschätzen ihren Proteinbedarf. Tatsächlich benötigen Sie weniger als 1 Gramm pro Kilo Körpergewicht und Tag – Sportler und körperlich arbeitende Menschen bis 2 Gramm. Hauptsache, es ist von hoher Wertigkeit, d. h., es enthält alle Aminosäuren in ausgewogenem Verhältnis. Gute pflanzliche Quellen für Protein sind z. B. Hülsenfrüchte wie Zuckerschoten, Linsen, Bohnen, Erbsen und Kichererbsen. Wagen Sie sich auch an exotische Varianten wie Mungbohnen oder Urdbohnen heran. Auch Hafer ist eine gute Proteinquelle. Viele Vegetarier und Veganer schätzen Proteinpulver aus Lupinenmehl. Es schmeckt nach (fast) nichts und kann eine sehr proteinarme Speise aufwerten.

Wir machen Ihnen folgenden Vorschlag, wann Sie welche Aminosäuren am besten essen:

Verzweigtkettige Aminosäuren zum Frühstück oder Mittagessen:

- Rindfleisch, Geflügel, Hühnerei, Lachs, Schalentiere, Forelle
- alle Hülsenfrüchte (auch Soja und Kichererbsen), Mais, Reis, Hirse, Pilze, Nüsse, Weizenkleie, Haferflocken, Saaten (Kürbiskerne, Leinsamen, Mohn), Getreidebratlinge

Aromatische Aminosäuren zur Abendmahlzeit:

- Wild, Rind, Kalb, Lamm, Geflügel, Seefisch, Parmesan, Mozzarella, Cheddar
- pflanzliche Quellen: Nüsse, Kerne und Saaten, insbesondere Kürbiskerne und Cashewkerne, »Studentenfutter«, »Professorenfutter«, Kakao, Zartbitterschokolade, vegetarische Pasteten

Beachten Sie bei der Auswahl: Die Vielfalt macht's. Durch Fleisch und Wurstwaren werden Darmbakterien der Fäulnisflora angefüttert. Dabei entsteht Ammoniak, das den pH-Wert im Darm erhöht und die antidiabetischen Darmbakterien verdrängt. Bevorzugen Sie deshalb pflanzliche Quellen.

Empfehlenswerte tierische Quellen sind guter Fisch und gutes Fleisch (sparsam) von Rind, Kalb, Lamm und Geflügel. Setzen Sie auf Produkte aus guter Haltung, d. h., die Tiere wurden gut gepflegt, gut gefüttert und konnten sich frei bewegen. Achten Sie hierfür auf die Herkunftskennzeichnung. Beachten Sie aber, dass nur die höchste, meist grüne Stufe akzeptabel ist. Achtung: Entzündliche Vorgänge im Körper können durch das Eisen in rotem Fleisch verstärkt werden.

Sie können auch ab und an ein Ei vom glücklichen Huhn oder von einer Wachtel essen. Auch Käse ist eine gute Protein-Quelle, behalten Sie aber den Fettgehalt im Auge. Verwenden Sie Käse mit hoher Fettstufe nur sparsam, besser ist Frischkäse.

Fette

Sehr gute pflanzliche Fettlieferanten sind u. a. Nüsse und Saaten (Ausnahme: Erdnuss), z. B. Haselnuss, Paranuss, Cashew-Kerne, Sonnenblumen-Kerne und Kürbiskerne. Auch Mohn, Oliven sowie native, kalt gepresste pflanzliche Öle (Ausnahme: Raps- und Distelöl) sind perfekte Quellen. Ein wunderbarer Dip, Brotbelag und Saucen-Ersatz ist geröstetes Sesammus mit Arganöl. Dafür verrühren Sie das Mus aus geröstetem Sesam oder fertige dunkle Tahini-Paste mit ¼ der Menge Arganöl und lagern die Mischung dunkel bei Raumtemperatur. Nussmus, Kokosöl und Shea-Butter funktionieren auch als Streichfett aufs Brot.

Kokosöl und Kokosmilch liefern zwar keine edlen ungesättigten Fettsäuren, wohl aber MCT-Fette, die der sofortigen Energieversorgung dienen, auch der des Gehirns. (Tipp: Eine Messerspitze Ghee und ½ Teelöffel MCT-Öl anstelle von Milch im Kaffee helfen sofort, wenn der Körper nach Zucker giert. Das schmeckt, kurz aufgemixt, wie Cappuccino.)

Geeignete tierische Fettquellen sind: Butter, Ghee, marmoriertes Fleisch aus guter Haltung, Eigelb und fetter Seefisch.

Ungeeignet sind Margarine, raffinierte (gehärtete, umgeesterte) Fette und Öle sowie als fettfrei (»no-fat«), fettarm (»low-fat«) oder »light« deklarierte Produkte.

Kohlenhydrate

Wir empfehlen Ihnen vor allem pflanzliche Kohlenhydrate aus ballaststoff- bzw. faserreichem Obst und Gemüse. Für eine bessere Verträglichkeit essen Sie Obst besser in den Morgenstunden, Rohkost und Salate besser zur Mittagszeit und gegartes Gemüse mittags oder abends.

Darmgesund ist es, den Verzehr von Getreide insgesamt zu reduzieren. Kurz angekeimtes Getreide ist oft besser verträglich als das trocken verarbeitete Korn. Weizen darf seinen Stammplatz abgeben an Hirse, die Zwerghirse Teff, die »Pseudogetreide« Amaranth und Quinoa und an Getreidearten wie Roggen und Gerste, in geringen Mengen auch an Dinkel. Buchweizen ist auch prima (er ist botanisch allerdings kein Getreide, sondern ein Knöterich-Gewächs). In der Küche kann Weizenmehl teilweise durch Mandelmehl, Mohnmehl, Hirseflocken, Braunhirsemehl, Bananenmehl, Kichererbsenmehl und Kastanienmehl ersetzt werden.

Pilze und Algen enthalten zwar nur wenige Kohlenhydrate, aber die vorhandenen sind komplex und darmgesund. Außerdem werden Hülsenfrucht-Gerichte in Kombination mit ein wenig mitgekochter Kombu-Alge leichter verdaulich. Sie finden Algen auch als grünes Mäntelchen um Sushi-Röllchen, als Verdickungsmittel Carrageen z. B. in Joghurt oder in Form von quietschgrünem Algensalat aus Wakame-Algen, meist in Kombination mit Mu-Err-Pilzen.

Ballaststoffe

Auf Ballaststoffe trafen und treffen Sie hier immer wieder. Viele pflanzliche Nahrungsmittel enthalten ja nicht nur verdauliche, sondern auch »unverwertbare Kohlenhydrate«, das sind die Ballaststoffe.

Der Begriff »Ballaststoffe« gilt als überholt, sitzt aber irgendwie noch in den Köpfen fest, auch in meinem. Wir sollten sie besser »Nahrungsfasern« oder »nicht verdauliche, aber fermentierbare komplexe Kohlenhydrate« nennen, denn sie sind keineswegs unnützer Ballast, sondern ein Sortiment an komplexen Kohlenhydratketten, die zwar von »unseren« Enzymen nicht geknackt werden, wohl aber von denen der Mikrobiota im Darm. Deshalb sind Nahrungsfasern Präbiotika (lat.: »vor dem Leben«). Bevor sich so ein Keim ansiedelt, braucht er was zu futtern. Gute Darmbakterien brauchen eben die komplexen Kohlenhydrate als Futter, als Treibstoff, als Substrat und produzieren quasi als Dankeschön für uns, ihren Wirtsorganismus, gesundheitsfördernde kurzkettige Fettsäuren und Vitamine wie Vitamin K, Biotin, Folsäure und Vitamin B_{12}.

Ballaststoffe können in einem nicht daran gewöhnten Darm Blähungen oder Völlegefühl hervorrufen. Das liegt meist daran, dass

Lieblingsessen

Jedes Darmbakterium hat seine Lieblings-Substrate. Das können Fasern sein, resistente Stärken oder Substanzen aus dem Stoffwechsel anderer. Deshalb ist das A und O von GutBalance die Abwechslung auf dem Speiseplan. Je schmaler die Nahrungsmittelauswahl, desto schmaler auch die mikrobiologische Vielfalt im Darm. Vielleicht mögen Sie bei Ihren nächsten Einkäufen darauf achten, ob Sie sich im Supermarkt oder Biomarkt immer nur in den gleichen Reihen bewegen und fast ausschließlich die gleichen Lebensmittel in den Einkaufswagen befördern, wie Brot, Butter, Bier, Süßigkeiten, Frühstückscerealien, Weintrauben, abgepackte Wurst und Käse, Beuteltee und H-Milch. Achten Sie einfach mal darauf – es ist spannend.
Aber nicht nur ein breites Sortiment an Nahrungsmitteln ist wichtig, auch die insgesamt verzehrte Menge muss stimmen. Weniger ist mehr? Das gilt nicht für Ballaststoffe. Wenn die Nahrung insgesamt zu wenig Fasern enthält, verabschieden sich Darmbakterien aus der Mikrobiota, und – hast du nicht gesehen – ist ihr Platz von anderen Arten eingenommen. Bei Menschen mit »Brötchen-Pizza-Döner-Diät« behaupten sich dann rasch die eher gesundheitsgefährdenden Mikroben beim Kampf um den freien Platz.

jedes ballaststoffspaltende Darmbakterium seine Lieblings-Substrate hat. Werden die selten bis nie verzehrt, schwindet auch die darauf spezialisierte Population, und speziell dieser Keim muss erst wieder behutsam neu angefüttert werden, um dieses neue oder »verlernte« Futter abbauen zu können. Das kann einige Tage dauern, und so lange sind Gase durchaus normal. Denken Sie bei »Abluft« daran: Auch wenn das Lebensmittel XY Blähungen verursacht, ist es höchstwahrscheinlich gut und verträglich – nur die verzehrte Menge war noch zu groß. Halten Sie durch, das vergeht! Halten die Unannehmlichkeiten jedoch länger als 2 Wochen an, kann es sinnvoll sein, eine Allergie oder Nahrungsmittelunverträglichkeit abklären zu lassen.

Präbiotika helfen

Präbiotika sind die bioaktiven Allrounder unter den Ballaststoffen. Sie sind für den Menschen bzw. seine Enzyme nicht abbaubare Lebensmittelbestandteile, die den Stoffwechsel in gesundheitsfördernder Weise beeinflussen: indem sie entweder das Wachstum eines oder mehrerer Mikroorganismen im Darm anregen oder deren Aktivität oder beides. Beispielsweise regen die Präbiotika in der Muttermilch das Wachstum von Laktobazillen und Bifidobakterien im Darm des Säuglings an und sind damit die beste Starthilfe für seine gesunde Mikrobiota.

Präbiotika treten knackig oder glibberig in Erscheinung. Es sind Cellulosefasern und Polysaccharide, die den Dünndarm passieren und bis in den Dickdarm gelangen. Dort füttern sie gezielt die günstigen Darmbakterien an, einschließlich der Bifidobakterien, und verbessern die Fettverbrennung.

Die Zufuhr von täglich 10–20 g dieser Präbiotika (bzw. eine Ballaststoffmenge von 40 g) verbessert die Stoffwechsellage bereits nach 2 Wochen enorm, insbesondere dann, wenn die Menge mit einer Reduktion der Gesamtenergiezufuhr einhergeht. Mit dieser Vorgehensweise haben Sie also schnell gewonnen und sind im Bereich von GutBalance. Präbiotika sorgen auch dafür, dass der Dauerhunger endlich aufhört. Der Körper schüttet weniger Insulin aus, es wird weniger Körperfett aufgebaut und stattdessen mehr Sofortenergie zur Verfügung gestellt. Durch Präbiotika lässt sich der Organismus also quasi umprogrammieren, von »Fett speichern« auf »Fett verbrennen« und von »Hungeeeeer« auf »satt«.

Die besten Präbiotika

Super Präbiotika finden sich vorzugsweise in Wurzeln und Knollenfrüchten, auch in Süßkartoffeln und in knapp gegarten oder gegarten und danach abgekühlten normalen Kartoffeln. Wir finden sie z. B. auch als Lentinan im Speise- und Heilpilz Shiitake, als Komplexe in Goji-Beeren, in Gerste, in den Fasern grüner Gemüsesorten wie Mangold und Spinat, in resistenter oder retrogradierter Stärke.

Hülsenfrüchte wie Linsen, Bohnen und Erbsen sind außerordentlich mineralstoffreich und enthalten präbiotisch wirksame Inhaltsstoffe teilweise in erheblichen Mengen. Insbesondere die Kichererbse wirkt symbiotisch: Sie liefert neben den Ballaststoffen auch Antioxidantien und Polyphenole, die neben ihrem antioxidativen Effekt auch artspezifisch einzelne Darmbakterien fördern, andere aus dem System verdrängen.

Gute Präbiotika sind auch Inulin und Pektin. Inulin ist u. a. enthalten in Chicorée und

Wurzelgemüsen. Die Substanz fördert den Stoffwechsel der günstigen Darmbakterien und versorgt so indirekt die Darmschleimhaut mit kurzkettigen Fettsäuren. Pektin, z. B. in Apfelschalen, ist zusätzlich in der Lage, den Cholesterinspiegel zu normalisieren und bakterielle Toxine im Darm zu binden. In dieser Hinsicht allgemein günstig sind »knackige« Gemüsesorten, die Randschichten des Getreidekorns und die essbare Schale von Obst. Auch ganze Aprikosen liefern gute Präbiotika. Hafer, Gerste und Pilze liefern Beta-Glukane, Algen Alginate und Bakterien Xanthan. Allerdings verdichten sich die Hinweise, dass Menschen mit Glutenempfindlichkeit auf »Pflanzengummis« wie Xanthan, Johannisbrotkernmehl, Carrageen oder Guar (die Zusatzstoffe mit den E-Nummern E400–E419) empfindlich reagieren. Testen Sie gegebenenfalls die Verträglichkeit.

Die Top Ten der inulinreichen Lebensmittel:

- Artischocken
- Chicorée
- Löwenzahnwurzel
- Pastinake
- Schwarzwurzeln
- Spargel
- Topinambur
- Yacón (verwandt mit Topinambur)
- Zichorie (Wegwarte)
- Zwiebeln

5 am Tag

Nur in wenigen Haushalten liegen 5-mal am Tag grüne und bunte Pflanzenkost, Getreide, Nüsse und Saaten auf dem Teller – das wäre erforderlich, um die von Fachgesellschaften empfohlenen 30 g Ballaststoffe pro Tag zu erreichen. 40 g wären wünschenswert, insbesondere im Hinblick auf eine Anti-Diabetes-Wirkung. Oft beschränken sich die vegetarischen Anteile in der Kost aber auf helles Brot, Marmelade, Nudeln und Apfelsaft. Damit wird nur ein Bruchteil des Solls erreicht.

Resistente Stärke hat die Nase vorn

Stärke kennen wir als verdauliches Kohlenhydrat, beispielsweise als Speisestärke aus Kartoffeln oder Mais. Doch im Verlauf der Verarbeitung eines stärkehaltigen Lebensmittels verändert sich die Struktur des Stärke-Moleküls und kann, je nach Zubereitung, für uns unverdaulich (aber für unsere Darmbakterien perfekt fermentierbar) werden.

Resistente Stärke Typ 1

Fraktion 1 bzw. RS1 ist u. a. in Körnern und Hülsenfrüchten enthalten. Sie wird der Verdauung erst durch Zerkleinerung oder chemische Behandlung des rohen Lebensmittels zugänglich.

Resistente Stärke Typ 2

Fraktion 2 bzw. RS2 findet sich z. B. in rohen Kartoffeln, rohen Erbsen und in unreifen Bananen. Werden rohe Kartoffeln gerieben und durch ein Tuch abgepresst, setzt sich die RS2 am Gefäßboden ab. Wenn eine Kartoffel gekocht bzw. erhitzt wird, dann faltet sich die RS2-Molekülkette auf und ist durch Verdauungsenzyme spaltbar.

Resistente Stärke Typ 3

Fraktion 3 bzw. RS3 ist »retrogradierte Stärke«. Sie entsteht nach Erhitzen und anschließendem Abkühlen eines stärkehaltigen Lebensmittels, beispielsweise aus Reis, Erbsen oder Kartoffeln. Kartoffelsalat liefert also mehr RS3 als frisch gekochte Salzkartoffeln und ist damit für GutBalance günstiger – je nach Dressing.

Resistente Stärke Typ 4
Fraktion 4 bzw. RS4 sind die chemisch veränderten Stärken, etwa Dextrine mit neu verketteten Molekülen.

Das macht die resistente Stärke so wichtig

Die retrogradierte resistente Stärke (RS3) ist Superfood für einige physiologisch besonders wichtige Darmbakterien. Sie ernährt die Darmbakterien und über ihre Abbauprodukte auch die Zellen der menschlichen Darmschleimhaut. So kann ein Leaky-Gut-Syndrom verhindert werden. Die Lieferanten für die resistente Stärke sollten in den Essensplan Einzug halten.

Lieferanten für resistente Stärke:

- Bananenmehl aus grünen Bananen
- Banane, mit noch grünen Stellen
- Cornflakes
- Erbsen
- Gerstenbrot
- grüne Bohnen
- Haferflocken, Haferkekse
- Hafer-Vollkornbrot
- Kartoffeln, gekocht und abgekühlt, auch wiedererwärmt
- Linsen
- Nudeln, gekocht und abgekühlt
- Perlgraupen
- weiße Bohnen
- Zuckermais mit hohem Amylosegehalt

Wer ahnt, dass die Zufuhr von wünschenswerten Ballaststoffen wohl kaum die angestrebte Menge von 30 Gramm pro Tag erreicht, hat die Möglichkeit, die Nahrung damit anzureichern. Retrogradierte resistente Stärke im Portionsbeutel, wie SymbioIntest, ist praktisch und liefert exakt 5 Gramm Ballaststoffe. Bei loser RS3, wie Fiberfin, orientiert man sich an der Dosierungsanleitung.

Zwei-in-eins: Synbiotika

Machen Sie sich den synergistischen Effekt zunutze, wenn präbiotische Fasern probiotische Bakterien fördern. Es gibt Synbiotika, die beides enthalten, fertig zu kaufen, sie enthalten z. B. resistente Stärke, Leinsamenmehl oder Akazienfaser. Machen Sie sich Ihr Synbiotikum künftig einfach selbst: Mit fermentiertem Gemüse schlagen Sie die zwei Fliegen mit einer Klappe, z. B. mit selbst gemachtem Sauerkraut (Seite 71).

Ungünstige Lebensmittel

Ungünstig für die Bakteriengesellschaft und mit entsprechend hohem Gesundheitsrisiko behaftet sind Produkte, die weder die Darmzellen nähren noch das mikrobiologische Miteinander im Darm fördern.

Einseitige Ernährung
Meiden Sie Extreme in der Zusammensetzung des Speiseplans. Rohkost, vegan, vegetarisch, flexitarisch oder Mischkost? Da haben Flexitarier, die sich hauptsächlich pflanzlich ernähren und Fleisch nur selten und in guter Qualität bzw. aus kontrollierter Herkunft essen, die besten Karten. Generell ungünstig sind Kostformen mit wenig Abwechslung.

Schlechte Fette und Fertiggerichte
Meiden Sie Kostformen mit viel tierischem Fett. Milchprodukte zählen genauso dazu

wie Fleisch. Morgens Milch und Quark, mittags Joghurt, abends Käse? Das sind wenig nützliche Fette und auch noch Eiweiß-Mast. Kaufen Sie Fisch mit Bedacht. Fisch aus Aquakulturen enthält zwar auch gute Fettsäuren, sie haben aber im Gegensatz zu Fett vom Fisch aus Wildfang häufig Schadstoffe wie Schwermetalle im Schlepptau.

Lesen Sie das Etikett: Wenn Pasten, Aufstriche und andere Speisen gehärtete Fette oder Transfette enthalten, gehören diese nicht in den Einkaufskorb. Der Klassiker auf der Zutatenliste ist »Palmöl z.T. gehärtet«. Das verbietet sich zum einen aus ökologischen Gründen, zum anderen stehen chemisch oder physikalisch veränderte Fette u. a. im Verdacht, die Entstehung von Darmkrebs zu begünstigen.

Fragen Sie gegebenenfalls nach, ob die Kantinenköche bei Ihrer Arbeitsstelle auf halbfertige Convenience-Produkte als Zutaten setzen.

Achtung, Süßstoff

Untersuchungen an Menschen, die jahrelang Süßstoffe wie Aspartam, Saccharin oder Sucralose verzehrt haben, zeigen, dass in ihnen viele schädliche Bakterien leben, die Lipopolysaccharide tragen. Vielleicht haben Sie schon gehört, dass in der Tierzucht Süßstoffe als Mastmittel eingesetzt werden? Süßstoffe verdrängen nämlich das Bakterium Akkermansia muciniphila, das Fett abbauen kann. Also wird bei den Tieren mehr Fett eingelagert. Das geschieht aber nicht nur bei den Tieren, sondern auch bei den Menschen. So paradox es klingt: Kalorienfreie Süßstoffe machen dick.

Süßes und Brot

Natürliche Zuckerarten und Zuckeralkohole in geringen Mengen sind nicht problematisch, es ist aber das Gebot der Stunde, die Vorliebe für die Geschmacksqualität »süß« zu überdenken. Süßstoffe sind die heimlichen Dickmacher, denn Gehirn und Bauchspeicheldrüse wollen nicht begreifen, dass durch chemische Süße eine Insulinausschüttung nicht nötig ist. Die Folge: Hungergefühl durch Unterzuckerung. Brechen Sie mit Ernährungsgewohnheiten, die getreide- bzw. brotbetont sind. In vielen Haushalten ist es noch üblich, dass es morgens das Frühstücksbrot gibt und abends das Abendbrot. Eine solche brotlastige Ernährung tut den Darmkeimen nicht gut und sollte vermieden werden. Ungünstig sind auch Speisen aus Mehlen mit niedrigem Ausmahlungsgrad (z. B. der Klassiker Weizenmehl Type 405). Fasern bzw. Kleie, Vitamine und Mineralien sind darin nicht mehr oder nur noch in Spuren enthalten.

Chemie im Essen

Alle Produkte, die mit Agrar-Chemie belastet sind, egal, ob Insektizide oder Herbizide, gilt es zu meiden. Denn sie verhindern, dass für die Verdauungsleistung förderliche Fettsäuren und ein gutes Miteinander unter den Darmbewohnern entstehen. Das sind regelrechte Darmbakterien-Vernichtungs-Mittel. Beachten Sie, dass nicht nur Lebensmittel aus »abgespritzten« pflanzlichen Nahrungsmitteln der Darmgesundheit abträglich sind, sondern auch Produkte am anderen Ende der Nahrungskette, etwa das Fleisch von Tieren, die mit diesen pflanzlichen Produkten gefüttert worden sind.

Punkt 2: Hygiene in Maßen

Hygiene im Leben, im Haushalt und in der Körperpflege sind heikle Themen. Schließlich leben wir in einer Zeit, die Ansteckung fürchtet. Viele verlassen ihre chemisch reine Festung nur widerwillig und gewappnet mit einem Set von hygienisierenden Accessoires. Werbung suggeriert, dass nur ein mit Desinfektionsreinigern geputztes Bad ein sauberes Bad ist. Wir möchten weder Gerüche noch Körpergerüche ertragen müssen. Hilfe! Ätherische Öle duften wunderbar und Heilmittel sind sie auch. Allein: In Haushaltschemikalien sind nur synthetische Duftstoffe enthalten. Und auch in Kosmetika und Parfüms sind die natürlichen Öle selten. Chemieduft und die totale Keimfreiheit im Haushalt schaden der Gesundheit. Setzen Sie deshalb auf natürliche Aromen aus Blüten, Gewürzen, Zitrusschalen und Hölzern.

Viele Drogerieprodukte sind über die Beduftung hinaus fragwürdig. So bringt etwa das Tensid Natriumlaurylsulfat (SLS) Shampoos, Duschgels, Zahnpasta und Haushaltsreiniger zum Schäumen, irritiert jedoch die Mikrobiota. Und zwar je nach Anwendung die der Haut, aber auch die des Mundraums. Letzteres gilt auch für chlorhexidinhaltige Mundspüllösungen, die die guten Bakterien der Mundhöhle ruinieren. Dabei darf man nicht vergessen, dass der Mundraum sozusagen das »obere Ende des Darms« ist. Wenn hier eine Dysbiose entsteht, pflanzt sie sich nach unten fort. Selbstredend sind Mundspülungen etwa bei Paradontitis wichtig, doch keinesfalls als Dauertherapie geeignet. Auch vor und nach einem Eingriff in der Mundhöhle oder bei Zahnfleischentzündungen muss so eine Mundspül-Kur sein, aber Sie sollten auf jeden Fall parallel restaurieren, z. B. mit einem Probiotikum, das den Stamm Streptococcus salivarius enthält.

Es gibt für vieles Mikrobiota-verträgliche Alternativen. Beispiele hierfür sind Neutral-Haushaltsreiniger oder Produkte mit »effektiven Mikroorganismen« (EM) und biologische Reinigungsmittel z. B. auf Basis von Natron oder Zitronensäure. Auch im Bereich der Hautpflege, Zahnpflege und dekorativen Kosmetik ist inzwischen eine Vielzahl von unproblematischen Produkten erhältlich, feste Seifen wie das Lorbeerseifenstück nach Aleppo-Art erobern die Drogeriemärkte. Suchen Sie gezielt danach.

Punkt 3: Den Darm renaturieren

Den Darm bzw. seine Mitbewohner darin ruiniert sich natürlich niemand absichtlich. Schließlich sind viele Erkenntnisse in Sachen Darm-Mikrobiota erst seit Kurzem wissenschaftlich bestätigt. Es sollten auch nicht alle Präparate über einen Kamm geschoren werden: Verschiedene Antibiotika erfassen unterschiedliche Bakterienarten.

Das ändert aber nichts daran, dass sich aus einer Antibiotika-Therapie Tage, Wochen oder auch erst Monate später ein Darm-Dilemma und in der Folge über Jahre ein Dilemma im ganzen Körper entwickeln kann. Weil nämlich die ersten Darmbakterien, die sich nach der Antibiotika-Therapie erholen, die schlechten bzw. Sporen bildenden Keime sind – insbesondere die mit LPS. Denken Sie also bei jeder künftigen unumgänglichen Antibiotika-Therapie daran, dass dazu immer auch eine Probiose mit Milchsäurebakterien gehört, damit die freie Stelle in der »Firma Darm« von guten, fleißigen, kooperativen Kollegen eingenommen werden kann und nicht von dunklen Mächten.

Auch selbst fermentierte Lebensmittel sind reich an guten Milchsäurebakterien und ergänzend geeignet, negative Spätfolgen der Arznei zu begrenzen. Es lohnt sich also, eine Ecke in der Speisekammer für Kefir, Kombucha oder Sauerkraut zu reservieren. Wer aber nicht selbst fermentieren möchte, nur gelegentlich dazu kommt und Wert auf geprüfte Stämme statt Zufallsprodukte legt, der kann zu probiotischen Präparaten und Nahrungsergänzungsmitteln greifen. Auch wer aus anderen Gründen im Stuhlbefund eine Verschiebung von den guten hin zu schlechten Darmbakterien hat, benötigt Probiotika, z B. in Form von fermentierten Lebensmitteln, um den Darm zu restaurieren.

Kefir, Kombucha, Kimchi & Co

Nahrungsmittel zu fermentieren, ist in diesen Zeiten sehr angesagt. Liegt noch ein Bund Möhren im Kühlschrank, das gerade nicht gebraucht wird? Versuchen Sie's doch einfach. Fermentation ist eine Methode der Haltbarmachung, mit der der Mensch schon seit Jahrtausenden vertraut ist.

Sind die Ausgangsstoffe pflanzlich und faserig, enthalten sie komplexe Oligosaccharide, teilweise auch Stärke. Diese Ballaststoffe werden durch Hefen oder Milchsäurebakterien fermentiert. Auch Hülsenfrüchte, Knollen- und Wurzelgemüse und Milch lassen sich fermentieren.

Probiotisch und präbiotisch

Viele Nahrungsmittel, mit denen wir täglich in Kontakt kommen, sind fermentiert. Nicht nur Joghurt und Sauerkraut sind es, auch Kaffee, Schwarztee und der Kakao in Schokolade. Probiotisch wirkt das Lebensmittel aber nur, wenn es gezielt fermentiert wurde und die Bakterien danach nicht abgetötet worden sind. Kaffee und Schokolade enthalten zwar keine lebenden probiotischen Bakterien mehr, aber sie wirken aufgrund ihrer Polyphenole immerhin präbiotisch.

Was ist mit Joghurt? Selbstverständlich ist Joghurt ein probiotisches Lebensmittel, sofern er nicht erhitzt wurde. Nur ist die Menge an Milchsäurebakterien darin vergleichsweise gering. Auch in vielen Portionsbeutelchen oder Kapseln sind die Bakterien oft enttäuschend niedrig dosiert. Hier lohnt es sich auf 10^9–10^{10} lebende Bakterien pro Dosis zu achten. Überdies verlangt der verwöhnte Kunde eher nach milden Joghurts; diese sind mit Milchsäurestämmen fermentiert, die im Hinblick auf unsere kooperative Mikrobiota im Darm wenig hilfreich sind. Anders die Joghurts, die mit traditionellen griechischen und osteuropäischen Stämmen wie Lactobacillus bulgaricus fermentiert werden. Diese sind probiotisch wirksam. Die kleinen probiotisch beworbenen Joghurt-Drink-Fläschchen sind es auch. Sie enthalten patentierte Stämme, die tatsächlich Wirkung zeigen. Übrigens lässt sich Joghurt hervorragend selbst und über Nacht zu Hause zubereiten, und nicht nur aus Milch.

Fermentieren ist nicht schwer

Joghurt und Sauerkraut wirken nur probiotisch, solange sie nicht pasteurisiert oder anderweitig haltbar gemacht worden sind. Sauerkraut aus der Dose enthält also keine lebenden Bakterien mehr. Das heißt aber nicht, dass pasteurisierte Lebensmittel wertlos sind: Beim Joghurt profitieren Sie immer noch vom Protein, beim Sauerkraut von den Ballaststoffen und von Vitamin K.

Machen Sie die Speise doch künftig selbst! Dann wissen Sie sicher, ob sie prä- und/ oder probiotisch wirksam ist. Fermentierte Nahrungsmittel und Getränke schmecken feinsäuerlich, denn der Prozess geht auf Vergärung durch Milchsäurebakterien zurück. Gesunde Menschen schätzen daran, dass die Produkte erfrischend sind und den Darm aktiv halten. Bei Stoffwechselkranken können sie zu einem gesünderen Leben beitragen.

Der regelmäßige Verzehr von fermentierten Lebensmitteln bringt Vielfalt in die persönliche Milchsäurebakterien-Ausstattung. Es gibt eine Reihe von Möglichkeiten: koreanisches Kimchi, osteuropäischer Kwass, asiatischer Kombucha, hiesiger Wasser- oder Milch-Kefir, Miso-Paste, der Sauerteig »Herrmann«, selbst gemachte Pickles.

Fermentierte Nahrungsmittel werden durch kontrolliertes mikrobielles Wachstum und enzymatische Umwandlungen von Nahrungsmittelkomponenten hergestellt. In welche Richtung sich der Fermentationsprozess entwickelt, hängt im Wesentlichen vom Substrat und von der Starter-Kultur ab. Während bei der alkoholischen Gärung Hefen am Werk sind, arbeiten bei der Milchsäuregärung Laktobazillen und bei der Essigsäuregärung Acetobacter-Arten.

Ihre Küche ist vermutlich kein Labor. Die Menge und Art der Mikroorganismen im fermentierten Lebensmittel lassen sich also kaum bestimmen, aber das ist nicht schlimm. Es wird Ihr Mikrobiom trotzdem mit großer Wahrscheinlichkeit sehr positiv beeinflussen. Achten Sie darauf, mit sauberen Händen, sauberen Utensilien und in sauberer Umgebung zu arbeiten. Rein muss es nicht sein.

Gefäße und Utensilien:

- 1-l-Gläser mit weiter Öffnung und Schraubdeckel oder lose aufliegendem Deckel, z. B. Weckgläser oder das legendäre Glas Ball Mason Jar (»wide mouth«)
- zwei Kunststoff-Siebe
- ein Holzlöffel und evtl. ein langer Pitú (Caipirinha-Stößel)
- ein Schildpatt-Eierlöffel (Kunststoff geht auch)

Joghurt selbst machen – so geht's:

In Bioläden gibt es Joghurtferment mit dem bulgarischen Stamm als Starter-Packung zu kaufen. Ein Päckchen davon, plus ein kleiner Becher hochwertiger Joghurt – aus Milch oder pflanzlich – mit Milch, Mandelmilch, Kokosmilch oder Hafermilch auf einen Liter auffüllen, verrühren, auf 6 verschließbare Joghurtgläser verteilen. Über Nacht bzw. etwa 8 Stunden lang bei ca. 40 Grad in einem Joghurtfermenter oder in der Gärungsstufe des Backofens reifen lassen. Fertig. Einen Becher zurückstellen als Grundstock für den nächsten Ansatz, fünf Becher genießen. Joghurtbakterien sind Milchsäurebakterien, sie leben von Laktose. Es gibt Starter-Kulturen auch ohne Laktose, mit Maltodextrin als Bakterienfutter. Das funktioniert fast genauso gut. Selbst gemachter milchfreier Joghurt der ersten Chargen ist noch nicht von fester Konsistenz. Das wird mit der Zeit aber besser.

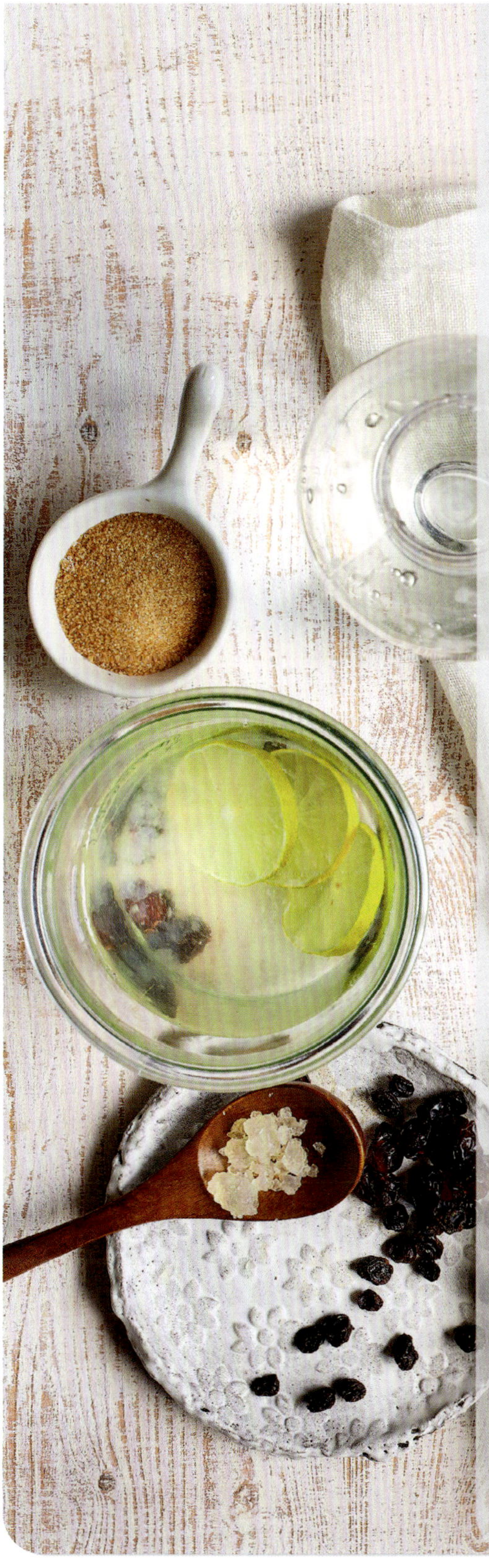

Wasser-Kefir

» GutBalance-Aspekt: Ein Wunder: Hier wird zwar nicht Wasser zu Wein, aber immerhin wird gewöhnlicher Zucker durch Hefen und Milchsäurebakterien zu feinen Säuren abgebaut. Das fertige Getränk ist probiotisch ein Traum.

750 ml
5 Min. Zubereitung + 2 Tage Wartezeit

1-l-Glas (z. B. Einweckglas) • 1 Plastiksieb • 1 Holzlöffel • 1 EL Rohrzucker • ein paar Trockenfrüchte (Rosinen, Aronia, Cranberrys) • frisches gefiltertes Wasser (kein Wasser aus Plastikflaschen) • 1 Kultur Wasserkefir-Pilz bzw. »Japan-Kristalle« (Reformhaus, Internet) • 3 dünne Zitronenscheiben

- Zucker und Trockenobst ins Glas geben, zu ⅔ mit Wasser auffüllen. Wasserkefirpilz ins Wasser legen, Zitronenscheiben darauf. Bei Raumtemperatur im Dunkeln ruhen lassen.

- Deckel täglich kurz anheben. Nach 2 Tagen ist der ganz besonders probiotische Drink fertig. Im Plastiksieb abgießen, Zitronenscheiben entfernen, »Kristalle« mit Holzlöffel herausnehmen.

- Kristalle unter fließendem Wasser abwaschen. Direkt neu ansetzen oder bis zu 3 Wochen in etwas fertigem Getränk im Kühlschrank aufbewahren.

Kombucha

» GutBalance-Aspekt: Kombucha ist eine probiotische Spezialität aus Schwarztee und wird in China seit 200 v. Chr. angesetzt. Das Getränk enthält einen Mix aus Milchsäurebakterien, löst so manches Verdauungsproblem und ist ein Anti-Aging-Detox-Wunder.

800 ml

5 Min. Zubereitung + Wartezeit

- 1 Glaskanne
- 1 Holzlöffel
- 1 Glasflasche
- 800 ml gefiltertes Wasser
- 3 EL heller Rohrzucker
- 4 Btl. Bio-Grüntee, Schwarztee oder entsprechende Menge loser Tee
- 1 Kombucha-SCOBY (er wird beim Kauf mit 100 ml fertigem Kombucha-Getränk mitgeliefert)

● Wasser aufkochen. Zucker darin vollständig auflösen. Teebeutel einhängen, 30 Min. (oder über Nacht) ziehen lassen. Teebeutel entnehmen und auf Raumtemperatur abkühlen lassen. Dann den Tee in die Glasflasche über den SCOBY gießen (die Kultur bleibt auch beim Wechseln des Ansatzes in der Flasche). Die Glasflasche nicht abdichten (gegen Fruchtfliegen evtl. ein Stück Käseleinen über die Öffnung binden). Der Ansatz soll mindesten 8 Tage, kann aber auch 30 Tage bei Raumtemperatur lichtgeschützt stehen bleiben.

● Nach 8 Tagen ist der Kombucha theoretisch fertig, nach 10 Tagen ist auch der letzte Zucker restlos vergoren, nach 30 Tagen dominiert die säuerliche Note durch die Fermentationsleistung der Milch- und Essigsäurebakterien des SCOBYs (symbiotic culture of bacteria and yeasts).

● Wenn das Getränk abgegossen wird, kann es in einer dichten Glasflasche zum Nachreifen in den Kühlschrank, Hefegärung macht daraus eine fein moussierende Delikatesse.

● Vom Getränk dann etwa 100 ml für den nächsten Ansatz abzweigen, den Rest in den Kühlschrank stellen und täglich davon 50–100 ml trinken, und zwar morgens auf nüchternen Magen.

● Zum Verwenden des Kombuchas und vor dem nächsten Ansatz den kleinen Jung-SCOBY, der sich evtl. entwickelt hat, abgießen (manchmal bildet er sich auch erst im 2. oder 3. Ansatz). Wenn eine Zeitlang kein Kombucha getrunken werden soll, dann kann der SCOBY in 100 ml Kombucha-Getränk in einem Schraubdeckelglas einige Wochen im Kühlschrank ausharren.

Achtung!

Ausschließlich mit Utensilien aus Holz, Glas oder Kunststoff hantieren. Metallgegenstände (Sieb, Löffel, Schüssel), auch Edelstahl, schaden dem Pilz.

Milch-Kefir

» GutBalance-Aspekt: Neben der Einfachheit in der Zubereitung und dem beträchtlichen Gehalt an probiotischen Kulturen hält Milch-Kefir bei regelmäßigem Verzehr die Leptin-Ausschüttung im Fettgewebe niedrig und hilft auf diese Weise, das Gewicht zu kontrollieren.

750 ml
2 Min. + 2 Tage

750 ml Kuhmilch (funktioniert nicht mit LF Milch) • Milchkefir Kultur

- Kuhmilch ins Glas füllen, Pilz dazugeben, temperiert ruhen lassen.
- Nach 1–2 Tagen beginnt die Milch zu stocken, das Getränk kann im Plastiksieb abgegossen und der Pilz umgehend neu angesetzt werden.

Sauerkraut und Pickles

» GutBalance-Aspekt: Sauerkraut ist Pro- und Präbiotikum in einem! Im fertigen Kraut sind verschiedene Laktobazillen und Bifidobakterien enthalten, deshalb bitte kalt oder nur lauwarm verzehren. Heiß gegessen ist das Sauerkraut nicht mehr probiotisch, aber immer noch eine prächtige Ballaststoff-Quelle.

1 l
30 Min. Zubereitung + 2 Wochen Warten

1-l-Glas • 1 Holzlöffel (oder Pitú-Stößel) • 1 Mulltuch • ½ kleiner Kopf Weißkohl (bio, frisch) • 2 TL reines Meersalz (ohne Jod etc.)

- Den Kohl vierteln und in feine Streifen hobeln. In einer Keramikschüssel Kohl und Salz vermengen und mehrere Minuten kneten, bis der Kohl Flüssigkeit zieht.
- Dann löffelweise in ein Glas überführen und mit dem Stiel des Holzlöffels Schicht für Schicht feststampfen, bis der Kohl in seiner eigenen Flüssigkeit steht. Schraubdeckel locker verschließen, evtl. ein Mullstück darüberlegen, um Fliegen fernzuhalten.
- Alle 3 Tage öffnen und kontrollieren, ob sich an der Oberfläche ein Belag absetzt. Falls das der Fall ist, entfernen und den Kohl wieder unter die Flüssigkeit versenken. Nach 2 Wochen ist das Sauerkraut fertig und kann im Kühlschrank gelagert werden.

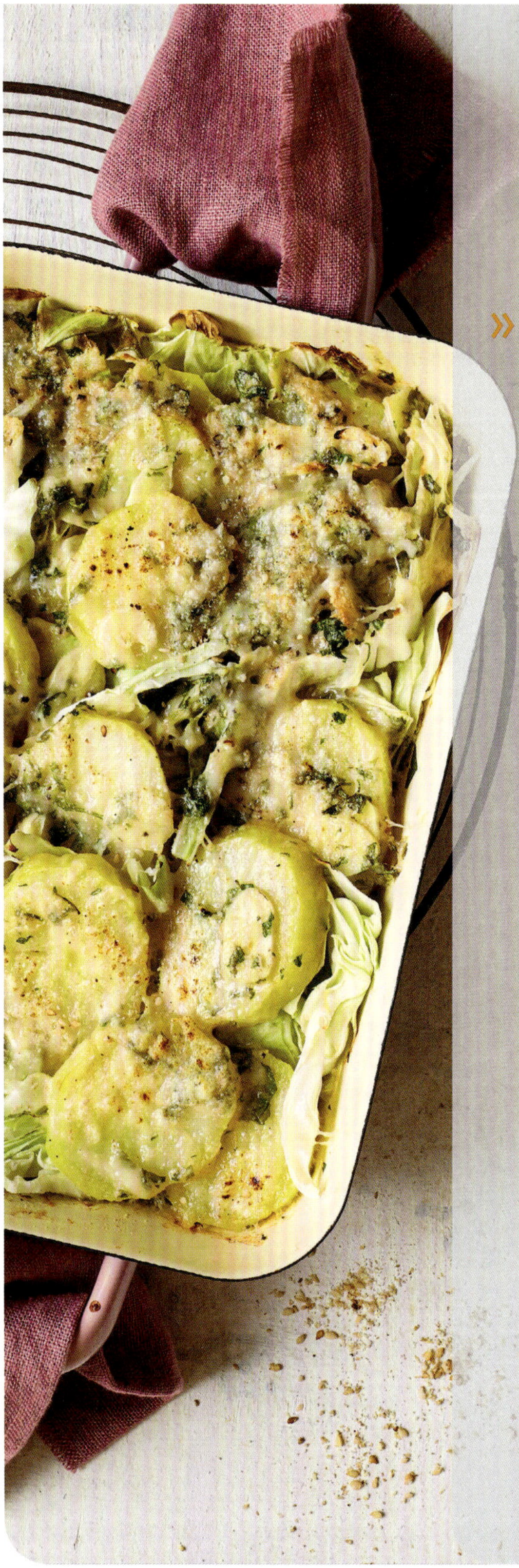

Kartoffel-Gratin unter Sesamkruste

» GutBalance-Aspekt: Dieses Gericht punktet durch Fasern, Buttersäure im »Ziger-Stöckli«, doppelt Sesam fürs Glück und die antioxidative Kraft von Kreuzkümmel und Kohl.

GF, LF
3 Portionen
50 Min.

500 g Kartoffeln • 1 TL Bio-Gemüsebrühe • 300 g Spitzkohl • Salz • ½ TL Kreuzkümmel • 80 g helles Sesammus (Tahin) • 1 mittelgroße Zwiebel • 2 Knoblauchzehen • 1 Bund glatte Petersilie • 2 TL Schabziger-Käse, gerieben (alternativ Parmesan) • Pfeffer • Muskatnuss • 2 EL Gomasio (Sesamsalz) • 2 EL Olivenöl

- Kartoffeln mit 1 TL Brühe 20 Min. köcheln lassen. Spitzkohl waschen, halbieren und in 1 cm breite Streifen schneiden. In einem Topf mit Salzwasser 4 Min. blanchieren. Mit einem Schaumlöffel herausnehmen.

- Kartoffeln pellen und in 0,5 cm dicke Scheiben schneiden. Abwechselnd mit dem Spitzkohl in eine Gratinform schichten. Salzen, mit Kreuzkümmel bestreuen. Ofen auf 180 Grad vorheizen.

- Tahin in 250 ml des heißen Kohl-Kochwassers einrühren. Zwiebel, Knoblauch und Petersilie grob hacken und in die Tahin-Brühe geben. Käse unterheben. Mit Salz, Pfeffer und Muskat abschmecken. Die Sauce über die Kartoffel-Kohl-Mischung ziehen, mit Gomasio bestreuen. 30 Min backen. Dann Öl über das Gratin geben.

Nährwerte:
357 kcal • 10 g P • 29 g KH • 17 g F • 17 g Ba

Punkt 4: Glück essen

Permanent falsche Ess-Entscheidungen treiben nicht nur die Stoffwechsel-Spirale abwärts, auch die Psycho-Spirale geht nach unten. Man wird unglücklich. Die gute Nachricht: Wenn noch keine Allergien oder ausgeprägten Nahrungsmittelunverträglichkeiten vorliegen, ist es meist ein Leichtes – eine Sache von gerade mal 4 Wochen –, diese offenen Türen des Leaky Gut zu schließen und die Drehrichtung zu ändern. Was es dafür braucht, sind die richtigen Lebensmittel.

Schokolade macht glücklich? Stimmt, aber nur der Kakao-Anteil darin und nicht das Fett. Je dunkler die Schokolade, desto größer ist ihr Beitrag zum Glück. Auch andere Lebensmittel können zum Glück und inneren Ausgleich beitragen. Es sind diejenigen mit einem hohen Gehalt an Tryptophan (einem Baustein des Glückshormons Serotonin).

Dazu gehören Geflügel, Fisch und Meeresfrüchte. Natürlich enthalten auch frische pflanzliche Lebensmittel Tryptophan, aber in geringeren Mengen. Ein hochkalorischer Glücks-Knaller, von dem man aber nur ein Löffelchen benötigt, ist Sesammus.

Essen Sie gerne Steinpilze? Die machen richtig glücklich. Handkäse? Auch. Besonders glücklich machen auch Stockfisch, Hartkäse, Kürbiskerne, Leinsamen und Nüsse – allerdings sind sie kalorienreich.

Punkt 5: Antientzündlich essen und trinken

In den vorangegangenen Kapiteln konnten Sie lesen, wie eine krankmachende Kaskade im Körper entsteht. Eine anhaltend darmmikrobenfeindliche Ernährung und Lebensführung verdrängt Buttersäure herstellende Bakterien, eine ausreichende Energieversorgung der Darmzellen ist nicht mehr gewährleistet, es entsteht ein Leaky-Gut-Syndrom, entzündungsfördernde Stoffe überfluten den Körper und rufen die »silent inflammation« hervor. Somit ist der Boden für viele chronische Krankheiten (Seite 94) bereitet.

Die Entzündung stoppen

»Silent inflammation« und Leaky Gut sind keine Schicksalsschläge, die Sie ergeben hinnehmen müssen. Mit den passenden Lebensmitteln legen Sie das Ruder um. Auf folgende Inhaltsstoffe sollten Sie besonderen Wert legen:

Aus der Gruppe der sekundären Pflanzenstoffe (Phytoamine):

- Polyphenole: in vielen, oft dunklen pflanzlichen Lebensmitteln, auch im Kaffee
- Bitterstoffe: in Spargel, in bitteren Salaten wie Radicchio und in vielen Kräutern
- Scharfstoffe: in Ingwer, Pfeffer und Chili
- Farbstoffe: in Kurkuma und Roter Bete, aber auch in allen anderen farbstarken Kräutern; in Wurzeln, Gewürzen, Obst- und Gemüsearten. Farbstoffe sind häufig Polyphenole – die Superfoods unter den antientzündlich wirksamen Nahrungsmitteln. Beispiele: Flavonoide in Blüten, z. B. in Kapuzinerkresse, Flavanole wie EGCG in grünem Tee, Flavanone wie Hesperidin in der Schale von Zitrusfrüchten, Anthocyane in Rotkohl, Blutorangen und dunklen Beerenfrüchten
- Schwefelverbindungen: in Zwiebel- und Kohlgewächsen, z. B. Alliin in Knoblauch, Sulforaphan in Brokkoli

Antientzündliche Substanzen:

- die Vitamine A, C, E und K sowie Vitaminoide wie Betacarotin: z. B. Grünkohl, Spinat, Kresse, Knollensellerie, Bleichsellerie, Pilze, Maroni, Möhren
- Mineralstoffe (insbesondere Zink und Selen): z. B. Kerne, Pilze, Nüsse, Hafer, Saaten, Kräuter wie Sauerampfer
- wertvolle ein- und mehrfach ungesättigte Fettsäuren: z. B. Nüsse, Saaten, Olivenöl

Polyphenole – was ist das Besondere an dunkelbunten Pflanzen?

Polyphenole sind eine Gruppe von Antioxidantien. Sie werden als Superfoods gepriesen und sind in vielen teuren Nahrungsergänzungsmitteln, die antioxidativ wirken sollen, enthalten. Andere Bezeichnungen sind OPCs, oligomere Proanthocyanidine (OPACs), Pro-Anthenole oder Anthocyanidine. Worin sind sie enthalten und was macht diese Substanzen so besonders?

Polyphenole sind sekundäre Pflanzenstoffe aus der Gruppe der Flavanole. Sie schützen die Pflanze u. a. vor UV-Strahlung, kommen also vor allem in den Randschichten in hoher Konzentration vor. Polyphenole hemmen aufgrund ihrer chemischen Struktur entzündliche Prozesse, indem sie randalierende Radikale kapern und neutralisieren. Weitere gesundheitsfördernde Effekte beruhen auf der Korrektur der Zusammensetzung der Darm-Mikroben: Polyphenole fördern den Trialog zwischen bestimmten Darm-Mikroben, deren Stoffwechselprodukten und unserem Immunsystem. Dieser präbiotische Effekt ist für Akkermansia muciniphila, den Schleimhaut-Schutzkeim, wissenschaftlich belegt. Auch andere Keime reagieren positiv auf Polyphenole.

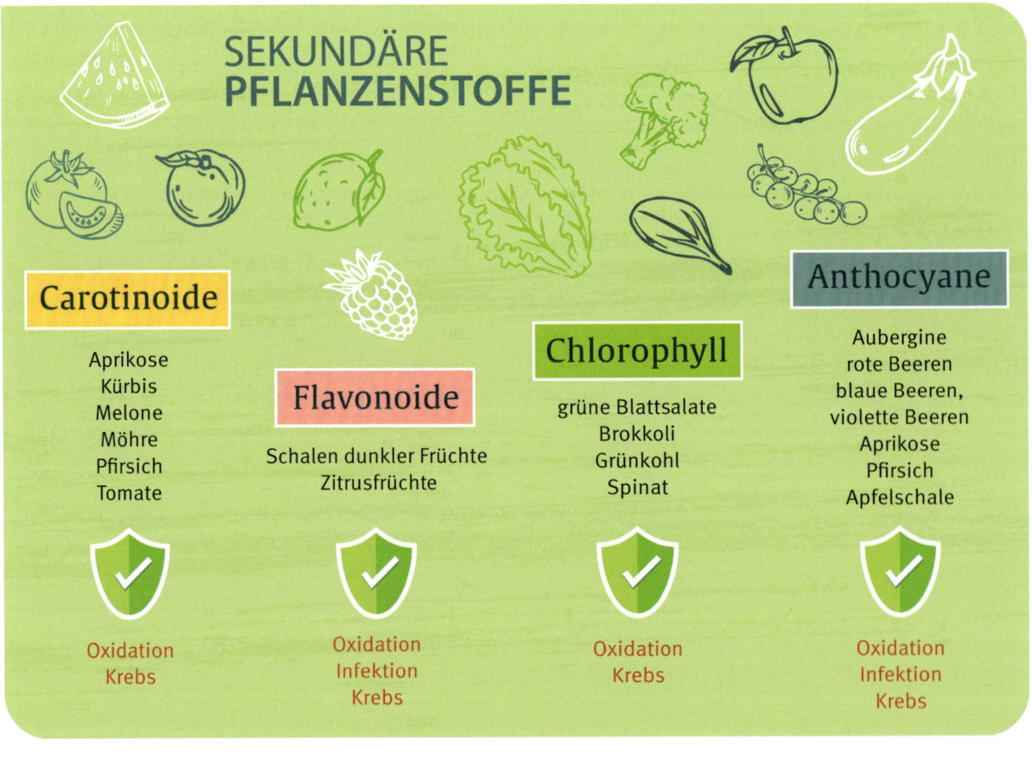

Golden Milk für Gemütliche

GF, LF
Wochenvorrat
Zubereitung der Paste: 20 Min.

Tägliche Zubereitung: 5 Min.

Für die Kurkumapaste (Wochenvorrat): 2 × 3 cm großes Stück Ingwer • ½ Beutel Kurkuma-Pulver, ca. 25 g • 1 Pr. Muskatnuss

Für die Golden Milk: ca. 300 ml Haferdrink oder eine andere pflanzliche Milchalternative • ½– 1 lL Kurkumapaste • 1 TL Agavendicksaft oder Reissirup oder Erythrit • 1 TL Kokosöl, naturbelassen • ¼ TL Zimt • Prise schwarzer Pfeffer, frisch gemahlen

- Für die Kurkumapaste den Ingwer schälen und reiben. Das Kurkuma-Pulver in einen Topf geben und 300 ml Wasser dazugießen. Rührend erhitzen. Ingwer in die sich langsam andickende Flüssigkeit geben. Eine große Prise frisch gemahlene Muskatnuss zufügen.

- Die Flüssigkeit so lange unter Rühren köcheln, bis sich eine aromatisch duftende Paste gebildet hat. Die Paste in ein Schraubdeckelglas füllen. Kühl stellen und innerhalb von zwei Wochen verbrauchen.

- Für die Golden Milk den Pflanzendrink in einem Topf erhitzen. Die Kurkumapaste mit einem Schneebesen einrühren. Agavendicksaft, Zimt und Kokosöl hinzugeben, unter Rühren zwei Minuten köcheln lassen.

- Mit einer Prise schwarzem Pfeffer würzen. Heiß trinken.

Kurkuma Latte

GF, LF
1 Tasse
10 Min.

1 kl. Stück frischer Ingwer • 250 ml Pflanzenmilch (Mandel-, Soja-, Reis- oder Kokosmilch) • 1 TL Kurkuma • 1 Prise Pfeffer • ½ TL Bio-Honig

- Ingwer waschen und schälen. Milch erhitzen, mit den Gewürzen mischen, kurz aufkochen, 5 Min. ziehen lassen

- Ingwerstück herausnehmen

- Mit Honig abschmecken. Heiß trinken.

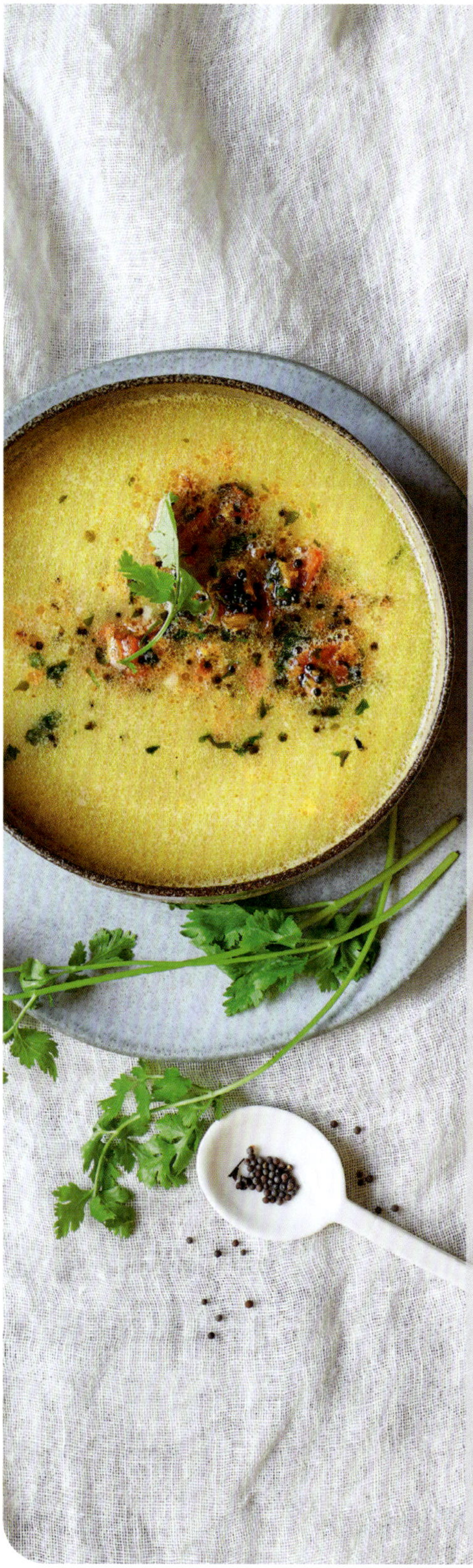

Mung-Dal-Suppe mit Tomaten

» GutBalance-Aspekt: Mung-Dal-Bohnen fördern das Bakterienmiteinander im Darm vortrefflich.

GF, LF
4 Portionen
⏱ 50 Min.

250 g Mung-Dal-Bohnen • 3 Lorbeerblätter • 1 TL Ghee • 2 TL Salz • 5 Tomaten • 1 TL frische Korianderblätter • 1 cm Ingwer • 1 TL schwarze Senfkörner • 2 TL Kitchari • 2 TL Zitronensaft

- Die Bohnen verlesen, ungewaschen in einen Topf geben. 4 Min. unter ständigem Rühren rösten. Dann in einem Sieb unter kaltem Wasser abwaschen. In den Topf zurückgeben.

- 2 l Wasser, Lorbeerblätter, ½ TL Ghee und Salz hinzufügen. Aufkochen und abgedeckt bei mittlerer Hitze 30 Min. köcheln lassen, bis der Dal zu zerfallen beginnt. Lorbeerblätter entfernen.

- Währenddessen Tomaten überbrühen, abziehen, entkernen, würfeln. Koriander hacken. Ingwer fein reiben. Restliches Ghee in einem Topf erhitzen. Senfkörner hineingeben. Wenn sie nicht mehr »springen«, Kitchari und Ingwer hinzufügen und unter Rühren 20 Sek. mitrösten. Tomatenstücke wenige Sekunden mit erhitzen. Alles in die Suppe geben. 10 Min. mit geschlossenem Deckel bei niedriger Temperatur kochen.

- Vor dem Servieren Zitronensaft und Koriander einrühren, abschmecken.

Nährwerte:
230 kcal • 14 g P • 32 g KH • 6 g F • 6 g Ba

Beispiele für Polyphenole in unserer Ernährung sind Resveratrol (in roten Trauben, Traubenkernmehl und in Maulbeeren), Quercetin (in Apfelschale, Heidelbeeren, Brombeeren, Schwarzen Johannisbeeren, Sanddorn-Früchten), Rutin (in Buchweizen), Pycnogenol (in der Rinde der Strandkiefer), Hesperidin (in Orangenschale) und die Catechine in Grüntee, Kakao und Kaffee.

Kaffee? Kaffee ist gut für den Darm? Guter Kaffee in überschaubaren Mengen ist wirklich gut. Die verschnittenen Produkte der Marktführer sind es nicht. Das gilt auch für den Bio-Kaffee der großen Handelsmarken. Es lohnt sich, schonend trommelgerösteten, sortenreinen Kaffee in kleinen Kaffeeröstereien zu kaufen. Diese erwerben ihre Bohnen meist von Kooperativen und Kleinbauern, die naturnah arbeiten, sich aber eine Bio-Zertifizierung nicht leisten können.

Auch bei Grüntee kommt es auf die Qualität an, damit das enthaltene Flavanol EGCG seine schützende Wirkung für Zellen, Organe und die guten Darmbakterien entfalten kann. Billiger Beuteltee tut das eher nicht.

Körpereigene Antioxidantien

Antioxidantien kommen nicht nur aus der Nahrung. Unsere wundervollen Körper sind selbst in der Lage, hochwertige antientzündliche Substanzen zu synthetisieren – solange wir jung, aktiv und gesund sind. Alphaliponsäure, Glutathion und Coenzym Q_{10} sind solche Verbindungen und Enzyme, die freie Radikale abfangen. Im mittleren Lebensalter sinkt die Synthesekapazität teils rapide ab. Da diese Substanzen in tierischen Lebensmitteln enthalten sind, kann sich der moderate Verzehr von fettem Seefisch und von Muskelfleisch von Tieren aus Freilandhaltung positiv bemerkbar machen. Achten Sie beim Kauf von Fisch, insbesondere von Seefisch, auf die Herkunft: Wildfang oder biologische Aquakultur sind ideal, während Fisch aus konventioneller Aquakultur häufig mit Schwermetallen oder Antibiotika belastet ist. Lachsforellen sind übrigens keine Lachse, sondern Regenbogenforellen aus Aquakultur, deren Fleisch mit dem pflanzlichen Farbstoff Astaxanthin rot gefärbt wurde.

Punkt 6: Die Leber unterstützen und Toxine ausscheiden

Hinter Ihrem rechten Rippenbogen liegt sie, die gigantische Entgiftungs- und Synthese-Anlage. Schmerzen im Bereich der Leber sind selten. Ihre Hilferufe sind lautlos. Gut, wenn sie wahrgenommen werden und als Konsequenz die passende Therapie erfolgt. Denn die Leber ist sehr regenerationsfähig. Sie regeneriert nachts im Tiefschlaf – Voraussetzung dafür ist ein gesundes Schlafpensum. Wenn die Leber-Probleme überschaubar sind, können wir uns innerhalb weniger Wochen »gesund essen«. Im Kapitel »Was die Leber liebt« (Seite 104) machen wir Ihnen viele Angebote, wie Sie Ihre Leber wieder regenerieren und gesund machen können.

An dieser Stelle schlagen wir Ihnen eine Achtsamkeitsübung für die Leber und den berühmten und bewährten Leberwickel vor.

Achtsamkeitsübung für die Leber

- Stemmen Sie hierfür die Hände in die Taille. Die Leber liegt jetzt oberhalb der rechten Hand. Reiben Sie sich nun kurz beide Hände und legen Sie sie nebeneinander auf diese Region.
- Schließen Sie die Augen, lenken Sie kurz alle Aufmerksamkeit dorthin. Hören und fühlen Sie hin. Vielleicht erscheint ein inneres Bild von einem angenehmen Licht, klein und weich wie ein Pompon, das sich hier ausbreitet? Lassen Sie es kraft Ihrer Imagination in dem Organ umherwandern, sanft, freundlich und voller Neugier.
- Vielleicht fühlt sich das anfangs noch seltsam an. Aber nach ein paar Tagen klappt die Kontaktaufnahme und es wird spürbar, wenn die Leber Unterstützung benötigt.

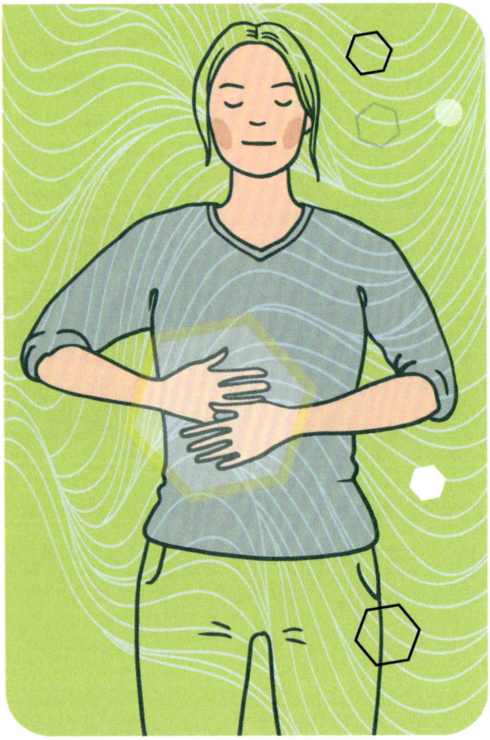

Anleitung Leberwickel

Unsere Lieblingsmethode aus der Leber-Regulationstherapie ist der Wickel. Leberwickel sind feuchtwarme Bandagen um die Leberregion. Der Wickel wirkt am besten in der Leber-Zeit, also nach dem Mittagessen zwischen 13 und 15 Uhr oder zwischen 1 und 3 Uhr. Ein Nacht-Wickel kann zur Schlafenszeit angelegt werden und bis zum Morgen liegen bleiben.

Das wird benötigt:

- 1 Wolldecke
- ggf. Wollsocken
- 1 wirksame Flüssigkeit (z. B. Tee aus Schafgarbe und Tausendgüldenkraut)
- 1 Leibwickel-Set aus Leinen und Baumwolle (alternativ 3 Mull- oder Geschirrtücher)
- 1 Wärmequelle (Wärmflasche, Kirschkernkissen oder Moorpackung)
- ggf. 1 langes flaches Band oder 1 Stoffschlauch, um den Wickel um den Bauch zu fixieren

Anleitung:

- Die Wolldecke auf das Bett oder Sofa legen, ggf. Wollsocken bereitlegen, für ein störungsfreies Umfeld sorgen.
- Tee kochen. Das Mulltuch in den Tee tauchen und anschließend gut auswringen. Ein trockenes Tuch auf die Leberregion legen (zwischen rechter Taille und rechtem Rippenbogen). Das feuchtwarme Tuch darüberlegen. Mit einem weiteren trockenen Tuch abdecken.
- Die Wärmequelle auflegen. Alles locker fixieren. 30 Minuten (oder länger) störungsfrei im Liegen ruhen.

Nur mit einer gesunden Leber können Sie Giftstoffe aus der Nahrung und der Umwelt und körpereigene Giftstoffe entfernen. Die

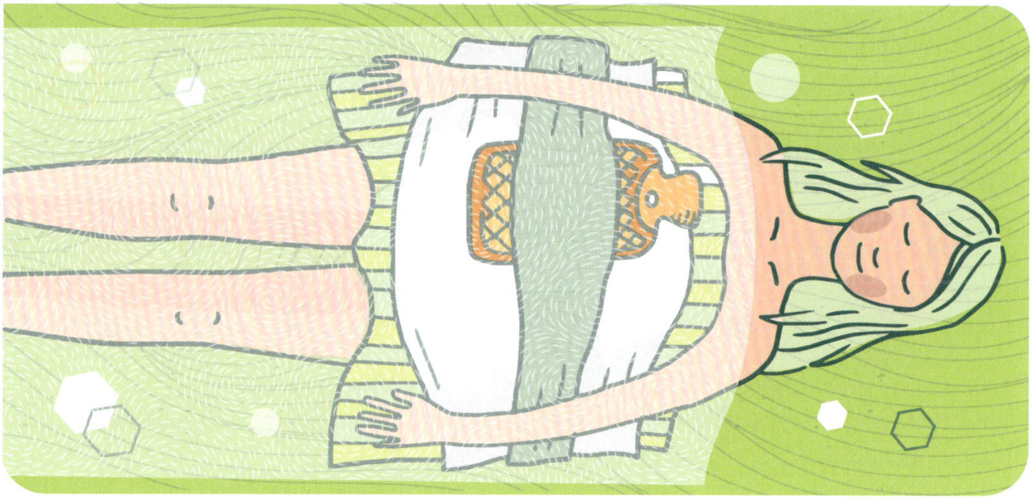

So legt man einen Leberwickel an.

Entgiftung in der Leber ist ein hochkomplizierter Prozess. Es ist also nicht so: Gift rein in die Leber und »Nicht-Gift« wieder raus. Spezifische Enzyme in zahlreichen Stoffwechselprozessen bauen die Giftstoffe so um, dass sie später ausgeschieden werden können. Gegenüber der Entgiftungsleistung der Leber ist eine Müllverwertungs- oder Müllsortieranlage einer Großstadt eine geradezu niedliche Anlage. Ohne eine funktionierende Entgiftung in der Leber wird der Körper oder kurz über lang zu einer Mülldeponie.

Ausleitung und Entgiftung

Detox-Prozesse sind aber nicht auf die Leber beschränkt, sondern betreffen unseren ganzen Körper. Insbesondere für die Ausscheidung von schädlichen Stoffen spielen auch die Nieren eine große Rolle.

Die Entgiftung von Toxinen und Schadstoffen, die wir aufgenommen haben, erfolgt im Körper in 3 Schritten oder Phasen.

In der 1. Phase wird der Giftstoff dem Körper wie auf einem Silbertablett präsentiert. Im günstigsten, aber seltensten Fall wird er direkt entgiftet. Er kann aber auch bereits in dieser Phase zu Gewebeschäden führen, wenn er nicht ausgeschieden oder in die 2. Phase überführt wird.

In den meisten Fällen gelangen die Giftstoffe in die 2. Phase. Diese ist die eigentliche und wichtigste Entgiftungsphase in unserem Organismus. Hier müssen die Organe – wie unser Hauptentgiftungsorgan, die Leber – fit und kräftig und die Entgiftungssysteme mit ihren Enzymen stark sein. Sind sie es nicht, werden sie von den Giften aus Phase 1 überrollt. Es kommt zu einer sogenannten »Giftung« des Organismus. Es macht immer Sinn, die Entgiftungsorgane und die Entgiftungssysteme der Phase 2 zu stärken.

In der Phase 3 werden die Giftstoffe nicht mehr chemisch umgebaut, sondern mit Transporteiweißen aus den Zellen herausgeholt und über den Stuhl und den Urin ausgeschieden.

Simpel, aber wirkungsvoll: Fasten

Am besten ist es natürlich, den Körper mit möglichst wenigen Giften zu belasten. Eine große Erleichterung verschaffen Sie Ihrem Körper, Ihren Organen, aber auch sich selbst insgesamt mit einer Fastenkur. Intensiv, aber auch am wirkungsvollsten ist eine Fastenkur über 10–14 Tage wie Buchinger-Fasten, eine F.X.-Mayr-Kur und ayurvedische Panchakarma-Kuren. Eine niedrigschwellige Alternative ist das Intervallfasten, das man gut in den Alltag integrieren kann.

Erwischen Sie sich oft beim Naschen? Dann raten wir zum Schnellstart. Eine effektive Variante ist das 72-Stunden-Fasten, bei dem Sie sich auf flüssige Nahrung (frische Brühen, Tee, Ingwerwasser) beschränken. In nur 3 Tagen regulieren sich die bei Hunger und Sättigung involvierten hormonellen Kaskaden, die oft zum Snacken zwingen, auf ein relativ gesundes Niveau. Und der Nasch-Zwang ist überwunden.

Wenn aber Umstände vorliegen, die ein Fastenvorhaben nicht zulassen oder der gute Wille an einer Masse von Medikamenten scheitert, deren Dosierung während des Fastens anzupassen schwierig wäre, dann geht es oft nicht ohne pflanzliche Präparate und Nahrungsergänzungen.

Unterstützung der Phasen 1 + 2

Beide Phasen der Entgiftung können gut mit Leberwickel, Ruhephasen und ausreichend nächtlichem Schlaf unterstützt werden. So wird die Leber durchblutet.

Es gibt aber auch verschiedene Pflanzen und pflanzliche Mittel, die die Leber unterstützen können. Beispielsweise schützen und stärken Präparate aus Mariendistel die Leber, wirken antientzündlich, reduzieren die Belastung mit freien Sauerstoffradikalen, wirken Leber-regenerierend und helfen der Leber bei ihrer Entgiftungsarbeit.

Pflanzliche Präparate:

- Mariendistel: Legalon, Silymarin-Loges, Silymarit
- Löwenzahn: Taraxacum Urtinktur von Ceres, Löwenzahntee
- Artischocke: Hepacyn Filmtabletten, Cynarin (Tee)
- Kombipräparat mit Cofaktoren: MonoDiTox

Komplexmittelhomöopathika und spagyrische Mittel:

- Hepeel N
- Hechocur
- Hepar Hevert Lebertabletten
- Metaheptachol N

Das wichtigste Entgiftungssystem in dieser Phase, sozusagen unser Notarzt für Phase 2, der uns vor den anflutenden Toxinen aus Phase 1 schützt, ist das Glutathionsystem. Damit es funktionieren kann, benötigt es sogenannte »Cofaktoren« wie Selen, Molybdän, die ganze Palette der B-Vitamine und Vitamin C, aber auch Cholin, L-Carnitin und S-Adenosyl-Methionin.

Unterstützend in Phase 2 wirken auch Glukosinolate wie Sulforaphan. Diese sekundären Pflanzenstoffe sind in Rucola und Kohl enthalten. Auch die Polyphenole in Beeren unterstützen diese Phase der Entgiftung.

Auch das ist GutBalance: zweimal im Jahr eine Kur über 4 Wochen mit einem der oben genannten Mittel – Ihrer Leber zuliebe. Zum

Beispiel als kleine Schadensbegrenzung nach all den Leckereien zwischen Advent und Weihnachten. Besonders geeignet dafür ist das Frühjahr, z. B. in der Fastenzeit.

Unterstützung der Phase 3
Gesteinspulver und Heilerden binden Schadstoffe und auch freies Cholesterin auf physikalische Weise und bringen es zur Ausscheidung. Jedes Mineral wirkt anders. Heilerde bindet überschüssiges Cholesterin, Diosmektit (Apotheke) bindet auch die Schadstoffe der LPS-tragenden Darmbakterien und entlastet auf diese Weise die Leber.

Achtung: Alle Mineralpulver müssen mit zeitlichem Abstand zur Mahlzeit und zu Medikamenten eingenommen werden. Andernfalls werden Wirkstoffe und Nährstoffe gebunden anstelle von Toxinen.

Toxine binden und ausscheiden:

- Algen: Chlorella, Spirulina, Grüne Spanalge (AFA-Alge), Seegras-Pektin
- Salze: Basenpräparate mit Cholin wie Basosyx-Hepa, Schüßlersalz-Komplex Drüfusan
- Mineralmehle aus vulkanischem Gestein: Zeolith, Klinoptilolith, Diosmektit, Bentonit, z. B. in Symbio Detox Portionsbeutel, Panaceo Basic-Detox pure Pulver
- Erden: Rügener Kreide, Luvos Heilerde, Marokkanisches Ghassoul oder Kaolin. Auch Huminsäuren und Fulvinsäuren mit sporenbildenden Bodenbakterien aus Torf sind wirksam, enthalten z. B. in Activomin und Mumijo.

Die LPS-tragenden Bakterien binden:

- SYMBIO Detox Pulver
- Toxaprevent medi pur
- Panaceo Basic detox pure

Die Nieren unterstützen

Unterstützen Sie auch die Ausscheidung über die Niere – am besten als Kur 2-mal jährlich. Während der Entgiftungskuren trinken Sie bitte viel: Wir empfehlen 2,5–3 Liter. Mit folgenden Tees oder auch einer Mischung daraus lassen sich wasserlösliche Toxine gut ausschwemmen: Brennnesseltee, Ackerschachtelhalmtee, Goldrutentee.

Komplexmittel-Homöopathika oder spagyrische Mittel:

- Reneel
- Nierentropfen Cosmochema
- Relix

Den pH-Wert messen

Wenn Sie die Toxine über die Niere und die Harnwege loswerden wollen, dann kaufen Sie in der Apotheke pH-Wert-Teststreifen und messen Sie den pH-Wert Ihres Urins. Der pH-Wert sollte morgens ruhig niedrig sein (um die 5–5,5), aber tagsüber auf Werte von 7,5–8 steigen. Abends und nachts kann er wieder fallen. Warum ist das wichtig? Alkalische, toxische Substanzen werden im alkalischen Milieu resorbiert und im sauren Milieu ausgeschieden, während saure Toxine im sauren Milieu resorbiert und im alkalischen Milieu ausgeschieden werden. Je nachdem, wie Ihre Werte abweichen – meistens in den sauren Bereich –, sollten Sie basischer essen oder Basentabletten einnehmen.

Punkt 7: Die Nahrung ergänzen

Auch wenn die Ernährungs-Fachgesellschaften davon nichts hören wollen: Es ist ein zu hehrer Anspruch, tiefe Krisen bei den

Bewährte Bakterienstämme und entsprechende Präparate

Stamm	Double-Strain-Präparate	Multi-Strain-Präparate
Bifidobacterium lactis (BB-12)	Symbiolact pur Probio-Cult duo	Symbiolact comp. Probio-Cult pur 15
Lactobacillus acidophilus (LA-5)	Symbiolact pur Probio-Cult duo	Symbiolact comp. Probio-Cult pur 15
Lactobacillus paracasei		Symbiolact comp. Probio-Cult pur 15
Lactococcus lactis		Symbiolact comp. Probio-Cult pur 15

Bei geschwächter immunmodulierender Mikrobiota helfen diese Stämme

Bakterium	Präparate
Enterococcus faecicum	Probio-Cult pur 15
Enterococcus faecalis (DSM 16440)	Pro-Symbioflor, Symbioflor1
Escherichia coli (DSM 17252)	Pro-Symbioflor, Symbioflor2
Escherichia coli Stamm Laves	Colibiogen
Escherichia coli Nissle 1917	Mutaflor

Darmbakterien, auf dem Schleimhautorgan oder im Immunsystem nur über die Ernährung lösen zu wollen. Manchmal geht es nicht ohne Nahrungsergänzungen. Je nach Befinden und Befund helfen z. B. Probiotika, Präbiotika, Kräuter oder Vitamine. Es gibt auch eine kleine Lösung, falls Sie nur wenig in Arznei- bzw. Nahrungsergänzungsmittel investieren können oder wollen.

Probiotika

Probiotika mit Milchsäurebakterien können dabei helfen, einen kranken und fehlbesiedelten Darm zügig zu restaurieren. Allerdings bleiben die Bakterien nicht für immer, sondern nur etwa 3 Monate länger, als sie eingenommen worden sind. Meist ist mit einer Kur von 2–3 Monaten die Symptomatik aber schon so gut, dass das Präparat abgesetzt werden kann. Auch dann kann es hilfreich sein, bei der umgestellten Ernährungsweise zu bleiben und evtl. Lebensmittel selbst zu fermentieren.

Bewährte Bakterienstämme

Empfehlenswert sind Präparate mit mindestens 10^{10} koloniebildenden Einheiten pro 1 g und Tagesdosis. Die am besten untersuchten, aber patentierten Stämme sind Bifidobacterium lactis (BB-12) und Lactobacillus acidophilus (LA-5).

Es gibt zahlreiche Präparate mit nur einer Bakterienart (Single-Strain-Präparate) und Präparate mit beiden Stämmen (Double-

Strain-Präparate) – je nach Indikation und gewünschtem Wirkungsort. So besiedeln und bearbeiten die einen eher den Dünndarm, die anderen den Dickdarm.

Dysbiosen mit einer Endotoxinämie und einer stillen Entzündung können je nach Befund auch mehr Bakterien-Stämme benötigen. Je nach Symptomatik werden auch Multi-Strain-Präparate mit 15 und vereinzelt auch noch mehr Stämmen empfohlen. Mit einer Verschiebung der Bakterien-Verhältnisse im Darm gehen unzählige Syndrome und Erkrankungen einher. Es gibt viele probiotische Stämme, die je nach Beschwerden bzw. Erkrankung zielgerichtet eingesetzt werden können.

Kanne Brottrunk
Der Kanne Brottrunk ist ein käufliches probiotisches Getränk und die kleine Alternative zum Kombucha. Er besteht aus dem flussigen Überstand von milchsauer vergorenem Roggenbrot. Dieser enthält in signifikanter Menge verschiedene wichtige Bakterienstämme.

Buttersäure

Beim Thema Darmgesundheit dreht sich vieles um den Tausendsassa Buttersäure. Die Substanz schützt vor chronischen Darmerkrankungen, ist pure Energie für die Darmzellen, wirkt an der Darmschleimhaut entzündungshemmend, verbessert die Insulinsensitivität, wirkt stimmungsaufhellend und vieles mehr. Die Menge an Buttersäure lässt sich mit Nahrungsmitteln, die entweder Buttersäure enthalten oder die Produktion von Buttersäure durch Darmbakterien fördern, erhöhen. Die flüchtige Fettsäure ist aber auch in Kapselform erhältlich. Noch ist es für Apotheken oft umständlich, entsprechende Produkte zu beschaffen. Im Internet finden sich aber einige Anbieter, bei denen man Buttersäure als Nahrungsergänzung erhält, z. B. als Sodium Butyrate. Falls Sie damit experimentieren möchten, sollten Sie bedenken, dass es kaum Erfahrungswerte gibt. Ein nicht unerheblicher Nachteil ist der unangenehme Geruch der Kapseln.

Präbiotika

Präbiotika sind in GutBalance-Lebensmitteln enthalten, es gibt sie aber auch als Nahrungsergänzungsmittel. Beispielsweise ist resistente Stärke als wasserlösliches Pulver erhältlich. Das Präbiotikum Inulin bzw. Oligofructose kommt z. B. in Chicorée, Zichorienwurzel und Pastinaken vor. Die Substanz ist auch in einigen Prä-/Probiotik-Kombipräparaten enthalten. Laktulose wird aus Laktose gewonnen und ist als Sirup erhältlich. Glucomannan, die Gerüstsubstanz der Konjac-Knolle, gibt es als Pulver und verkapselt. Präbiotische Substanzen gibt es auch als Mix, z. B. mit Arabinoxylan aus Getreide. Verzehren Sie Präbiotika idealerweise gemeinsam mit oder kurz vor einem Probiotikum.

Heilpflanzen mit antientzündlicher, entgiftender und leberstärkender Wirkung:

- Enzian (Gentiana): BIX Bitter Elixier, Amara Pascoe
- Korianderkraut (Eryngium foetidum): Koriander-Trunk, Koriander-Tropfen
- Meisterwurz (Peucedanum ostruthium): AMARA Tropfen
- Myrrhe (Commiphora myrrha): Symbio Detox
- Schafgarbe (Achillea millefolium): naturreiner Heilpflanzensaft, getr. Schafgarbe geschnitten

Die Wirkung verschiedener Bakterienstämme

Bakterium	Wirkung/Einsatzgebiet
Bifidobacterium breve	hemmt schädliche Darmbakterien
Bifidobacterium longum	unterstützt die Verdauung unterstützt das Immunsystem erhöht die Bildung von sIgA im Dünndarm und schützt dadurch die Darmschleimhaut vor Nahrungsmittel-Antigenen beugt Durchfall nach Antibiotika-Therapie vor begünstigt die Verdauung von Laktose synthetisiert Biotin, das für den Nerven- und Kohlenhydratstoffwechsel sowie für Haut, Haare und Nägel wichtig ist
Lactobacillus fermentum	natürlicherweise in Muttermilch enthalten schützt den Säugling vor Koliken schützt die stillende Mutter vor Brustschmerzen
Lactobacillus helveticus	bei Neurostress bei Infektanfälligkeit verdrängt pathogene Keime lindernd bei Allergien zum Knochenaufbau hemmt Entzündungsprozesse stärkt die Immunabwehr der Darmschleimhaut kann bei Depressionen helfen
Lactobacillus plantarum	bei Hypertonie viele Funktionen im Verdauungstrakt und Immunsystem hilft, den pH-Wert im Darm zu korrigieren bei Blähungen bei chronisch-entzündlichen Darmerkrankungen
Lactobacillus reuteri	wirkt selektiv antibiotisch – verdrängt schädliche Darmbakterien Infektionsschutz bei Durchfallerkrankungen durch Rotaviren bei Säuglingskoliken bei Gastritis (Helicobacter-Infektionen) bei Osteoporose
Lactobacillus rhamnosus	wirkt antidiabetisch bei Erdnuss-Allergie bei Neurodermitis bei Kleinkindern bei chronischer Verstopfung bei Kindern
Streptococcus salivarius	stabilisiert die Mikrobiota im Mundraum

- Schöllkraut (Chelidonium majus): homöopathische Potenz, z.B. D12
- Schwarzkümmel (Nigella sativa): flüssiges Öl oder Kapsel
- Tausendgüldenkraut (Centaurium erythraea): Tee
- Tragant (Astragalus membranaceus): TCM-Präparat Huang Qi, Astralagus Vegi-Caps
- Wegwarte (Cichorium intybus): geschnittenes Kraut
- Weihrauch (Boswellia serrata): Symbio Detox
- Wermut (Artemisia absinthium): Frischpflanzensaft, Bitter-Elixier

Heilpflanzen mit immunmodulierender Wirkung kommen oft ganz unauffällig als Gewürz, Kräutlein oder Tee daher:

- Gewürznelken
- grüner Tee
- Ingwer
- Koriander (hier mal die Samen)
- Kreuzkümmel, ein Bestandteil jedes Currys
- Kurkuma, die Gelbwurz
- Majoran, Thymian, Oregano, Rosmarin
- Pfeffer
- rote und blaue Beerenfrüchte, die Sie schon als Top-Polyphenolquellen kennengelernt haben
- Schwarzkümmel
- Tulsi, die in Indien heilige Basilikum-Art
- die ganze Lauch-Zwiebel-Knobi-Familie

Immunmodulierende Heilpflanzen haben häufig auch adaptogene, entstressende Wirkung:

- Ashwaganda (Withania somniferna)
- Cannabis (als CBD-Öl)
- Rosenwurz (Rhodiola rosea)
- Roter Sonnenhut (Echinacaea)
- Taigawurzel (Eleutherococcus), der »sibirische Ginseng«
- Zistrose (Cistus incanus)
- Zitronenmelisse (Melissa officinalis)

Orthomolekulare Medizin

Manchmal geht es nicht ohne – jedenfalls geht es mit schneller: Mit orthomolekularen Mitteln lässt sich die energetische und Immun-Situation des Körpers spürbar verbessern. Nebenbei werden die Organe geschützt und der Vitamin- und Mineralhaushalt ausgeglichen.

Vitaminoide:

- Kolostrum: versorgt das Abwehrsystem mit Immunglobulinen und trägt zu einem gesunden Tag-Nacht-Rhythmus bei, z.B. Kolostrum Kps.
- Coenzym Q_{10}/Ubichinon: universelles Antioxidans, kontrolliert die Energiegewinnung (Glykolyse), verbessert die Insulinsekretion, senkt den HbA1c-Wert, z.B. Quinomit Fluid
- S-Adenolyl-Methionin (SAMe): SAMe unterstützt den Stoffwechsel der Leber und den Gallefluss, schützt vor oxidativem Stress und wirkt entzündungshemmend. Eine gute Versorgung steigert die Entgiftungskapazität der Leber und schützt die Mitochondrien, z.B. SAMe Kps.
- Alphaliponsäure (ALA)/Thioctsäure: sagenhaftes Antioxidans; hilfreich bei Kribbeln/Sensibilitätsstörungen bzw. Neuropathie, auch bei Typ-1-Diabetes, fördert die Umsetzung von Glukose zur Energiegewinnung, reguliert den Blutzucker und verbessert die Insulinsensitivität, z.B. Thiogamma Tbl.

Omega-3-Fettsäuren: intensive antiinflammatorische Wirkung der Fettsäuren DHA (Docosahexaensäure) und EPA (Eicosapentaensäure); sie fördern die Durchblutung, bessern die Insulinresistenz und unterstützen das Immunsystem.

Pflanzliche Enzyme: u. a. Bromelain der Ananas, Papain der Papaya, Actinidain der Kiwi, antientzündliche Wirkung, z. B. Innovazym Tbl.

Mengen- und Spurenelemente:
- Zink: beteiligt an ca. 200 Stoffwechselvorgängen und ein wichtiges »Immunmineral« (Seite 89); ist z. B. an vielen Schritten des Insulinstoffwechsels beteiligt und verbessert den HbA_1c-Wert.
- Magnesium: Ein Mangel begünstigt Insulinresistenz und erhöht das Risiko einer koronaren Herzerkrankung.
- Selen: wichtiger Immunmodulator (Seite 89).

Vitamine:
- Vitamin D_3: schützt vor Infekten und wirkt u. a. blutzuckerstabilisierend. Tipp: lieber täglich einnehmen als 1-mal wöchentlich eine Hochdosiseinnahme.
- B-Vitamine: Alle B-Vitamine sind als Katalysatoren am Energie- und Kohlenhydratstoffwechsel direkt oder indirekt beteiligt. Besonders wichtig sind die Vitamin B_6, B_{12} und Folsäure, da sie an zentralen Stoffwechselvorgängen beteiligt sind.
- Vitamin C: das antioxidative Vitamin schlechthin. Fängt Radikale ab und schützt die Gefäßwände, verhindert Diabetesfolgeschäden und ist das »Immunvitamin« schlechthin (Seite 89).

Punkt 8: Unterstützen Sie Ihr Immunsystem

Im Kapitel »Wir, das Immunsystem und der Darm« (Seite 12) haben wir Ihnen das komplexe Zusammenspiel des Immunsystems mit seinen Organen, Zellen und Botenstoffen erklärt und im Kapitel »Schleimhautorgan« (Seite 18) erstmals in die »Trickkiste« gegriffen, wie sich das Immunsystem und das Schleimhautorgan bei seiner Arbeit unterstützen lässt. Sie erinnern sich an die guten Bakterien Enterococcus faecalis und E. coli? Zusätzlich brauchen die am Immungeschehen beteiligten Akteure noch Ruhe und Entspannung und gesunde Nahrung.

Gerne geben wir Ihnen Tipps, wie Sie Ihrem Immunsystem die notwendige Erholung gönnen können.

Entspannungstipps für Ihr Immunsystem

- Gönnen Sie sich Ruhephasen und ausreichend Schlaf (Seite 93).
- Bewegen Sie sich an der frischen Luft, gehen Sie spazieren, nehmen Sie Ihre Umgebung wieder wahr und kommen Sie häufiger aus der digitalen Computerwelt in die reale Welt Ihrer Umgebung zurück.
- Tanken Sie gleichzeitig Vitamin D, machen Sie Shirin Yoku – auf deutsch Waldbaden. Die Terpene und die Ruhe helfen Ihrem Immunsystem.
- Stärken Sie Immunsystem und die Seele mit Meditation oder Yoga – wenn Sie das mögen.
- Meiden Sie Schadstoffe wie Nikotin oder Alkohol.

Gelegentlich mag das Immunsystem auch mal »gepusht« werden. Es sind die altbekannten Kneipp'schen Güsse, Warm-kalt-Wechselduschen und Saunagänge, die ihm guttun werden.

Ernährungstipps für Ihr Immunsystem

- Essen Sie antientzündlich (Seite 73).
- Trinken Sie mehr. Viele Menschen verwechseln Durst mit Hunger und essen, anstatt zu trinken. Gönnen Sie sich mehr und gutes Wasser. Ein immunstarker Tag startet wesentlich besser mit Zitronenwasser als mit Kapselkaffee. Ein wunderbares und sogar basenbildendes Getränk ist Lupinenkaffee. Geeignete Kräutertees enthalten z. B. Zistrose (Cistus incanus), Tragant (Astragalus), Sonnenhut (Echinacea), Boldo (Peumus boldus), Rooibos (Aspalathus linearis), die Katzenkralle (Uncaria tomentosa) oder einfach unsere bewährte Zitronenmelisse. Auch Grüntee und ayurvedische Gewürztees können das Immunsystem unterstützen. Bevor Sie zu Yogi- und anderen ayurvedischen Tees greifen, sollten Sie sich schlau machen, welcher zu Ihrem persönlichen »Dosha« passt: Vata, Pitta und Kapha sind die drei Doshas bzw. Konstitutionstypen, diese Teesorten sind zum Ausgleichen einzelner Doshas konzipiert.
- Bereiten Sie dem Immunsystem eine »Freude«, die Sie über die Ernährung nicht schaffen können – mit den »Big Five« der Vitamine und Mineralien, die wir Ihnen hier nun vorstellten. (Sie kennen die »Big Five« der großen Tiere Afrikas?)

Omega-3-Fettsäuren

Omega-3-Fettsäuren sind perfekte Immunmodulatoren. Sie haben eine immunstärkende Wirkung am Beginn des Entzündungsgeschehens und eine entzündungsauflösende Wirkung nach der aktiven Entzündungsphase. Daher empfehlen wir gute Omega-3-Fettsäuren, wenn Sie Ihr Immunsystem unterstützen möchten. Aber Achtung! Omega-3 ist nicht Omega-3. Die pflanzlichen Omega-3-Fettsäuren z. B. aus Leinsamen, Chiasamen, Walnüssen und den entsprechenden Ölen können im Körper nur zu 5 bis 10 % in die wichtigsten Omega-3-Fettsäuren umgewandelt werden und können daher den Helfern unseres Immunsystems aus dem Meer nur assistieren. Fettreiche Fische aus Wildfang (keine Zuchtfische – sie haben kaum Omega-3-Fettsäuren) oder aus Algen fördern Ihren Omega-3-Fettsäuren-Haushalt. Aus Algen?? Ja, das ist die Top-Variante nicht nur für Veganer. Denn das im Fisch enthaltene Omega-3 stammt letztlich auch aus der Alge. Empfohlen wird eine Menge von 2000 mg – aber nicht etwa Fischöl, sondern darin enthaltene Omega-3-Fettsäuren. So viele Fische können Sie beim besten Willen nicht verspeisen. Aber es steht Ihnen flüssig und in Kapselform zur Verfügung. Am besten werden die Kapseln mit einer fettreichen Mahlzeit eingenommen.

Bei Fischölkapseln gibt es erhebliche Qualitätsunterschiede. Wenn Sie auf eine Kapsel beißen, darf sie weder fischig schmecken noch riechen! Sonst ist sie minderwertig oder verdorben. Für vegetarisch oder vegan lebende Menschen ist die Alternative Algenöl.

Omega-3: Der Beitrag der Ernährung Richten wir den Blick auf EPA (Eicosapentaensäure) und DHA (Docosahexaensäure), liefert diese nur fetter Seefisch in nennenswerten Mengen. Das Bisschen in Kalbsleber, Pute und Hühnereigelb wird leider durch Cholesterin kompensiert.

Vitamin D

Zunächst einige Daten zum Vitamin D: Je höher der Vitamin-D-Spiegel, umso geringer war in der Corona-Pandemie das Risiko, einen positiven Corona-PCR-Test zu haben. Leider ist die enorme Wichtigkeit von Vitamin D für das Immunsystem noch nicht im medizinischen Alltag angekommen, obwohl das von »Vitamin-D-Experten« wieder und wieder betont und nachgewiesen wird. So zeigt z. B. eine große Metaanalyse, dass Menschen mit einem niedrigen Vitamin-D-Spiegel im Vergleich zu Menschen mit einem normalen Vitamin-D-Spiegel 83 % mehr Atemwegsinfekte hatten und sich die Sterblichkeit verdreifacht hatte. Am schlimmsten erwischte es Menschen mit einem Spiegel unter 37,5 nmol/l. Wie sieht die Wirklichkeit in Deutschland aus? Ca. 30 % der Erwachsenen haben einen Vitamin-D-Spiegel von unter 30 nmol/l, im Winter sogar 50 %. Zu diesen Risikokandidaten möchte man eigentlich nicht gehören. Die gute Nachricht ist aber: Sie profitierten am meisten von der täglichen Vitamin-D-Einnahme und hatten dann 42 % weniger Infekte. Kann man in Deutschland den Vitamin-D-Spiegel durch mehr »Sonnentanken« verbessern? Ja, das geht, wenn die Sonne mitspielt und sich nicht ständig hinter Wolken versteckt. Gehen Sie jeden Tag raus an die frische Luft und schmieren Sie sich erst nach 10 Minuten mit Sonnencreme ein. Mit der Nahrung allein werden sich keine höheren Vitamin-D-Spiegel erreichen lassen. Oder können Sie sich vorstellen, täglich 20 Eier, 10 kg Kalbsleber, 600 g Avocado mit 20 Litern Vollmilch herunterzuschlucken, um nur wenige 800 Internationale Einheiten (IE) Vitamin D dem Körper zuzuführen? Vielleicht mögen Sie dennoch Vitamin-D-haltige Lebensmittel in Ihren Ernährungsplan einbauen (siehe Tabelle rechts).

Um Zielwerte eines Vitamin-D-Spiegels von 50 bis 150 nmol/l bei Risikopatienten zu erreichen, kann die individuelle tägliche Zufuhr von Vitamin D zwischen 2000 und 5000 IE schwanken. Die früher gegebenen 800 IE oder 1000 IE reichen nicht aus. Wenn Sie auf der sicheren Seite sein wollen, lassen

Vitamin-D-Gehalt von Lebensmitteln

Lebensmittel	µg Vit. D / 100 g
Lebertran (öliger Extrakt aus Fischleber)	330
Aal, geräuchert	90
Sprotte, geräuchert	32
Bückling	30
Matjeshering, gesalzen	27,2
Sardelle, gesalzen	20,4
Heringsfilet in Tomatensoße	19,9
Brathering, Konserve, abgetropft	19,8
Forelle	19
schwarzer Heilbutt, geräuchert	16,7
Bismarckhering, Konserve, abgetropft	13
Sardine	11,1
Makrele	8
Thunfisch	8
Auster	8
Miesmuschel	7,6
Kaviar, echt	5,9
Stockfisch, TK	5,7
Hühnerei, Eigelb	5,6
Heilbutt	5,2
Jakobsmuschel	5

Sie Ihren Vitamin-D-Spiegel testen und gegebenenfalls auch kontrollieren.

Vitamin-D-Versorgung: Der Beitrag der Ernährung In Grundnahrungsmitteln sind Vitamin D und Omega-3-Fettsäuren vergesellschaftet. Denn mit Ausnahme von Hühnereigelb und getrockneten Pilzen (von denen wir keine 100 g essen sollten) liefern wiederum nur Fische Vitamin D.

Vitamin C

Vitamin C ist das »Immun-Vitamin« schlechthin. Es unterstützt im Immunsystem u. a. das Wachstum der weißen Blutkörperchen, die Aktivität der natürlichen Killerzellen, hat antimikrobielle und antivirale Wirkung, schützt aber auch vor einer überschießenden Entzündungsreaktion. Für diese Wirkungen reicht aber ein Glas Zitronen- oder Orangensaft nicht aus. In Infektzeiten und zur Prophylaxe von Erkältungskrankheiten sind 1 bis 2 Gramm Vitamin C als Pulver oder als Kapseln (am besten retardierte Kapseln) geeignet.

Vitamin-C-Versorgung: Der Beitrag der Ernährung Die besten natürlichen Vitamin-C-Quellen sind das Pflanzenreich und fermentierte Lebensmittel. Obst ist eine gute Vitamin-C-Quelle für alle, die Fruktose gut vertragen. Besonders gehaltvoll sind Beeren-, Stein- und Südfrüchte, beispielsweise als morgendlicher Früchte-Smoothie. Vitamin-C-Knaller sind Zitrusfrüchte, Açaí, Kiwis, Kaktusfeigen und andere Exoten. Hier kann heimisches Obst mithalten: Mit Beerenfrüchten wie Schwarzen Johannisbeeren, Aronia, mit Physalis der Kapstachelbeere. Aber auch Kartoffeln und Gemüse enthalten teilweise viel Vitamin C: Kartoffeln, Paprikaschoten, Rosenkohl, Fenchel, Brokkoli – und Sauerkraut.

Zink

Zink ist das »Immunmineral«. Zu seinen zahlreichen Funktionen im Immunsystem zählen seine Einflussnahme auf die T-Zellen, die Aktivität der natürlichen Killerzellen und die Botenstoffe. Zink ist stark in der Prophylaxe von Infekten. Nimmt man Zink täglich ein, kann das Risiko einer Erkältungskrankheit um ein Drittel gesenkt werden. Bei der Einnahme des »Immunmultitalents« Zink ist darauf zu achten, dass sie immer nüchtern erfolgen muss. Die Empfehlung ist: ½ Stunde vor der Mahlzeit oder 3 Stunden nach einer Mahlzeit.

Zinkversorgung: Der Beitrag der Ernährung Wer sich eher vegetarisch ernährt, ist in Sachen Zink oft unterversorgt, denn nennenswerte Mengen kommen nur in »Seafoods« vor, besonders in Muscheln, sowie in rotem Fleisch und Leber. Zwar tragen auch Hülsenfrüchte wie Soja und Nüsse zur Zinkversorgung bei, das allein reicht aber nicht aus.

Selen

Selen ist lebenswichtig für das Immunsystem. Selen unterstützt das Immunsystem im Kampf gegen Viren, Bakterien und entartete Zellen und schützt gleichzeitig vor einer überschießenden Immunreaktion. Leider ist Mitteleuropa ein Selenmangelgebiet. Die Böden und somit auch die Pflanzen sind selenarm. Wer häufiger an bakteriellen und viralen Erkrankungen leidet, kann in der Infektzeit seinem Immunsystem mit der Einnahme von Selen nützen.

Die Einnahmeempfehlung ist 50 bis 100 µg Selen, ½ Stunde vor der Mahlzeit und keinesfalls zusammen mit Vitamin C.

Selenversorgung: Der Beitrag der Ernährung
Aufgrund unserer ausgelaugten Böden tragen pflanzliche Lebensmittel mit Ausnahme der Paranuss kaum zur Selen-Versorgung bei. Wieder liefern hier Leber, Fisch und Meeresfrüchte. In geringen Mengen Eier Milch und Käse, ein wenig auch Pilze.

Nicht Big Five, aber ein wichtiger kleiner Bruder: Vitamin A
Vitamin A (Retinol) greift in das zelluläre und humorale Immunsystem ein und bewirkt eine Balancierung des Immunsystems. Die Vitamin-A-reichsten Lebensmittel sind tierischer Herkunft. Denke ich an Vitamin A, dann denke ich auch an die Leber. Denn den höchsten Gehalt hat Lebertran, dann kommt mal wieder lange nichts. Es folgen andere Lebergewebe wie Kalbsleber(-wurst), Gänseleber, Dorschleber und Fische wie Makrele, Lachs und Thunfisch. Auch Eier und Milch bringen eine kleine Menge mit. Unter den pflanzlichen Lebensmitteln punkten Grünkohl, Spinat, Kürbis und Möhrchen, allerdings teilweise nicht mit Vitamin A, sondern mit Carotinoiden. So besteht ein Molekül Vitamin A aus zwei Molekülen Betacarotin.

Übrigens spielt Zink im Stoffwechsel von Vitamin A eine wichtige Rolle. Das Spurenelement wird zur Synthese des Retinol-bindenden Proteins in der Leber benötigt.

Wenn Sie die Vitamin-A-Zufuhr zusätzlich mit Nahrungsergänzungsmitteln fördern möchten, dann sind 3000 IE unbedenklich und unterstützen das Immunsystem. Menschen, die sich vegetarisch oder vegan ernähren, sind oft mit Vitamin A unterversorgt, da sie mit der Nahrung wenig oder gar kein Vitamin A zu sich nehmen und die körpereigene Herstellung nicht immer gewährleistet ist.

Punkt 9: Gesunde Lebensführung

Gönnen Sie sich jeden Tagen Auszeiten, die nur Ihnen gehören – für einen Spaziergang, zum Lesen oder Musikhören. Hektik vom Aufstehen bis Schlafengehen ist nicht gut und schadet Ihnen und Ihren Darmbakterien. Schaffen Sie sich bewusste Pausen und Inseln der Entspannung. Sie tun nicht nur Ihrem Körper etwas Gutes, sondern auch Ihrer Seele.

Guter und ausreichender Schlaf ist ein ganz wesentlicher Faktor für die Gesundheit insgesamt, aber auch für ein gesundes Darm-Mikrobiom. Für einen guten und tiefen Schlaf sorgt unser Schlafhormon, das Melatonin. Wir benötigen die REM-Phasen für die nötige geistige Regeneration. Im Tiefschlaf erholt sich der Körper. Es erfolgt die Zellreparatur, die Immunbalance wird gestärkt, z. B. auch die Wundheilung gefördert und der Entwicklung einer Demenz vorgebeugt. Chronischer Schlafmangel und veränderte Lebensrhythmen hingegen verändern die Zusammensetzung der Mikrobengemeinschaft und fördern zahlreiche Krankheiten.

Wichtige Info für alle, die gerne jung und fit bleiben wollen: Die Stimulation zur Produktion von adulten Stammzellen im Körper findet im Schlaf statt. Sie wird durch einen fastenähnlichen Zustand verstärkt. Ausreichend Schlaf und die letzte Mahlzeit 4 Stunden vor der Bettruhe helfen also dabei, die Altersuhr zurückzudrehen. Der Gewinn: Die Telomere an den Enden der Chromosomen verlängern sich wieder – ein zusätzlicher

Impuls, der der Alterung entgegenwirkt. Unterstützen kann dabei die kurmäßige Nahrungsergänzung mit Kolostrum-Kapseln und Astragalus-Wurzelextrakt.

Ist der Schlaf nicht ausreichend oder erholsam, wird der Entstehung von Krankheiten wie Diabetes (bei weniger als 5 Stunden Schlaf steigt der Langzeit-Blutzucker-Wert), Bluthochdruck und Magen-Darm-Störungen, aber auch Depressionen, Angstzuständen und Psychosen Vorschub geleistet. Der Schwelbrand der »silent inflammation« kann durch Schlafmangel zu einem Brandherd werden.

Auch Fernreisen gegen die Zeitzonen und der damit verbundene Jetlag irritieren den Körper. Er reagiert darauf »metabolisch nicht neutral«. Beim Jetlag nach Fernreisen über mehrere Zeitzonen ist beispielsweise die Synthese von Melatonin, dem Schlafhormon, beeinträchtigt.

Hier einige Tipps für einen gesunden Schlaf:

- Belasten Sie sich nicht mit Essen und alkoholischen Getränken. Abendliche fette und kohlenhydratreiche Speisen erschweren die Nachtruhe. Essen Sie möglichst nicht nach 19.00 Uhr. Sie können besser schlafen und Ihre Leber dankt es Ihnen.
- Stehen Sie unter Spannung, dann gönnen Sie sich abendliche Entspannungsinseln, etwa durch Lesen, eine Einheit progressive Muskelrelaxation im Liegen, ein ansteigendes Fußbad. Oder einen Leberwickel (Seite 78).
- Lesen Sie ab 18.00 Uhr möglichst keine E-Mails mehr. Vielleicht mögen Sie auch darüber nachdenken, ob Ihnen SMS und Whatsapp-Nachrichten abends so guttun. Sicher erinnern Sie sich, dass Sie E-Mails mit üblen Nachrichten nicht schlafen ließen. E-Mails, dass die Bank das Darlehen doch nicht gewährt, dass Sie die erträumte Ferienwohnung doch nicht bekommen oder eine Handwerkerrechnung zu hoch ist, können auch bis zum nächsten Morgen warten. Außerdem hemmt das blaue Licht in den Displays die Melatoninproduktion.
- Ab 18.00 Uhr sollte Ihr Zuhause wieder ganz Ihnen gehören. Dann ist Schluss mit Homeoffice.
- Schaffen Sie sich eine Schlafatmosphäre, in der Sie sich wohl fühlen – das mag bei jedem anders sein. Ein Handy gehört nicht auf das Nachtschränkchen.
- Meiden Sie nachts helles Licht, wenn Sie erwachen. Kurzfristig helles Licht lässt den Melatoninspiegel in den Keller rauschen.
- Mögen Sie Ihren Schlaf unterstützen, vermeiden Sie chemische Produkte. Die Autorinnen haben gute Erfahrungen mit einer Kombination aus der TCM-Heilpflanze Ashwaganda, Hopfen, Magnesium, Vitamin B_6 und den Aminosäuren Tryptophan und Glycin gemacht (z. B. Biogena Amino-Abendtrunk), mit Hopfentee und mit dem »Schlafhormon« Melatonin.
  Falls sich zu den Schlafstörungen eine Tagesmüdigkeit gesellt, sind neurologisch aktive probiotische Bakterien mit Mikronährstoffen unbedingt einen Versuch wert, z. B. die Kombination von ProbioCult Relax und Aminosyx Tag-Nach-Balance (beides Syxyl).

Bewegung ist nicht gleich Bewegung

Ebenso wichtig wie Pausen und ein gesunder Schlaf ist Bewegung. Unsere Klienten sagen oft: »Ich bewege mich jeden Tag viel! Ich habe ein großes Haus und laufe bei der Hausarbeit ständig hin und her und treppauf, treppab, fahre mit dem Fahrrad zur Arbeit und nehme auch in der Firma immer die Treppe statt den Aufzug. Das reicht.« Es stimmt, dass jede kleine körperliche Betätigung gut ist, das reicht aber nicht.

Man nennt diese Bewegung auch »unstrukturierte Aktivität«. Das, was den Darm und den Körper um ihn herum gesund erhält, ist weniger die Routine bzw. die »ungerichtete Bewegung« als vielmehr die »strukturierte Bewegung« mit sportlichem Charakter. Vielleicht kann Sie das motivieren: Bei Untersuchungen an Top-Athleten zeigte sich, dass Personen mit ausgezeichneter Fitness von Herz und Lungen ein charakteristisches Muster bei den Darmbakterien aufweisen. Sie beherbergen Arten, die bei Menschen mit sitzender Lebensweise nicht oder kaum nachzuweisen sind. Die Produzenten der vorteilhaften kurzkettigen Fettsäuren sind bei Sportlern besonders zahlreich vertreten.

Suchen Sie sich die richtige Sportart aus

Viele Menschen beginnen, Sport zu treiben, und geben es nach einigen Wochen auf. Wenn man sich endlich aufgerafft hat, Sport zu treiben, und es dann »drangibt«, ist das eine echte vertane Chance für Ihren Körper, für Ihren Stoffwechsel und für Sie insgesamt. Suchen Sie sich die Sportart aus, die Ihnen gefällt. Lassen Sie sich nicht von einem Arzt, Ihrem Partner/Ihrer Partnerin, Freunden oder Ihren Kindern zu etwas überreden, das Ihnen nicht gefällt.

Egal, wofür Sie sich letztlich entscheiden, es sollte möglichst eine Ausdauersportart sein. Solche Sportarten sind Walken und Nordic Walking, Schwimmen, Tanzen, Radfahren. Wer es mag, kann auch ein Fitnessstudio besuchen. Vielleicht denken Sie jetzt: »Igitt, ein Fitnessstudio mit lauter vor Kraft strotzenden jungen Männern.« Das habe ich auch gedacht und bin heute begeistert von dem vielfältigen Angebot an Ausdauer- und Krafttraining. Die »Muckijungs« sind ab 19 Uhr im Fitnessstudio und am Samstag. Zu anderen Zeiten – besonders vormittags – finden Sie eher ältere Semester, die auf dem Crosstrainer oder dem Fahrrad mit ebenso wenig Watt trainieren wie Sie. Besonders gut finde ich, dass man z. B. über ein Zirkeltraining in einer halben Stunde fast alle Muskeln des Körpers trainieren kann. Das ist zeitsparend und effektiv.

Tricks gegen den inneren Schweinehund

Viele Menschen scheitern an kleinen Hindernissen, die Sie vorher bedenken sollten. Da ist erst einmal der eigene innere Schweinhund als größtes Hindernis. Verabreden Sie sich mit Freunden oder Freundinnen zum Sport. So können Sie sich schlecht vor dem Termin drücken. Wählen Sie eine Sportanlage, eine Schwimmhalle oder einen Kurs bei sich in der Nähe, zu dem Sie idealerweise nicht mit dem Auto fahren müssen (dann fällt das Argument »schlechtes Wetter« im Winter weg). Halten Sie sich eine festgelegte Zeit an einem bestimmten Wochentag für Ihren Sport frei. Markieren Sie den Dauertermin im Kalender.

Punkt 10: Die Seele pflegen

Dass chronischer Stress der Gesundheit schadet, halten Sie nicht für erwähnenswert? Vielleicht doch. Eine akute Stress-Situation, z. B. ein Schreck, ein Streit, ein nerviger Stau – das ist nur kurz von Belang, die stressige Situation löst sich meist rasch auf. Chronischer Stress hingegen zehrt an Nerven, Mikroben und Darmzellen. Elektronenmikroskopische Aufnahmen der Darmzellen von Ratten zeigen, wie sich unter anhaltendem Stress die Tight Junctions zwischen den Darmzellen komplett auflösen. Geöffnete Schleusen im Darm, das ist gleichbedeutend mit einem Leaky Gut, dessen Folgen Sie ja kennen.

Dagegen kann eine entspannte innere Haltung gegenüber stressenden Situationen helfen. Unterstützend sind Yoga, Meditation, autogenes Training, progressive Muskelrelaxation als Seelenpflege und entstressende Praktiken optimal, um die hohe Grundspannung aus dem Leben zu nehmen. Vielleicht möchten Sie sich eine Gruppe oder einen Kurs in der Nähe suchen. Fitness-Studios haben solche Zusatzangebote, oft aber auch der Turnverein um die Ecke.

Mona Lisa und Mozart können helfen

Gönnen Sie sich einen Theater- oder Kinoabend, einen Besuch im Museum oder in einer Ausstellung. Oder gefällt Ihnen ein Jazzabend, eine Operngala oder ein Liederabend mit einem italienischen Sänger besser? Der Mensch ist ein ganzheitliches Wesen, dem nicht nur körperliche, sondern auch geistige Bewegung hilft. Denken Sie nicht nur an Ihre Krankheiten, Beschwerden oder gar Messwerte wie Blutzucker oder Blutdruckwerte. Lassen Sie sich nicht auf diese Messdaten reduzieren. Tun Sie sich etwas Gutes. Studien belegen, dass Kultur gesundheitsfördernd wirkt. In einigen Ländern (z. B. in Finnland) gibt es bereits Kultur auf Rezept.

Auftanken in der Natur

Verbringen Sie möglichst viel Zeit in der Natur. Ein Stadtpark hat das Prädikat »Natur« nicht verdient, wenn darin Pestizide und Herbizide zum Einsatz kommen. Besser ist ein intensiver Waldspaziergang, neudeutsch ein »Waldbad«, bei dem man in Kontakt mit echten Bodenbakterien kommt. Kuscheln Sie mit Ihrem Tier. Hunde und Katzen, die ihren Freiheitsdrang ausleben können, bringen die Natur ins Haus und die Mikrobiologie in den Darm zurück.

Regenerieren im Schlaf

Schlafen Sie ausreichend. Erst durch 7–9 Stunden Schlaf laufen die nächtlichen Regenerationsprogramme im Körper so ab, dass Belastungen, Schadstoffe und Stress auf zellulärer Ebene kompensiert bzw. ausgeschieden und verarbeitet werden können. Je weniger und je schlechter der Schlaf, umso schneller altert der Körper.

Die ungünstigste Lebensweise

Die Lebensweise, die GutBalance das Wasser abgräbt, sieht so aus: ein Leben im Sitzen; kein Kontakt zu natürlichen sporenbildenden Bodenbakterien in Wald und Garten; keine Bewegung, die den Stoffaustausch beschleunigt und als Dehnungsreiz der Sehnen an den Knochen die Einlagerung von Kalzium fördert; übertriebene Hygiene und üppiger Umgang mit Desinfektionsmitteln; zu wenig Schlaf. Aber auch: ein fehlendes soziales Netz, keine ehrlichen Freundschaften oder eine zutiefst pessimistische Haltung dem Leben und den Mitmenschen gegenüber.

Prävention statt Symptombehandlung

Wie für das Auto gilt auch für den Körper: Ursachen beheben statt Symptome behandeln. Nur dann wird man dauerhaft gesund.

Alle Krankheiten, die wir in diesem Kapitel benennen, sind Indikationen, für die Ihre gesetzliche Krankenkasse zertifizierte Ernährungsberatung bezuschusst. Machen Sie davon Gebrauch! Ausgerechnet private Krankenversicherungen bezahlen diese Art von Prävention allerdings nicht. Für privat Versicherte ist es deshalb günstig, Ernährungsberatung in der Arztpraxis oder beim hierin versierten Heilpraktiker in Anspruch zu nehmen. So wird die Leistung in Gebührenziffern übersetzt und erstattungsfähig. Eine der Autorinnen, Alexandra Renkawitz, ist auch aus diesem Grund Heilpraktikerin geworden. So bietet sie als Ernährungswissenschaftlerin und Komplementärmedizinerin Ernährungsberatung, die allen offensteht: Gesunden als Präventionsangebot und Erkrankten als Therapie.

Wir Autorinnen möchten für Sie den Zusammenhang der einzelnen Erkrankungen mit dem Darm, der Mikrobiota und dem Immunsystem darstellen. Daraus werden therapeutische Konzepte und Ernährungshinweise abgeleitet, um die Mikrobiota und das Immunsystem ins Gleichgewicht zu bringen, was in der Folge auch zu einer Besserung der Erkrankungen und ihrer Symptome führt. Der Ansatz ist also eben nicht die Unterdrückung der Symptome wie z. B. durch Cortisonsalben bei chronisch-entzündlichen Hauterkrankungen (so wie bei Herrn M.), sondern die Erkrankung an der Wurzel zu packen – der Dysbiose. Bei einer solchen Therapie sieht man zwar nicht wie bei der Cortisonsalbe den schnellen Erfolg am nächsten Tag. Aber denken Sie an eine Rasenfläche im Garten, die mit Unkraut überwuchert ist. Sie hätten die Möglichkeit, Fertigrasen darüber auszurollen (das entspräche der Symptomunterdrückung) oder aber zu prüfen, was hier wirklich Unkraut oder harmlose Begleitflora ist, und in einem länger dauernden Prozess gezielt auszuzupfen, was dem ausgewogenen Bild schadet, und dort wieder Grassamen einzusäen. Unkraut-Ex wie so manche scharfen Medikamente bringen dauerhaft nichts und sind schädlich.

Dreh- und Angelpunkt: Ihr Darm

Sehr viele chronische Prozesse gehen mit einer Veränderung unserer Bakteriengesellschaft einher und die meisten Erkrankungen, die wir in diesem Kapitel behandeln, zudem mit einer Leaky-Gut-Symptomatik. Deshalb verraten wir Ihnen hier unsere geheimen Therapie-Hacks für den dichten Darm. So werden Sie innerhalb von wenigen Monaten die löchrige Darmbarriere wieder schließen. Idealerweise geht dem Therapiekonzept eine Stuhlanalytik voraus. Denn der Therapieplan richtet sich nach der Situation der Mikrobiota, insbesondere von Faecalibacterium prausnitzii und Akkermansia muciniphila, dem »Schleusenöffner« Zonulin, der Menge an LPS-tragenden Mikrobiota und den kurzkettigen Fettsäuren Buttersäure, Propionsäure und Essigsäure.

Liegen diese Werte vor, kann der Therapieplan maßgeschneidert sein. Einer solchen maßgeschneiderten Variante liegt aber immer eine Basisvariante zugrunde, mit der wir gute Erfahrungen gemacht haben und die wir Ihnen hier vorstellen möchten.

1. Normalisierung der LPS-tragenden Mikrobiota und der Tight-Junction-Funktion. Wissenschaftliche Untersuchungen konnten zeigen, dass zur Behebung eines Leaky-Gut-Syndroms folgende Bakterien am wichtigsten sind: Lactobacillus acidophilus, Lactobacillus salivarius, Streptococcus thermophilus, E. coli Nissle und Bifidobacterium lactis.
2. Zum Aufbau und zur Regeneration der Schleimhaut eignen sich das komplexhomöopathische Mittel Mucosa comp. (nur in Ampullen erhältlich) und das spagyrische Mittel Opsonat.

Therapieschema bei Leaky Gut

	Monat 1	Monat 2	Monat 3	Monat 4	Monat 5	Monat 6
Symbiolact comp, Btl.	2 × 1	2 × 1	2 × 1	2 × 1	2 × 1	2 × 1
Opsonat, Trpf.	3 × 20 Trpf.	3 × 20 Trpf.	3 × 20 Trpf.			
Traumeel, Tbl. ODER Curcumin loges, Kps.	3 × 1 Tbl. 2 × 1 Kps.	3 × 1 Tbl. 2 × 1 Kps.	3 × 1 Tbl. 2 × 1 Kps.	3 × 1 Tbl. 2 × 1 Kps.		
Hepeel, Tbl. (im Mund zergehen lassen) ODER Hepatos, Tbl. (nach den Mahlzeiten)	3 × 1 Tbl. 3-4 × 1 Tbl.	3 × 1 Tbl. 3-4 × 1 Tbl.	3 × 1 Tbl. 3-4 × 1 Tbl.	3 × 1 Tbl. 3-4 × 1 Tbl.	3 × 1 Tbl. 3-4 × 1 Tbl.	
Zusätzlich bei hoher LPS-Belastung						
Symbio detox, 1 Btl. in Wasser (Achtung: Abstand zu Medikamenten!!)	2 × ½ Btl.	2 × ½ Btl.				

3. Durch den Einstrom der Endotoxine in die Blutbahn entwickelt sich immer eine schwelende Entzündung. Daher gehört zur Leaky-Gut-Behandlung eine Eindämmung der Entzündung z. B. mit dem komplexhomöopathischen Medikament Traumeel oder der Heilpflanze Kurkuma.
4. Bei einer sehr hohen Belastung des Organismus mit Endotoxinen sollte zusätzlich und zeitlich begrenzt die direkte Ausleitung der LPS-tragenden Mikrobiota erfolgen. Zum Binden der Schadstoffe eigenen sich Präparate aus Zeolith, Diosmektit, Klinoptilolith oder Heilerde.
5. Da die Endotoxine immer eine Schädigung der Leberzellen bewirken, fügen sich Leber regenerierende Mittel wie das komplexhomöopathische Medikament Hepeel oder die Heilpflanze Mariendistel gut in den Therapieplan ein (Seite 80).
6. Ernährung: Der Fokus Ihrer Ernährung sollte bei einem Leaky-Gut-Syndrom auf pflanzlichen Lebensmitteln liegen, grün bis bunt und polyphenolreich. Genauso wichtig ist die Reduktion von Protein auf 1 Gramm pro Kilogramm Körpergewicht durch Reduktion von Quark, Käse und Schweinefleisch und Verzicht auf Getreide.

Diabetes mellitus Typ 2

Der Diabetes mellitus ist die häufigste Stoffwechselkrankheit in den westlichen Industrienationen. Wir verweisen für weitergehende Informationen auf unser Buch »Diabetes besiegen mit einem gesunden Darm« (TRIAS, 2020).

Diabetes ist weit mehr als eine »Volkskrankheit«, denn er greift rasend schnell um sich, über Ländergrenzen und Kontinente hinweg. Nach Angaben der Internationalen Diabetes-Föderation waren 2017 weltweit ca. 425 Millionen Menschen an Diabetes erkrankt. Bis 2030 sollen weltweit 54 % mehr Menschen an Diabetes leiden als 2017, auch in Deutschland. Ein Fünftel aller Todesfälle in Deutschland lässt sich direkt auf den Diabetes zurückführen. Inzwischen erkranken sogar immer mehr Menschen unter 60 Jahren am Typ-2-Diabetes. Das betrifft selbst Kinder, und zwar immer öfter.

Beim Diabetes mellitus sind die Blutzuckerwerte und bei einer Stoffwechselentgleisung auch der Zucker im Urin erhöht. Die eigentliche Ursache ist die sogenannte »Insulinresistenz«. In der Blutbahn kursieren Zucker aus der Nahrung und Insulin aus der Bauchspeicheldrüse, die Insulinrezeptoren sitzen außen an den Membranen der Körperzellen. Sie verhalten sich zum Insulin wie Schlüssellöcher zu Schlüsseln. Nur wenn sie zueinander passen, kann Zucker bzw. Glukose aus dem Blut in die Körperzelle einströmen. Bei übergewichtigen Menschen und Personen mit Typ-2-Diabetes ist dieser Mechanismus gestört: Die Schlüssellöcher sind nicht dort, wo sie sein sollten, und die Schlüssel haben sich verformt.

Das Ergebnis ist: Der Zucker aus den verspeisten Kohlenhydraten häuft sich im Blut an, d. h, der Blutzucker steigt. Der überschüssige Zucker wird in Fett umgewandelt und gespeichert. Wie reagiert der Körper? Er produziert immer mehr Insulin, doch der richtige »Insulinschlüssel« ist nicht dabei. Zunächst kommt es zu einem »Burnout« der Betazellen - auf Dauer sind die Betazellen in der Bauchspeicheldrüse so überfordert, dass gar kein Insulin mehr hergestellt werden kann. Das ist dann der Zeitpunkt, zu dem auch Tabletten bei einem Typ-2-Diabetes nicht mehr helfen und Insulin gespritzt werden muss. Aber so weit lassen wir es gar nicht erst kommen.

Übergewicht, zu kalorienreiches Essen und zu wenig Bewegung sind sicher Hauptursachen für einen Diabetes mellitus Typ 2. Aber liegt es nur am Essen? Wissenschaftliche Untersuchungen konnten nachweisen, dass auch Umweltfaktoren wie die Phthalate für das Diabetesrisiko eine Rolle spielen. Sie sind unter anderem in vielen Kosmetika und Körperpflegartikeln wie Seife, Körperlotion, Nagellack, Parfüm, Haarspray, Sonnencreme und sogar in Medikamenten enthalten. Die Stoffe werden eingeatmet, geschluckt oder über die Haut aufgenommen. Untersuchungen in Boston konnten zeigen: je höher die Belastung, desto höher die Gefahr, einen Diabetes mellitus zu entwickeln. Meiden Sie deshalb auch Nahrungsmittel und Getränke aus Plastikverpackungen. Auch Luftschadstoffe und Verkehrslärm erhöhen das Risiko, an Diabetes zu erkranken.

Leider haben Menschen mit einem erhöhten Blutzucker oft noch Übergewicht, Bluthochdruck und eine Fettstoffwechselstörung. Sie leiden dann unter einem »metabolischen Syndrom«. Meist wird ihnen in der Arztpraxis bei Übergewicht geraten, abzunehmen, sich gesund zu ernähren, Sport zu treiben und sogenannte »Antidiabetika« einzunehmen, bei Bluthochdruck Antihypertensiva (Mittel gegen Bluthochdruck) sowie Cholesterinsenker mit ihren vielen Nebenwirkungen u. v. m. Diese Krankheiten gehen aber mit diesen Medikamenten nicht weg, es werden nur die Symptome unterdrückt. Was können Sie also tun?

Der Schlüssel zur Verbesserung der diabetischen Stoffwechsellage, zur Gewichtsabnahme und auch zur Normalisierung von Blutdruck und Blutfetten sind die Darmbakterien. Die Kaskade, die in den Diabetes hineinführt, sieht so aus: Die Bakterien Akkermansia muciniphila, Faecalibacterium prausnitzii und Bifidobacterium adolescentis sind erniedrigt. Dadurch wird zu wenig Buttersäure hergestellt, es kommt zum Leaky-Gut-Syndrom und zum Einstrom von Lipopolysacchariden. Als Folge erfasst eine »silent inflammation« den ganzen Körper und der Diabetes mellitus Typ 2 entsteht.

Hat man diese Zusammenhänge erkannt, sind Prophylaxe und Therapie des Diabetes recht einfach. Zunächst ist eine entsprechende Stuhldiagnostik notwendig. Der Befund gibt dann die Therapie vor. In jedem Falle müssen die guten Bakterien angefüttert werden. Ist bereits ein Leaky-Gut-Syndrom entstanden, sollten entsprechende therapeutische Maßnahmen eingeleitet werden. Wir empfehlen Ihnen unser therapeutisches Schema (Seite 95). Sie werden abnehmen, die Blutzuckerwerte normalisieren sich und der Blutdruck wird besser, wenn Sie zusätzlich beim Kochen daran denken, die guten Bakterien anzufüttern. Sie sind Ihre Verbündeten, mit denen zusammen Sie den Diabetes vertreiben.

Welche Nahrungsmittel geeignet oder eher ungeeignet sind, erfahren Sie im Kapitel »Die Speisekammer von GutBalance« (Seite 178), die Rezepte (Seite 195) schmecken der ganzen Familie. Lassen Sie sich einfach auf unsere Vorschläge ein. Sie werden sehen: Es funktioniert. Weitere Ideen finden Sie auf unserer Website. Geben Sie sich und Ihrem Körper einige Wochen Zeit. Nehmen Sie bereits Antidiabetika ein, dann seien Sie vorsichtig. Wenn Sie an Gewicht abnehmen, könnte es sein, dass Ihre Blutzuckerwerte stark absinken. Kontaktieren Sie Ihren Arzt.

Vorsicht, AGEs

Besonders für Diabetiker sind AGEs ein Risikofaktor! AGE ist die Abkürzung für »Advanced Glycation Endproducts«. Glykation bzw. Glykierung ist eine chemische Reaktion von Proteinen, Lipiden oder Nukleinsäuren mit Kohlenhydraten oder, einfach gesagt: eine »Verzuckerung«. Übergewichtige Menschen mit metabolischen Störungen haben besonders viele AGEs im Blut. Zigarettenrauch, Colagetränke, alle braunen Softgetränke und gebratene tierische Lebensmittel befördern die AGE-Bildung. Tipp: Kurzbraten und Dünsten, Sous-vide-Garen (Vakuumgaren) und Kochen hingegen sind ideale Garmethoden auch für Fleisch, da sie die AGE-Bildung reduzieren.

AGEs kommen aber nicht nur über die Nahrung in den Organismus (exogen). Sie entstehen unter bestimmten Voraussetzungen auch im Körper (endogene AGEs), wenn Zuckermoleküle mit körpereigenen Proteinen reagieren. Besonders problematische Verbindungen treten unter dauerhaft erhöhtem Blutzuckerspiegel bei Verzehr von viel Fleisch auf. Mehr noch bei Fleisch plus Cola plus Nikotin. AGEs schädigen Zellen und Gewebe, fördern Entzündungen, Alterungsprozesse und degenerative Erkrankungen. Mit einer Umstellung der Ernährung auf GutBalance ist es aber ganz leicht, dieses Risiko zu umschiffen. Noch leichter geht es, wenn auf das Zigarettenrauchen bzw. Nikotin in jeder Form verzichtet wird.

Was die Bauchspeicheldrüse liebt

Ausgetretene Pfade verlassen

Gönnen Sie Ihrem Körper und Ihrer Bauchspeicheldrüse mehr Bewegung und GutBalance-Ernährung, dann verbessern sich die Blutzuckerwerte ganz nebenbei.

Ernährung

GutBalance-Basics: Kurze Kohlenhydrate raus (Zucker, Weizen, Pasta, Alkohol), lange Kohlenhydrate rein (dunkelgrüne Gemüsesorten und Salate), nur eine Brotmahlzeit pro Tag, Fleisch und Wurstwaren durch Fisch oder vegane Aufstriche ersetzen, Mahlzeitentakt auf 4 Stunden ausweiten, keine Zwischenmahlzeiten, letzte Nahrung um 19:30 Uhr. Das sind keine harten Anforderungen – Sie werden sehen, mit GutBalance verändert sich das Lebensgefühl. Zum Guten!

Nahrungsergänzung

- Zink: Das Mineral ist an vielen Schritten des Insulinstoffwechsels beteiligt, senkt die Insulinresistenz und verbessert den HbA_1c-Wert.
- Magnesium: Ein Mangel begünstigt Insulinresistenz und erhöht das Risiko einer koronaren Herzerkrankung.
- Chrom: Ein Mangel führt zu gestörter Glukosetoleranz und -verwertung.
- Selen: hat eine sehr gute antioxidative Wirkung.
- B-Vitamine: B_1, B_6, B_{12} und Folsäure sind insbesondere bei Einnahme von Metformin erforderlich.
- Vitamine K_2 und D_3: Wirken gemeinsam mit Magnesium stabilisierend.
- Omega-3-Fettsäuren: Insbesondere die Fettsäure DHA verbessert die Insulinsensitivität.

Milde Arzneien

Auf Ihrem Weg, die Blutzuckerwerte zu verbessern und die Insulinresistenz zu senken, können diese Heilpflanzen helfen:

- Bittermelone (Momordica): wird zur Behandlung der Insulinresistenz eingesetzt. Infi Momordica Tropfen, Bittermelone Kapseln

- Spaltkörbchen (Schisandra chinensis): wirkt blutzuckerstabilisierend. Schisandra Kapseln, lose Schisandra-Früchte
- Rinde der Teepflanze Hintonia latiflora: wirkt gefäßerweiternd, blutzuckersenkend. Sucontral Kapseln
- Schwarze Maulbeere (Morus nigra): enthält die blutzuckerregulierende Glutaminsäure sowie DNJ, das im Dünndarm das Enzym Alphaglukosidase blockiert und auf diese Weise die Resorption von Zucker aus der Nahrung eindämmt.

Das metabolische Syndrom

Manche Menschen mästen sich aus Psychostress, Überdruss, Langeweile, Bequemlichkeit oder Zeitmangel, andere aus Freude an Wohlgeschmack, sie haben oft ein inniges Verhältnis zu ihrem Bauchspeck entwickelt. Er ist eventuell mit feinen Speisen groß worden und hat viel Geld gekostet. Die andere Seite: Geht er mit Bluthochdruck und erhöhten Triglycerid-Werten einher (und das tut er oft), dann ist ein metabolisches Syndrom nicht weit. Vielleicht haben Sie schon einmal vom »tödlichen Quartett« gehört? Es ist eine drastische, aber passende Bezeichnung für das Syndrom, das sich typischerweise aus

- Bauchfett,
- Bluthochdruck,
- Fettstoffwechselstörung und
- Insulinresistenz bzw. gestörter Glukosetoleranz

zusammensetzt. Das zu haben, ist kein Prädikat, sondern DER Risikofaktor für Erkrankungen der Blutgefäße, insbesondere der Koronararterien, und eine Hauptursache für Diabetes mellitus Typ 2.

Was Ihre Gefäße lieben

Ausgetretene Pfade verlassen

Sicher wissen Sie, dass diese Symptomatik durch Lebensstiländerungen relativ rasch behoben werden kann. War bisher jedoch Ihr innerer Schweinehund zu stark? Dann lesen Sie den 10-Punkte-Plan für GutBalance und beginnen Sie mit der bewussten Auswahl Ihrer Lebensmittel. Niemand verlangt, dass Sie hungern. Wählen Sie mit Bedacht und nehmen Sie jede Woche einen weiteren darmgesunden Aspekt hinzu. Und natürlich unsere Rezepte. Denn eine besonders wichtige Rolle hat die Ernährung. Damit schwinden die Risikofaktoren, der Blutdruck normalisiert sich, das gute Blutfett HDL steigt an und der Darm kommt ins Lot.

Dass die verzehrte Menge an Kochsalz ein Thema ist, davon haben Sie sicher schon gehört. Mit salzreduzierter Kost ist innerhalb von zwei Monaten eine Senkung des Blutdrucks um 10 mmHg möglich – das ist die Erkenntnis und das Ziel der universitären Forscher, die die DASH-Diät entwickelt haben. DASH steht für »Dietary Approaches to Stop Hypertension« (Diätetische Ansätze zum Stopp von Bluthochdruck). Sie können GutBalance entsprechend anpassen, indem Sie 1. selber kochen und auf Fertig- oder Halbfertigkomponenten verzichten, 2. konsequent wenig Salz verwenden und 3. mehrmals pro Woche eine kleine Vollkorngetreide-Mahlzeit einlegen. Das geht natürlich nur, nachdem Sie den Darm in Ordnung gebracht haben. Damit Speisen nicht fad schmecken, würzen Sie herzhafte Gerichte großzügig mit Gewürzen und frischen Gartenkräutern.

Wenn Sie es ernst und gut mit sich meinen, dann entschärfen Sie bitte die Hochdruck-Situationen in Ihrem Leben und bitten Sie in

Ihrer Praxis um eine Stuhlanalytik, die den pH-Wert, die Menge, Aktivität und Zusammensetzung der immunmodulierenden und mukonutritiven Darmbakterien, der LPS-tragenden Mikrobiota und der Barrierefunktion prüft. Der Therapieplan und die erforderlichen Arzneien und Mikronährstoffe sind davon abhängig, ob, wo, wie und wie stark der Darm, seine Bakterienfamilien und seine Barrierefunktion beeinträchtigt sind.

Sehr hilfreich sind Methoden, die dabei unterstützen, innezuhalten und die innere und äußere Lebensordnung zu balancieren, etwa die gute alte Ordnungstherapie nach Pfarrer Kneipp, Senf-Fußbäder und Wechselduschen (Achtung: Wechselduschen nur anwenden, wenn Ihre Herzbeschwerden in Ruhe nicht auftreten).

Empfehlenswert ist auch eine Fettsäureanalyse, die z. B. mit dem Set vom Labor Omegametrix ruck, zuck selbst und zu Hause mit einem Blutstropfen aus der Fingerbeere durchgeführt ist.

Wenn Sie bereits Medikamente z. B. gegen hohen Blutdruck einnehmen, lassen Sie die Medikation in vierteljährlichen Abständen überprüfen. Wenn Sie auch von Prädiabetes, Adipositas, anderen Herz- und Gefäßerkrankungen betroffen sind, dann lesen Sie bitte auch diese Abschnitte.

Ernährung

GutBalance-Basics: Kochsalz auf 1 TL pro Tag begrenzen, kurze Kohlenhydrate raus (Zucker, Weizen, Pasta, Alkohol), lange Kohlenhydrate rein (dunkelgrüne Gemüsesorten und Salate), nur eine Brotmahlzeit pro Tag (ideal: Haferbrot), Fleisch und Wurstwaren durch Fisch oder vegane Aufstriche ersetzen, Mahlzeitentakt auf 4 Stunden ausweiten, keine Zwischenmahlzeiten, letzte Nahrung um 19:30 Uhr. Alliin in normalem und schwarzem (fermentiertem) Knoblauch hilft, den Cholesterinspiegel zu senken. Das sind keine harten Anforderungen und Sie werden sehen, mit GutBalance verändert sich das Lebensgefühl. Zum Guten! (Für weitere Tipps siehe im Kapitel »Herz- und Gefäßerkrankungen«, Seite 106.)

Senf-Fußbad

Senfmehl enthält Glykoside, die entstauend wirken. Das Mehl gibt es fertig zu kaufen. Sie können Senfmehl auch selbst herstellen, indem Sie eine Tasse schwarze Senfkörner bei hoher Umdrehungszahl im Zerkleinerer fein mahlen. Eine Fußbadewanne mit angenehm warmem Wasser füllen, die Füße sollten mindestens knöchelhoch darin stehen können. Das Senfmehl einrühren. Das Fußbad wird in sitzender Haltung genommen, mit warm zudeckten Oberschenkeln und Knien. Da Senfölglykoside die Haut reizen, kann es relativ rasch zu einer lokalen Rötung kommen. Halten Sie trotzdem nach Möglichkeit 20 Minuten durch: Die Rötung ist ein gewünschter Effekt, der anzeigt, dass das Fußbad wirkt.

Tipp: Das Fußbad kann auch bei depressiver Verstimmung und Kopfschmerzen hilfreich sein. Bei Entzündung der Nasennebenhöhlen ist die Kombination aus täglichem Senf-Fußbad und eingenommenen Enterokokken unser Toptipp.

Nahrungsergänzung
Die wichtigsten Nahrungsergänzungen, um die oxidativen Prozesse in den Arterien zu stoppen und Herz und Gefäße in ihrer Funktion zu unterstützen, sind Antioxidantien! Besonders Alphaliponsäure, die Aminosäure Arginin, Coenzym Q_{10}, Vitamin C, Polyphenole. Viele Enzyme benötigen die Mineralien Magnesium, Selen, Zink, Bor und Eisen als Cofaktoren. Die Vitamine B_6, B_{12} und die Folsäure helfen, schädlich hohe Spiegel von Homocystein im Blut abzubauen. Omega-3-Fettsäuren mit hohem Gehalt an DHA und EPA sind unerlässlich, wie auch alle fettlöslichen Vitamine: A, D_3, E und K_2. Keine Angst vor Vitamin K! Insbesondere K_2 ist in der Lage, Calcium aus arteriellen Plaques zu lösen und es dorthin zu verfrachten, wohin es gehört: in die Knochen und Zähne.

Milde Arzneien
Wenn der Hochdruck im Vordergrund steht: z. B. Crataegus, Aurumheel Tropfen, Glonoin-Homaccord Tropfen, Melilotus-Homaccord Tropfen, co-Hypert spag. Peka Tropfen.

Wenn vegetativer Stress im Vordergrund steht: z. B. Neurexan Tabletten, P-Sta spag. Peka Tropfen, Adaptogene wie Rhodiola.

Wenn die Fettstoffwechselstörung (Hypertriglyceridämie) im Vordergrund steht: z. B. Plevent spag. Peka N Tropfen, Curcumin-Loges Kapseln.

Wenn die gestörte Glukosetoleranz im Vordergrund steht: siehe Kapitel »Diabetes mellitus Typ 2« (Seite 96).

Hinweis für Sie:
Haben Sie Muskelschmerzen? Nehmen Sie wegen der Fettstoffwechselstörung ein Statin ein? Statine haben eine Reihe von Nebenwirkungen, neben den Muskelschmerzen schwächen sie die intestinale Mikrobiota, führen zu einer verminderten Produktion der guten kurzkettigen Fettsäuren und können sogar den Nüchternblutzucker erhöhen. Wenn Sie also ein Statin einnehmen, benötigen Sie dringend zur Kompensation der Nebenwirkungen Q_{10}, Selen, Zink, Folsäure, die Vitamine B_1, B_6, B_{12}, D_3 und K_2.

Achtung: Manchmal wird übersehen, die Wechselwirkungen zwischen verordneten Medikamenten zu prüfen. Statine gehen nicht zusammen mit Makrolid-Antibiotika (z. B. Clarithromycin), dem Immunsuppressivum Ciclosporin und dem Pilzmittel Fluconazol.

Adipositas

Haben Sie einen dicken Panzer? Das wird seine Gründe haben, es gibt so viele Faktoren. Manchmal sind sie emotionaler Natur. Wir laden Sie ein zu überlegen: Wann begann sich Ihr Körpervolumen auszudehnen? Bereits im Kindesalter, als der Schrei nach Zuwendung mit Hunger verwechselt wurde? Oder später, vielleicht unter beengten Wohnverhältnissen? Als Softdrinks und Light-Produkte Einzug hielten? Noch später, als die Verpflegung am Imbisstand oder abendliche Geschäftsessen Usus wurden? Oder drei Brotmahlzeiten am Tag? Manchmal liegt einem Bauch auch einfach »nur« die Sucht nach Zucker und schlechten Fetten zugrunde. Eigentlich wissen Gehirn und Bauchspeicheldrüse sehr wohl, was uns guttut. Aber das Ego, die Geschmacksknospen und die Lebensmittelindustrie sind gewitzt beim Erfinden von Strategien, die Konsumenten zu konditionieren und sie wider die Vernunft in Richtung gesundheitliche Abwärtsspirale zu lenken. Was viele nicht wissen: Massives Übergewicht kann auch eine Folge von Nährstoffmangel sein. Brot, Pommes, Burger, Cola und Fertiggerichte enthalten nun mal keine nennenswerten Mikronährstoffe, sondern nur Eiweiß, Fett und Kohlenhydrate, und davon die allerletzten. Deshalb gehört zu GutBalance bei Adipositas immer eine optimierte Versorgung mit Mikronährstoffen dazu.

Was die Figur liebt

Ausgetretene Pfade verlassen

Gut, dass Sie bis hier gelesen haben. Noch besser, wenn Sie sich in diesem Moment entscheiden, den Schalter umzulegen. Gehen Sie im Buch ein paar Kapitel zurück. Lesen Sie die Sache mit dem Schleimhautorgan noch einmal nach. Und lesen Sie weiter bis zum 10-Punkte-Plan für GutBalance. Sauerstoff ist wichtig (es gibt ihn im Freien), das Gefühl gebraucht zu werden und etwas Sinnhaftes zu tun, Schlaf und einen neuen Mahlzeitentakt. Vielleicht hilft es Ihnen beim persönlichen Neustart, schädliche Beziehungen zu erkennen und zu korrigieren. Falls Sie der Gedanke schreckt, täglich 10.000 Schritte zu gehen, besorgen Sie sich ein Vibrationsboard und lassen Sie sich täglich 4 Minuten »durchlockern«, damit verkürzt sich Ihr Outdoor-Pensum auf 5.000 Schritte – das sind, straff gegangen, 45 Minuten. Dann löst sich ggf. auch Verstopfung ganz nebenbei in Wohlgefallen auf.

Ernährung

GutBalance-Ernährung als 16:8-Intervallfasten wäre optimal für Sie. Starten Sie ohne Einschränkungen bei der Essensmenge und bewegen Sie sich erst nach vier Wochen in Richtung »Hara hachi bu« (mehr dazu im Kapitel »Das GutBalance-Prinzip«, Seite 52). Machen Sie bei massivem Übergewicht keine Crash-Diät, keine Formula-Diät, keine High-Protein-Diät und auch keine Low-fat-Diät – und halten Sie sich im Frühjahr von Frauenzeitschriften fern. Was Sie brauchen, ist eine hohe Mikronährstoffdichte. Die findet sich nicht nur in Gemüse und Hülsenfrüchten, sondern auch in Nüssen, Samen und Saaten wie Avocado, Sesam und Kürbiskernen. Bei einer Low-fat-Ernährung wären die raus.

GutBalance-Basics: Kurze Kohlenhydrate raus (Zucker, Weizen, Pasta, Alkohol), lange Kohlenhydrate rein (dunkelgrüne Gemüsesorten und Salate), nur eine Brotmahlzeit pro Tag, Fleisch und Wurstwaren durch Fisch oder vegane Aufstriche ersetzen, Mahlzeitentakt auf 4 Stunden ausweiten, keine Zwischenmahlzeiten, letzte Nahrung um 19:30 Uhr. Das sind keine harten Anforderungen und Sie werden sehen, mit GutBalance verändert sich das Lebensgefühl. Zum Guten!

Nahrungsergänzung

Vermutlich ist Ihr Homocystein-Spiegel zu hoch, deshalb benötigen Sie die B-Vitamine B_6 und B_{12} sowie Folsäure. Falls der Homocysteinwert deutlich erhöht ist, hilft eine Injektionskur mit den genannten B-Vitaminen und Folsäure, z. B. Medivitan. Einige Experten empfehlen die Anwendung von B-Vitaminen in der aktiven Form, z. B. Folsäure als 5-MTHF (5-Methyltetrahydrofolat). Das kann rasch und gut helfen, langfristig fehlen dem Stoffwechsel aber die Zwischenprodukte. Setzen Sie auch bei fettlöslichen Vitaminen auf namhafte und gut bewertete Produkte, z. B. Lipovitamine forte 5000 von NatuGena. Streben Sie einen Vitamin-D-Spiegel im oberen zweistelligen Bereich an. Bitte beachten Sie: In Ihrem

Befund steht die Einheit ng/ml oder die Einheit nmol/l. Wenn wir von einem erstrebenswerten Spiegel von ca. 70 sprechen, dann meinen wir ng/ml. Falls das Labor den Wert in der Einheit nmol/l ausweist, entspräche dieser Spiegel tatsächlich nur 28 ng/ml – das ist zu wenig und stellt einen Risikofaktor dar! Die wichtigsten Mineralien: Chrom (Bestandteil des Insulinverstärkers namens »Glukosetoleranzfaktor«), Bor (wirkt antientzündlich und verbessert den Mineralienstoffwechsel), Selen (antioxidativ), Zink (senkt den Nüchternblutzucker), Magnesium (ein Mangel erhöht das Risiko für diabetische Folgeschäden).

Außerdem wichtig: Wirkstoffe zur Leberentgiftung (Seite 106).

Milde Arzneien
Je nach Begleiterkrankung, bei Diabetes siehe im Kapitel »Diabetes mellitus Typ 2« (Seite 98), bei einem metabolischen Syndrom siehe im Kapitel »Das metabolische Syndrom« (Seite 99).

Pflanzliche Helfer aus der Küche
Aloe vera, Ananas, Anis, Artischocke, Birkenblätter, Birkenwasser, Birkenzucker, Bitterkräuter, Blasentang, Fenchel, Grüntee, Koriander, Kümmel, Papaya, Radicchio und andere bittere Salate, Staudensellerie, Zimt. Bei Obstipation: geschroteter Leinsamen, pulverisierte Flohsamenschalen, Trinkmenge vervierfachen (Wasser!!!).

GUTBALANCE SUPERFOODS MIT DEN **BESTEN** SLOW CARBS

- Acerolakirsche
- Agavensirup
- Aronia-Beere
- Artischocke
- Aubergine
- Avocado
- Bambussprossen
- Beerenfrüchte
- Brokkoli
- Chinakohl
- Endivien
- Gartenkresse
- Gerstengraupen
- Grapefruit
- Hummus, Kichererbsen
- Kakaopulver o. Zucker
- Kürbiskerne
- Linsen
- Mandelmus
- Maulbeere
- Mung-/Mungobohnen
- Nüsse
- Pilze, frisch
- Reiskleie
- Rhabarber
- Rosenkohl
- Rotkohl
- Salat, grün
- Sauerkraut, abgetropft
- Schalotte
- Schokolade >70 %
- Spaghetti (al dente!)
- Spargel
- Spinat
- Sprossen
- Stangenbohnen
- Staudensellerie
- Tomate
- Vollkorngetreide
- Weißkohl
- Wirsing
- Zitronensaft
- Zucchini
- Zwiebel

Leberschäden – Lebererkrankungen

Die Leber ist mit einem Gewicht von 1,5 bis 2 kg die größte Drüse im menschlichen Körper. Sie ist das Zentrallabor des Organismus. Viele Menschen denken, dass die Leber nur unser wichtigstes Entgiftungsorgan ist. Da tut man der Leber unrecht. Sie spielt eine wichtige Rolle im Fett- und Blutzuckerstoffwechsel, wir brauchen sie für den Stoffwechsel der Hormone, zur Vitaminproduktion und zur Blutbildung. In der Leber wird auch ein besonderer Saft – der Gallensaft – produziert.

30 % der Deutschen leiden unter einer Fettleber und wissen oft gar nichts davon. Denn die Leber macht keine Schmerzen. So sind die Patienten richtig überrascht, wenn man ihnen bei einer Ultraschalluntersuchung die vergrößerte und verdichtete Leber zeigt. Die Zahl der Fettleberpatienten hat sich in den letzten 20 Jahren verdreifacht. Leider ist die Fettleber der Trigger für viele verschiedene Krankheiten wie Diabetes mellitus Typ 2. Um eine Fettleber zu diagnostizieren, nutzen die sogenannten Leberwerte wie die Gamma-GT recht wenig. Sie steigen erst viel später an.

Was schädigt die Leber? Da sind Viruserkrankungen, fettiges Essen und übermäßiger Alkoholkonsum zu nennen sowie Übergewicht, Stoffwechselstörungen wie Diabetes, jahrelange Belastung der Leber durch Medikamente und Kontakt mit chemischen Reinigungs- und Lösungsmitteln. Weiterhin ist die Leber mehreren Angriffen aus dem Körper selbst ausgesetzt. Da sie sehr gut durchblutet ist, wandern mit dem Blut die giftigen Stoffe in die Leber, werden dort – so gut es geht – neutralisiert und später mit dem Stuhl oder Urin ausgeschieden. Auch aus dem Darm lauern Attacken auf die Leber, falls sich ein Leaky-Gut-Syndrom entwickelt hat. Angreifer sind Endotoxine (Seite 96) und Hepatoxine (Giftstoffe für die Leber). Die Endotoxine stellen einerseits die Leber vor weitere enorme Entgiftungsaufgaben und schädigen anderseits die Leberzellen direkt. Die Hepatoxine kommen aus der Nahrung und Getränken oder bei einem Leaky-Gut-Syndrom aus dem Darm. Sie erinnern sich an die proteolytischen Bakterien, die üblen Burschen, von denen wir nicht zu viel haben möchten? Ihre Stoffwechselprodukte fügen der Leber großen Schaden zu. Dazu gehören u. a. Ammoniak, Phenol, Skatol.

Große Labore in Deutschland bieten Tests an, bei denen gemessen wird, wie hoch die Leberbelastung durch schädliche Substanzen aus dem Darmflora-Stoffwechsel ist (z. B. der HeparCheck des Instituts für Mikroökologie).

Was die Leber liebt

Ausgetretene Pfade verlassen

Sicher kennen Sie die Redensart »Die Müdigkeit ist der Schmerz der Leber«. Das bedeutet nicht, dass bei andauernder Antriebslosigkeit oder Tagesmüdigkeit die Leberfunktion gestört ist, aber es könnte ein Hinweis sein. Wenn Sie dauermüde sind, empfiehlt sich ein Besuch beim Arzt, um die Leberwerte im Labor überprüfen zu lassen. Aus der Traditionellen Chinesischen Medizin (TCM) fand vor vielen Jahren die sogenannte Organuhr ihren Weg nach Europa. Die Organuhr ist in 24 Stunden eingeteilt und zeigt für jedes Organ die Stunden der größten und der geringsten Aktivität. Für die Leber ist die aktivste Zeit von 1 bis 3 Uhr nachts. Wenn Sie Ihrer Leber einen echten Gefallen tun wollen, dann sorgen Sie dafür, dass Ihre großartige Entgiftungszentrale in diesem Zeitraum nicht mit Verdauungsleistung befasst sein muss. Das bedeutet, etwa sechs Stunden vorher, ca. um 19 Uhr, sollte die Abendmahlzeit verspeist sein. Danach gibt es keine Lebensmittel mehr, die Energie liefern oder die die Leber übermäßig beschäftigen. Also keine Sofa-Snacks, keinen Alkohol, keine Nüsse. Nichts als Wasser oder Tee. Vor der Nachtruhe ein paar Algenpresslinge oder ein paar Fitzelchen Dulse (Rotalge). Das ist Leber-Glück. Und den nächsten Morgen beginnen Sie nicht gleich mit Kaffee, sondern nehmen zuvor den Saft einer ausgepressten Zitrone in Wasser oder ein Glas frisch gepressten Staudenselleriesaft zu sich. Nicht für immer. Aber quartalsweise, als Kur.

Das finden Sie vielleicht öde. Oder unmöglich. Sie haben sich selbst über Jahre auf die Schüssel mit Knabberkram und den Rotwein zur Primetime eingetaktet und diese Gewohnheit ist Ihnen lieb. Dabei ist das meist nur eine Frage der Gewohnheit – und des Willens. Vielleicht mögen Sie künftig versuchen, die alte Gewohnheit auf einen Tag pro Woche zu beschränken und die anderen sechs Tage die Leber zu respektieren? Dann kann sie Großes für Ihren Stoffwechsel leisten, Entgiftungsprozesse unterstützen und Ihnen nebenbei zu wesentlich besserem Schlaf verhelfen. Hilfreich: Der Leberwickel (Seite 78) oder das »Lebersäckchen« von Gutsmiedl. Das ist ein fertiges Kräuterkissen mit Leinsamen, Wermutkraut, Schafgarbe, Lavendel, Mariendistelkraut, Salbei, Ysop und Hirschzungenfarn. Das Kissen wird über Wasserdampf erwärmt und für 20 Minuten so angefeuchtet auf die Leberregion gelegt. Toll. Es wurde schon beobachtet, dass sich entglittene Leberwerte damit innerhalb von 2 Wochen halbiert hatten.

Ihre Leber benötigt eine gesunde Mikrobiota und einen nicht zu basischen pH-Wert im Darm, sonst wird sie von Giftstoffen aus dem Darm überflutet (Seite 44). Eine mikrobiologische Therapie mit Milchsäure- und Bifidobakterien kann helfen.

Lebensmittel
Die Leber hat mit Alkohol, industriell hergestellter Nahrung, Getreide-Mast und tierischem Fett zu kämpfen. Damit sie den Kampf gewinnen kann, benötigt sie Amara. Amara sind verdauungsfördernde Bitterstoffe in pflanzlichen Lebensmitteln. Leider sind diese sekundären Inhaltsstoffe mit den Jahren immer weiter herausselektiert worden. Es gilt als züchterischer Erfolg, wenn nicht einmal mehr der dunkelrote Radicchiosalat bitter schmeckt. Entdecken Sie diese Geschmacksqualitäten gezielt für sich. Artischocken, Chicorée, Endivien, Radicchio sind wunderbare Quellen. Sie wirken am besten mit der Abendmahlzeit.

Eine Alternative sind pulverisierte Bitterkräuter wie der 7-Kräuter-Stern nach Bertrand Heidelberger. Seine Inhaltsstoffe sind Bibernelle, Kümmel, Fenchel, Anis, Wacholder, Schafgarbe und Wermut. Eine Messerspitze dieses Pflanzenpulvers nimmt man kurweise bei Leber- und/oder Verdauungsbeschwerden vor einer Mahlzeit in den Mund, speichelt es möglichst ein bis zwei Minuten lang ein und schluckt diesen Brei. So wird ein großer Teil der Bitterstoffe bereits über die Mundschleimhaut aufgenommen.

Auch schwefelhaltige Lebensmittel sind leberfreundlich, etwa solche mit einem hohen Anteil schwefelhaltiger Aminosäuren wie Methionin und Cystein oder der Aminosulfonsäure Taurin. Schwefel-Knaller sind z. B.

Bärlauch, Zwiebel, Knoblauch, Eier, Fisch, Krabben, Hülsenfrüchte und Brokkoli.

Nahrungsergänzung
Die wichtigsten Nahrungsergänzungen zur Unterstützung der Leberfunktion sind Omega-3-Fettsäuren, Vitamin E, Alphaliponsäure und Glutathion (bzw. die Enzyme Glutathionperoxidase, Superoxiddismutase und Katalase). Ebenfalls hilfreich sind die Mineralstoffe und Spurenelemente Calcium, Magnesium, Eisen, Kupfer, Mangan, Selen, Zink und Vanadium; die Vitamine A, D_3, K_2, C, B_1, B_6, B_{12}; Coenzym Q_{10}; Omega-3-Fettsäuren mit hohem Gehalt an DHA und EPA, das Phospholipid Phosphatidylcholin (schützt die Leber vor Verfettung) und Lezithin (ein Emulgator, der die entgiftenden Enzyme anregt und Entzündungen verringern kann), schwefelhaltige Aminosäuren sowie Carotinoide und Flavonoide bzw. Polyphenole.

Auch TUDCA kann hilfreich sein. TUDCA steht für Tauroursodesoxycholsäure, eine natürliche Gallensäure. Etwa 3 Prozent der Gallensäuren sind TUDCA. Die Substanz bewährt sich immer öfter in Studien und in einem immer breiter werdenden Anwendungsspektrum. So ist sie hilfreich bei fieberhaften Erkrankungen (!!), unterstützt die Verdauung von Fetten und Ölen und fördert die Entgiftungsleistung der Leber. Außerdem schützt sie Zellen vor dem Untergang, reguliert die Entfernung von Zelltrümmern aus den Mitochondrien und der Zellmembran und fördert die Vielfalt der Darmbakterien.

Milde Arzneien
Die Pflanzenwelt hat für den Leberstoffwechsel und ihre verbesserte Entgiftungskapazität einiges zu bieten:

- Komplexhomöopathische Mittel und Urtinkturen aus Bitterkräutern, z. B. Wala Amara Tropfen, Köhle Elixier Bix Bitter, und die Entgiftungsserien von Pekana, Phönix und Meta Fackler.
- Präparate aus den bewährten Leber-Pflanzen Mariendistel (Carduus marianus – unterstützt die Funktion der Leber), Artischocke (Cynara scolymus – unterstützt die Verdauungsleistung der Leber), Berberitze (Berberis), Brechnuss (Nux vomica), Braunwurz (Scrophularia) und Boldo (Peumus boldus).

Herz- und Gefäßerkrankungen

Was hat der Darm mit dem Herzen und den Blutgefäßen zu tun? Sehr viel, wie neue wissenschaftliche Untersuchungen beweisen konnten. Fühlen Sie sich bitte besonders angesprochen, wenn Sie enge Verwandte mit einem Herzinfarkt haben, selbst übergewichtig sind, an Diabetes, Bluthochdruck oder einer Fettstoffwechselstörung leiden oder wenn Sie rauchen.

Ein gesundes Herz braucht einen gesunden Darm! Wie unsere Darmbakterien und ihre Stoffwechselprodukte die Darm-Herz/-Gefäß-Achse organisieren, hängt von unserer Ernährung ab. Die Darmbakterien können positiv oder negativ auf Herz und Gefäße einwirken.

Beginnen wir mit einem Beispiel und nennen unsere fiktive Person Frank. Frank ist ein häufiger Kunde beim Metzger, isst viel rotes Fleisch wie Rind-, Schweine- und Lammfleisch, hat eine Vorliebe für Eier, und ½ Liter Milch kommt auch täglich auf den Tisch. Auf den ersten Blick ist an Franks Speiseplan nichts Besonderes zu erkennen. Aber was verbirgt sich in seinen

Lieblingsspeisen? Es sind die Nahrungsbestandteile Lezithin, Cholin und Carnitin. Daraus können bestimmte Darmbakterien das Vorläufereiweiß Trimethylamin (TMA) herstellen. Eine fleischlastige Ernährung, wie Frank sie bevorzugt, fördert die Produktion von TMA. In der Leber wird TMA zum herz- und gefäßschädigenden TMAO (Trimethylan-N-Oxid) umgebaut. Merken Sie sich einfach TMA oder TMAO. Dieses üble TMAO stachelt Fresszellen im Blut an, sich an Cholesterin vollzufressen. Dadurch entstehen aufgeplusterte Schaumzellen, die sich an den Gefäßwänden anlagern. Schon ist es passiert. Frank bekommt eine Arteriosklerose, Durchblutungsstörungen und sein Herz hat nichts zu lachen. TMAO gilt heute als einer der wichtigsten Risikofaktoren für die Entstehung und Verschlimmerung von arteriosklerotischen Gefäßveränderungen, egal ob noch weitere Risikofaktoren vorhanden sind oder nicht. Die Situation wird noch prekärer. Unter dem Einfluss von TMAO lagern sich die Blutplättchen vermehrt zusammen, sodass sich Gerinnsel bilden und die Gefäße verstopfen können. All das verursachen die Darmbakterien, die TMA herstellen, z. B. Collinsella. Bei unserem Männer-Model Frank wurde eine solche Untersuchung durchgeführt. Er hatte zu viel TMAO.

Große Labore können TMAO im Blut messen oder die TMA produzierenden Bakterien im Stuhl nachweisen. Eine solche Untersuchung durchzuführen, ist sinnvoll bei Menschen mit Durchblutungsstörungen in den Beinen oder den Herzkranzgefäßen und bei einer entsprechenden erblichen Belastung. Es wäre also eine gute Idee, wenn Ärzte und besonders die Kardiologen überprüften, ob zu viel TMAO vorhanden ist. Ein weiterer von Fettstoffwechselstörungen, Diabetes und Bluthochdruck unabhängiger Parameter, der die Entstehung einer Arteriosklerose und eines Herzinfarktes fördert, ist das Homocystein. Es ist entweder aufgrund genetischer Veranlagung oder bei einem Mangel an Vitamin B_6, B_{12} und Folsäure im Körper zu hoch. Wir raten Ihnen, Homocystein von Ihrem Arzt überprüfen zu lassen.

Nicht weniger von Bedeutung für die Herzgesundheit ist eine funktionierende Darm-Herz-Achse. Immer mehr Studien lüften hierzu Geheimnisse. Kieler Wissenschaftler haben herausgefunden, dass Menschen mit einer Herzschwäche andere Darmbakterien haben als Herzgesunde. Bei einer Herzschwäche ist die Vielfalt der Bakterien deutlich reduziert. Eine große Rolle spielt auch das Leaky-Gut-Syndrom. Es führt zu einer generalisierten Entzündung im Körper, von der auch die gesamten Blutgefäße im Körper betroffen sein können, was wiederum die Ursache einer Arteriosklerose ist.

Perfekt wäre es also, nicht nur die TMA bildenden Bakterien zurückzudrängen und durch gute Bakterien zu ersetzen, sondern auch die der Darm-Herz-Achse (Seite 45) dienlichen Mikroorganismen anzusiedeln und das Leaky-Gut-Syndrom auszuheilen.

Es entscheidet sich also auch im Darm, was mit dem Herzen passiert. Voraussetzung für ein gesundes Herz und gesunde Gefäße ist ein gesunder Darm.

Was das Herz liebt

Ausgetretene Pfade verlassen

Was das Herz liebt, das wissen Sie in den Grundzügen ja eigentlich. Wichtig ist eine gute Work-Life-Balance, die Reduktion von Übergewicht (das gelingt mit GutBalance-Ernährung ganz von selbst), mehr Schritte, mehr Bewegung draußen (wäre ein Hund als treuer Freund vielleicht eine Idee?), ein neues Hobby oder eine Leidenschaft, die Sie weder im Sitzen noch im Liegen ausüben. Denn der Mensch ist ein »Gehwesen«. Vielleicht verhilft Ihnen eine Smartwatch – im Grunde ein Mini-Computer für das Handgelenk – dabei Puls, Blutdruck, EKG und gegangene Schritte künftig im Blick zu behalten. Uhren mit den hierfür wichtigen Funktionen gibt es bereits für unter 50 Euro.

Ernährung

Weißmehlschrippe mit Zwiebelmett – ein Albtraum für das Herz. Um auf unser Model zurückzukommen: Frank hat verstanden und ist seinem Metzger untreu geworden – er kauft weniger Fleisch und hat auch den Konsum von Eiern und Milch reduziert. Es gibt aber auch gute Nachrichten für Frank. Das Herz liebt Olivenöl, Balsamessig, Traubenkernöl und Knoblauch, denn sie blockieren die Bildung von TMA. Ein wenig tut das auch der rote Rebensaft. Wenn er sich nun hie und da ein Steak gönnt, genießt er dazu einen mit Olivenöl und Balsamessig angemachten Salat und ein kleines Glas Rotwein.

Für Frank und Sie wäre es günstig, komplett auf GutBalance-Ernährung umzusteigen. Er hat bereits verstanden, dass manche Lebensmittel, die zwar durchaus sättigen, auf Dauer krank gemacht haben: zu wenig Frisches, ergo zu wenig Vitalstoffe, zu viel Salz und zu viel tierisches Fett, zu viel Weißmehl und Zucker. Er war ja nicht nur Stammgast beim Metzger, sondern auch nebenan, beim Bäcker. Jetzt beschränkt er sich auf eine Mahlzeit pro Tag, die Getreide enthält: entweder belegte Brötchen oder Abendbrot oder Pasta im Hauptgericht. Bei GutBalance gibt es so köstliche Alternativen! Ihre Komponenten sind zum Beispiel Hafer, Karotten, Pilze, Fisch, Walnüsse.

Tipp:

- Reduzieren Sie wirklich und ernsthaft Ihren Salzkonsum (Seite 99). Verwenden Sie in der Küche Steinsalz ohne Zusätze anstelle von raffiniertem Speisesalz. Es ist nicht erwiesenermaßen gesünder, aber es schmeckt besser.
- Gehen Sie verschwenderisch mit frischen Gartenkräutern um, das deckt einen Teil des Magnesiumbedarfs.
- Essen Sie zweimal pro Woche Meeresfisch und setzen Sie zusätzlich ein richtig gutes Omega-3-Fettsäuren-Präparat ein.
- Dunkle Beeren wie Heidelbeeren, Aronia und Schwarze Johannisbeeren enthalten viele wichtige Antioxidantien, die Polyphenole.
- Probieren Sie sich durch diverse Arten von Pilzen. Nicht nur der Zuchtchampignon, auch Pfifferlinge, Steinpilze, Austernseitlinge, Shiitake-Pilze, Morcheln, Mu-Err-Pilze und andere Speisepilze (die auch »Heilpilze« sind) erhalten die guten Fließeigenschaften des Blutes und können vor Infarkten schützen.
- Kurkuma, Ingwer, Berberitze, Schwarzkümmelsamen und getrocknete Maulbeeren geben vielen Gemüsegerichten eine wunderbar orientalische Note und stärken das Herz.

Nahrungsergänzung

Es gibt Indikationen, die in therapeutische Hände gehören. Haben Sie Herzbeschwerden, suchen Sie auf alle Fälle einen Arzt auf. Für ein gezieltes Vorgehen ist es wichtig zu wissen, ob die Herzkranzgefäße gelitten haben, ob der Blutdruck erhöht ist, um welche Uhrzeit sich Spitzen zeigen, ob die Herzklappen dicht schließen und ob die linke

Herzhälfte gut arbeitet. Da es neben Dysbiosen sehr verschiedene Ausprägungen und Ursachen für Herz- und Gefäßerkrankungen gibt, benötigen Sie als Fundament für weiteres gezieltes Vorgehen eine vernünftige Untersuchung und aussagekräftige Labordiagnostik (und einen Therapeuten oder eine Therapeutin, der/die sie zu interpretieren versteht). Danach können Sie gerne und gezielt unsere Tipps zur Nahrungsergänzung annehmen.

Die wichtigsten Substanzen für ein tüchtiges Herz sind die Omega-3-Fettsäuren DHA und EPA, Vitamin D, Vitamin B_{12}, Folsäure, Magnesium, Kalium und Coenzym Q_{10}. Das bedeutet nicht, dass keine anderen notwendig wären.

Auch die Vitamine A und E sind Schlüsselsubstanzen fürs Herz. Es sind gute Antioxidantien, die jede Körperzelle davor schützen, von ROS (»freien Radikalen«) angegriffen zu werden. Vitamin E schützt ungesättigte Fette davor, zu gesättigten Fetten zu oxidieren, und es hält Zellmembranen elastisch, auch in den Blutgefäßen. Und bitte haben Sie keine Angst vor Vitamin K_2! Auch dann nicht, wenn Sie Blutverdünner einnehmen. Grade K_2 ist ein Segen bei verengten Gefäßen. Oft wird von Vitamin K abgeraten, sogar vor grünem Blattgemüse gewarnt, weil Vitamin K an der Blutgerinnung beteiligt ist und die Wirkung der Medikamente beeinträchtigen könnte. Das ist überholt bzw. betrifft nur Unterformen des Vitamins. So ist zwar Vitamin K_1 in grünen Blattsalaten und Gemüsen enthalten, aber Sie müssten mehr als 1 Kilo davon essen, damit sich das bemerkbar machte. Was wir empfehlen, ist Vitamin K_2, das in der Botanik nicht vorkommt und nur modulierend an der Gerinnung beteiligt ist. Auch was die Dosierung betrifft, sind Sie bei handelsüblichen Produkten mit 25 bis 100 µg K_2 sicher. Eine Portion Natto (das sind in Reisstroh fermentierte Sojabohnen, ein Grundnahrungsmittel in Japan) enthält etwa 500 µg K_2.

Lebensmittel oder Ergänzungen mit Phytosterolen (z. B. Sesamsaat, Sonnenblumenkerne, Sojaöl) wirken cholesterinsenkend.

Knoblauch unterstützt mit seiner Schwefelverbindung Allicin die Fließeigenschaften des Blutes und senkt den Cholesterinspiegel. Keine Ausrede: Wer ihn nicht essen mag, kann ihn in Kapselform einnehmen.

Roter Reis wirkt dank des Inhaltsstoffs Monacolin-k cholesterinsenkend.

Wenn die Laborwerte von TAMO unauffällig sind, ist L-Carnitin eine Option. Das ist eine Substanz, die der Körper aus der Aminosäure Lysin synthetisieren kann. L-Carnitin wird benötigt, um langkettige Fettsäuren zur Oxidation in die Mitochondrien von Muskelzellen zu transportieren, und das Herz ist nun mal ein besonders anspruchsvoller Muskel.

Des Weiteren empfehlen wir Ihnen, 2 Gramm Omega-3-Fettsäuren pro Tag einzunehmen und als zusätzliche Magnesiumquelle vor der Bettruhe 1 TL Gerstengraspulver (Drogerie oder Jomu-Versand) in Wasser zu trinken. Oft liegt bei Herz- und Gefäßthemen auch eine Unterversorgung mit B-Vitaminen vor.

Auch wenn Sie das nicht gerne hören werden: Hoher Fleischverzehr geht fast immer mit hohem Salzkonsum und niedrigem Verzehr von dunkelgrünem Gemüse, einer der Top-Magnesiumquellen, einher. So wird das nichts mit der Blutdrucksenkung und der verbesserten Kalium-/Magnesium-Versorgung. Das ist der Grund für die häufige Empfehlung mediterraner Kost bei Hypertonie: Sie enthält mehr Fisch, weniger Fleisch und viel Gemüse. Noch besser: GutBalance.

Milde Arzneien

Günstig für die allgemeine Herzfunktion sind Ausleitungstherapien, über die wir schon an anderer Stelle gesprochen haben, eine Darmsanierung würde passen, und die Stärkung des Herzens ist fast immer eine gute Idee. Zum Beispiel mit Präparaten aus den Heilpilzen Polyporus und Coriolus, mit den anthroposophischen Mitteln Cactus comp. II von Wala oder Aurum/Hyoscyamus comp. von Weleda. Die besten und verlässlichsten Untersuchungen gibt es zu Weißdorn (Crataegus). Er ist als pflanzliches oder homöopathisch aufbereitetes Mittel (z. B. Cralonin Tropfen von Heel) hilfreich. Weißdorn verbessert die Durchblutung der Herzkranzgefäße, entlastet das Herz und erhöht seine Sauerstoffversorgung. Bitte klären Sie Ihren konkreten Bedarf und die geeignete Vorgehensweise mit einem naturheilkundlich orientierten Therapeuten ab!

Krankheiten der Nerven und der Psyche

Veränderungen in der Darm-Mikrobiota werden mit einer Reihe von neurologischen und psychiatrischen Erkrankungen in Verbindung gebracht. Der Darm steht über die Darm-Hirn-Achse (mehr dazu im Kapitel über die Darm-Körper-Achsen, Seite 43) in ständiger Kommunikation mit dem Gehirn, und das Darm-Mikrobiom ist der Motor dieser Kommunikationsschiene. Unsere Bakterien und ihr Umfeld synthetisieren Neurotransmitter, die über das Blut an das Gehirn gesendet werden, darunter sind Serotonin, Dopamin und Noradrenalin. Auch entzündungsfördernde Botenstoffe (proinflammatorische Zytokine) und kurzkettige Fettsäuren gelangen in den Blutkreislauf und zum Gehirn.

Im Kapitel über die Darm-Hirn-Achse (Seite 43) haben wir den Vagusnerv erwähnt. Der X. und längste Hirnnerv ist Teil des vegetativen Nervensystems, und zwar des parasympathischen Teils. Das ist die Entspannungsabteilung. Der Nerv zieht vom Hinterkopf durch den Brust- und Bauchraum und innerviert fast alle inneren Organe. Der Vagus ist der Hauptnerv, der den Darm mit dem Gehirn verbindet. Er spielt auch eine wichtige Rolle bei der Expression von Rezeptoren im Gehirn. Es scheint, dass Bakterien und ihre Stoffwechselprodukte den Nerv gewissermaßen als Wanderroute nutzen: Wird der Nerv durchtrennt, dann ist die Wanderroute für die Darmbakterien blockiert. Werden die Darmbakterien aus dem Darm entfernt, dann verwaist der Wanderweg. Es gibt also gute Gründe, für Traffic auf der Route zu sorgen. Und das geht ganz einfach, wenn es der Mikrobiota gut geht.

Immer mehr Untersuchungen zeigen inzwischen den Einfluss der Mikrobiota im Darm auf die nervliche Gesundheit. Negative Veränderungen der Mikrobiota können ein Leaky-Gut-Syndrom hervorrufen, was zu einer Steigerung der LPS im Blut und in der Folge zur Aktivierung entzündlicher Prozesse im Körper führt. Solche Entzündungen können die Entstehung von Schizophrenie, Depressionen und bipolaren Störungen begünstigen. Auch wurde z. B. festgestellt, dass sich die Stuhlproben autistischer Kinder von denen gesunder Kinder deutlich unterscheiden. Bei den autistischen Kindern wurde eine bis zu

10-fache Erhöhung der relativen Häufigkeit der Gattung Clostridium festgestellt.

Und das ist noch nicht alles. Es gibt erste Hinweise, dass Darmbakterien die Denk- und Gedächtnisleistung verbessern können.

Im Folgenden zeigen wir beispielhaft an Depressionen, dem M. Parkinson und dem Chronic-Fatigue-Syndrom den Zusammenhang zwischen der Darm-Mikrobiota und den psychischen und neurologischen Erkrankungen.

Depressionen

Warum wird ein Mensch depressiv? Diese Frage ist sehr schwer zu beantworten. Depressionen können viele Ursachen haben. Eine erbliche Belastung mag eine Rolle spielen, persönliche Schicksalsschläge, soziale Probleme wie Arbeitslosigkeit oder der Verlust einer geliebten Person durch Tod oder Trennung. Die meisten Menschen und auch Therapeuten denken bei einer Depression nicht daran, welche große Rolle das Mikrobiom und die Darmschleimhaut spielen. Sollte also ein Psychiater einen Stuhltest machen, bevor er Psychopharmaka verschreibt? Keine schlechte Idee. Viele Forscher meinen sogar, dass die Darmschleimhaut der Dreh- und Angelpunkt bei der Entstehung einer Depression ist.

Im einfacheren Fall liegt einer Depression eine Fruktosemalabsorption zugrunde. Fruktose wird in diesem Fall im Dünndarm nicht aufgenommen, verbindet sich mit Tryptophan zu Fruktose-Tryptophan-Komplexen und rutscht in tiefere Darmabschnitte. Damit wird dem Organismus Tryptophan entzogen, ein wichtiger Baustein für das Glückshormon Serotonin. Bei diesem »Fehler im System« hilft bereits eine Ernährung mit Verzicht auf Obst und andere Fruchtzuckerquellen und auch auf die in ihrer Struktur ähnlichen Zuckeraustauschstoffe Sorbit, Xylit und Erythrit.

Im schwierigeren Fall liegt der Depression ein Leaky Gut mit nachfolgender silent inflammation (Seite 40) zugrunde. Bei einer silent inflammation kann die Aktivität des Enzyms IDO bis auf das 4 000-Fache gesteigert sein. Weil IDO den Abbau der Aminosäure Tryptophan ankurbelt, steht dem Körper zu wenig Serotonin zur Verfügung. Damit fehlt ihm das Molekül, das stimmungsaufhellend wirkt, entspannt, das Schmerzempfinden senkt und die Ausgangssubstanz des »Schlafhormons« Melatonin ist. Eine erhöhte IDO-Aktivität ruft aber nicht nur einen Mangel an dem Glückshormon hervor, sondern fördert auch die Produktion von Kynureninen im Stoffwechsel, Substanzen, die die Nerven schädigen können. Eine hohe IDO-Aktivität begünstigt also Niedergeschlagenheit auf zwei biochemischen Wegen. Und ist die IDO erst einmal angeregt, dann verstärkt sie sich von selbst weiter. Die Schieflage bleibt dauerhaft bestehen und verfestigt depressive Verstimmungen und Schlafstörungen. Höchste Zeit, um über den Darm den Dauerblues zu durchbrechen.

Ein Anfang auf dem Weg aus der Depression könnte deshalb der Silent-Inflammation-Check sein: Er zeigt die subklinischen Entzündungen, die mit klassischen Entzündungsparametern im Blut wie dem C-reaktiven Protein gar nicht erfasst werden.

Eine sogenannte Metaanalyse (eine »Oberanalyse«, die viele verschiedene Untersuchungen zum selben Thema beurteilt) kam zu dem Ergebnis, dass die Einnahme von probiotischen Bakterien einen positiven Einfluss auf psychische Probleme wie Depressionen, Ängste und Stress haben kann. So verbesserte eine achtwöchige Einnahme von Lactobacillus acidophilus, Lactobacillus casei und Bifidobacterium bifidum das Befinden von Menschen mit Depressionen.

Therapieoptionen

Unsere therapeutischen Empfehlungen zielen darauf, das Leaky-Gut-Syndrom zu beseitigen (siehe unser Schema, Seite 95) und die Belastung des Körpers mit LPS zu reduzieren. Wir empfehlen eine Kur mit Diosmektit (Seite 81), das LPS bindet und aus dem Körper transportiert. Achten Sie auf eine gute Versorgung mit Vitamin D_3 und den Vitaminen des B-Komplexes, sie wirken stimmungsaufhellend. Eine besondere Rolle hat mal wieder Faecalibacterium prausnitzii. Je weniger von diesem guten Bakterium vorhanden ist, umso heftiger ist meist die Ausprägung einer Depression. Im Kapitel »Die kleine Lösung« (Seite 192) erfahren Sie, wie Sie dieses gute, auch antidepressiv wirkende Bakterium wieder anfüttern können. Für den Weg aus der Depression sollten auf dem Speiseplan möglichst Nahrungsmittel mit viel Tryptophan stehen. Dazu gehören Geflügelfleisch und Fisch, Hüttenkäse, Steinpilze, Bananen, Kürbiskerne, Sesam und Kakao. Es sind immer auch proteinreiche Lebensmittel, da Tryptophan ein Eiweißbaustein ist. Genießen Sie Ihre Glücksmomente auf dem Teller! Zusätzlich helfen die Ballaststoffe in pflanzlichen Tryptophan-Quellen, gezielt die kommensalen – guten – Darmbakterien anzufüttern, die Ihnen aus der Depression oder den depressiven Verstimmungen heraushelfen.

Achtung: Während der Schwangerschaft sollte an der IDO-Aktivität nicht gedreht werden.

Morbus Parkinson

Morbus Parkinson gehört zu den häufigsten Nervenerkrankungen älterer Menschen. Die wichtigsten Symptome sind Verlangsamung der Bewegungen, Muskelsteifigkeit, Zittern und eine Einschränkung der Mimik. Der M. Parkinson hat seinen Ausgangspunkt in der Substantia nigra (schwarze Substanz) im Mittelhirn. Dort wird der »Bewegungs-Botenstoff« Dopamin hergestellt. Er ist der Regulator unserer Bewegungen. Wenn 60 bis 70 % der dopaminproduzierenden Zellen abgestorben sind, kommt es zu einem Mangel an Dopamin als Ursache der Symptome bei M. Parkinson.

Oft treten viele Jahre vorher Symptome auf, wie eine Änderung der Schrift und Kreislaufstörungen. Bei Menschen, bei denen die Diagnose M. Parkinson im Frühstadium gestellt wurde, konnte man im Nervensystem der Darmwand, dem enterischen Nervensystem, einen Eiweißstoff, das sogenannte Alpha-Synuklein, nachweisen. Es gibt Hinweise darauf, dass dieser Eiweißstoff für die Abtötung der Zellen, die das Dopamin produzieren, verantwortlich ist. Auch Magen-Darm-Probleme können die Patienten schon Jahre vor dem Auftreten der klassischen Symptome eines M. Parkinson haben. Hier spielt wiederum das enterische Nervensystem eine besondere Rolle. Eine Studie aus dem Jahr 2019 zeigt, dass die Darm-Mikrobiota erheblich weniger entzündungshemmende und neuroprotektive (die Nervenfasern und Nervenzellen schonende) Bakterien hat. Es fehlen ebenso Bakterien, die die Darmbarriere dicht halten, wie Faecalibacterium prausnitzii. Nehmen Menschen mit M. Parkinson »Parkinsonmedikamente« wie L-Dopa oder Entacapon ein, verschlimmert sich die Mikrobiota-Problematik noch. Diese Medikamente verändern signifikant die Häufigkeit von Bakterien wie Faecalibacterium prausnitzii, Bifidobacterium, Enterococcus und Ruminococcus.

Außerdem vermuten die Wissenschaftler, dass Darmentzündungen und ein Leaky-Gut-Syndrom an der Entstehung des M. Parkinson beteiligt sein können. In einer deutschen Studie aus dem Jahr 2018 haben die Forscher Zonulin und Alpha-1-Antitrypsin als Marker für eine vermehrte Darmdurchlässigkeit bei Menschen mit M. Parkinson und bei gesunden Kontrollpersonen gemessen. Die beiden »Darmbarriere-Marker« waren bei den Parkinsonpatienten signifikant erhöht – also deutliche Hinweise für ein Leaky-Gut-Syndrom. Es gibt Erkrankungen und Erkrankungsrisiken, bei denen es durchaus Sinn machen kann, nicht nur die Leitkeime der Mikrobiota und Entzündungsparameter im Stuhl zu bestimmen, sondern tatsächlich das Mikrobiom (also nicht die Darmbakterien, sondern ihre Gene) mit modernem Next-Generation-DNA-Sequencing zu analysieren. M. Parkinson gehört dazu.

Bei den Untersuchungen zum Zusammenhang zwischen der Mikrobiota und dem Entstehen eines M. Parkinson gibt es noch »Luft nach oben«. Offen ist auch, ob die Einnahme von Probiotika so auf die Darm-Hirn-Achse einwirkt, dass das Fortschreiten der Symptome bei M. Parkinson oder gar die Entwicklung eines M. Parkinson verhindert werden kann. Schon aus heutiger Sicht macht es aber Sinn, bei Patienten mit M. Parkinson – gleich, ob sie medikamentös behandelt werden oder nicht – die Mikrobiota zu untersuchen und gegebenenfalls therapeutisch einzugreifen. Zur Diagnostik empfehlen wir die Untersuchung der Darm-Mikrobiota und des »Schleusenparameters« Zonulin zur Diagnostik des Leaky-Gut-Syndroms. Wir haben mit entsprechenden Therapien überzeugende Veränderungen erleben dürfen: mindestens Stagnation, öfter sogar Verbesserung der Symptomatik einschließlich einer Erleichterung bei der Darmträgheit.

Therapieoptionen

Die Therapie umfasst eine Sanierung der Mikrobiota, unsere GutBalance-Ernährung unter Einbeziehung von Multi-Strain-Probiotika (Seite 83), Sporen-Probiotika (Sporen sind Dauerformen einiger Bakterienarten, z. B. von Bacillus subtilis und B. coagulans, sie über-

Die folgenden Lebensmittel enthalten besonders viel Arachidonsäure:

Lebensmittel	Arachidonsäure-gehalt in g/100g
Margarine	3,4
Schweineschmalz/-fett	1,7
Blätterteig Croissant	1,1
Brathähnchen, Schenkel	0,4
Baby-Pute	0,3
Kalbskotelett	0,3
Thunfisch	0,3
Leberwurst	0,3
Hühnerei/Eigelb	0,2

leben jede noch so saure Magenpassage), die Zuführung von Vitamin B_1, B_3, B_6, B_{12}, Folsäure, D_3, Omega-3-Fettsäuren, Alphaliponsäure und NADH (Nicotinamid-Adenin-Dinukleotid-Hydrid). Und auch für CBD-Öl gibt es Wirksamkeitsnachweise (Cannabidiol aus Hanf verursacht keinen Rausch).

Tipp: Sorgen Sie ergänzend zum Fisch- oder Algenöl für mehrere Fischmahlzeiten pro Woche und verzehren Sie Lebensmittel mit viel Arachidonsäure nur in kleinen Mengen (siehe Tabelle (Seite 113). Bitte passen Sie die GutBalance-Ernährung entsprechend an oder vereinbaren Sie eine Ernährungsberatung. Würzen Sie häufig mit Kurkuma.

Chronic-Fatigue-Syndrom

Das chronische Erschöpfungssyndrom, Chronic-Fatigue-Syndrom bzw. CFS, ist eine mysteriöse Erkrankung mit sehr unspezifischen Beschwerden, wie eben der schnellen Erschöpfung und langsamen Erholung nach Anstrengung. Wissenschaftler vermuten, dass dieser Erkrankung in vielen Fällen eine Virusinfektion vorausgeht. So geht das Post-COVID-Syndrom häufig mit CFS einher, das gilt auch für eine Infektion mit dem Epstein-Barr-Virus (EBV). Vielleicht haben Sie schon davon gehört oder von Mononukleose bzw. »kissing disease«? Eine klassische Übertragungsart ist Knutschen im Teenager-Alter. Die akute EBV-Infektion wird meist mit einem grippalen Infekt verwechselt, aber das Virus verbleibt lebenslang im Körper und kann diverse unangenehme Spätfolgen haben. Eine mögliche ist das CFS. Aber da wir gelernt haben, dass »der Erreger (fast) nichts ist, aber das Terrain alles« (Seite 19), sollte die Strategie darin bestehen, diesem Virus seinen fruchtbaren Boden zu entziehen.

Wir haben Fatigue-Symptomatik in unterschiedlichen Ausprägungen aber auch bei Patienten in Zusammenhang mit onkologischen und chronisch-entzündlichen Darmerkrankungen gesehen – bei Letzteren sowohl in akuten Phasen als auch in Zeiten der Remission. In der Mikrobiota zeigt sich in Studien eine Dysbiose. Das erkennt man in der Standard-Stuhlanalytik nur unspezifisch, denn die typischerweise bei Fatigue quantitativ veränderten Bakterienarten wie Eubacterium hallii oder Vertreter der Gattung Cosenzaea gelten nicht als Schlüsselarten und werden im Befund nicht ausgewiesen. Hier wäre eine Mikrobiom-Analyse bzw. ein 16S-Sequencing (Seite 48) aufschlussreich, aber auch ohne diese Untersuchung ist eine Darmsanierung mit Enterokokken, E. coli, Laktobazillen und Bifidobakterien einen Versuch wert, natürlich ergänzt durch knackige pflanzliche Frischkost.

Therapieoptionen

Für Betroffene ist wichtig zu wissen, dass es nicht eine einzelne Maßnahme, sondern die Kombination aus Darmsanierung, Lebensstilveränderungen (Verzicht auf Nikotin, mehr leichte körperliche Aktivität im Freien), GutBalance-Ernährung und mindestens die Big Five unserer Nahrungsergänzungen ist, die zur Besserung führt (mehr zu den »Big Five« erfahren Sie im Kapitel »Ernährungstipps für Ihr Immunsystem«, Seite 87).

Die Erfahrung der Autorinnen ist: CFS kann mit Nahrungsmitteln, die auch bei autoimmunen Prozessen geeignet sind (Seite 176), in die Besserung kommen. Die Stoffwechsellage und das Milieu im Zwischenzellraum verändern sich nicht von heute auf morgen, dafür braucht es ein Vierteljahr oder mehr an Therapietreue. Starten Sie hiermit:

täglich ein Glas frischer Staudenselleriesaft oder ein großes Glas Wasser mit dem Saft einer ganzen ausgepressten Zitrone – und eine Handvoll blaue Beerenfrüchte. Verzichten Sie auf Getreide, Industriezucker, Ei, rotes Fleisch und Nachtschattengewächse wie Kartoffeln, Tomaten, Paprika, Auberginen, Okraschoten.

Tipp: Bitte passen Sie die GutBalance-Ernährung entsprechend an oder vereinbaren Sie eine Ernährungsberatung.

Nahrungsergänzung: Unerlässlich sind die Big Five (Omega-3-Fettsäuren, Vitamin D, Vitamin C, Zink und Selen), ebenfalls hilfreich sind Coenzym Q_{10}, die Vitamine B_1, B_6, B_{12} und Folsäure sowie Polyphenole.

Gönnen Sie Ihrem Körper Ruhe und Entspannung. Das kann durch ein Resilienz-Training erfolgen, gegebenenfalls unterstützt durch adaptogene Pflanzenextrakte wie Ashwaganda, Rhodiola oder das chinesische »Kraut der Unsterblichkeit«, Jiaogulan. Lassen Sie sich in der Apotheke beraten, nicht im Internet.

Auch wenn es schwerfallen mag, gehen Sie raus, suchen Sie Bewegung im Tageslicht. So wird auch der Darm bewegt, und die Nerven des Bauchhirns können regenerieren.

Auch das Abklopfen der Meridiane (Anleitungen hierzu finden sich im Internet) oder Höhenintervalltraining (Hypoxietraining) sind gute Optionen.

Atopische Erkrankungen

Bei atopischen Erkrankungen haben die Betroffenen eine erbliche Veranlagung, auf allergieauslösende Stoffe eine übersteigerte Abwehrreaktion zu entwickeln. Zu diesen Krankheiten gehören allergischer Schnupfen, Heuschnupfen eventuell mit allergischer Bindehautentzündung, Asthma und Neurodermitis.

Die Weichen dafür, dass jemand eine atopische Erkrankung oder eine Allergie in seinem Leben entwickelt, werden in den ersten 100 Lebenstagen gestellt. Wie im Kapitel »Die Rolle von Immunglobulinen« (Seite 16) beschrieben, muss es im Körper eine Balance zwischen einer TH1- und einer TH2-Immunantwort geben. Sonst können sich starke Entzündungen oder Allergien entwickeln. Bei der Geburt hat das Kind ein Ungleichgewicht des Immunsystems mit einer Verschiebung in Richtung TH2. In den folgenden 100 Tagen wird die »TH2-Immunlage« langsam heruntergefahren und das kindliche Immunsystem entwickelt, gleichzeitig siedeln sich die bakteriellen Familien und Arten im Darm an. Während die Babys wachsen, ihr Köpfchen halten können, gezielt zu greifen und zu lächeln beginnen, tut sich etwas »hinter den Kulissen« im Darm. Wird der natürliche Aufbau der Darm-Mikrobiota gestört, kann der Weg zu den atopischen Krankheiten und Allergien geebnet werden. Bereits im Alter von einem Monat hatten Kinder, die später eine atopische Krankheit entwickelten, eine deutlich andere Darm-Mikrobiota als später gesunde Kinder. Das zweite Problem ist das Immunsystem des Babys. Falls sich die TH2-Immunlage nicht beruhigt und die TH2-Zellen weiter »herumtoben«, steigt das Risiko für Allergien, Neurodermitis, Asthma usw.

Schon in den 80er-Jahren des vergangenen Jahrhunderts haben Forscher die sogenannte Hygienehypothese aufgestellt. Sie besagt, dass Kinder in Städten in sehr sauberen Haushalten, wo die Mutter mit »Meister Proper« oder Ähnlichem herumputzt, häufiger atopische Krankheiten entwickeln als Kinder, die in einer bakterienreichen Gegend wie auf einem Bauernhof aufwachsen. Man nennt das auch den »Bauernhofschutzfaktor«. So wurden aus Stäuben von Ställen bestimmte schützende Bakterien isoliert und ein Eiweiß im Urin der Kuh entdeckt, das vor Pollenallergien schützen soll. Die Studien führten tatsächlich zur Entwicklung einer »Kuhpille«, die mit dem Slogan »der Bauernhof-Effekt für zu Hause« beworben und bei allergischem Schnupfen empfohlen wird (immunoBON).

Am besten ist aber, wenn ein Heuschnupfen oder eine Neurodermitis erst gar nicht entstehen. Man kann dem bis zum 3. Lebensjahr mit der Einnahme von Bakterien vorbeugen. An der Charité in Berlin wurde eine groß angelegte Studie zur Neurodermitis durchgeführt. Ab der 5. Lebenswoche erhielten die Säuglinge ein Lysat-Präparat aus einem inaktivierten E.-coli-Stamm und einem inaktivierten Enterococcus-faecalis-Stamm (Pro-Symbioflor). Die Studienergebnisse zeigen, dass der Entwicklung einer Neurodermitis vorgebeugt werden kann. Vorrausetzung ist allerdings, dass nur ein Elternteil ein »Atopiker« ist. Sind beide Elternteile betroffen, ist die genetische Belastung zu groß. Unsere Empfehlung: Falls Ihr Kind oder Enkelkind eine erbliche Belastung für eine atopische Erkrankung hat, beugen Sie mit einer sechsmonatigen Gabe des Lysats vor (ab der fünften Lebenswoche bis zum 3. Lebensjahr möglich).

Für eine gezielte Therapie sollte bei allen atopischen Krankheiten die Darm-Mikrobiota untersucht werden.

Allergischer Schnupfen/ Heuschnupfen

Es gibt zwei Arten von allergischem Schnupfen: denjenigen, der das ganze Jahr über andauert, und denjenigen, der nur saisonal auftritt. Der saisonale allergische Schnupfen ist der Heuschnupfen. Das Wort »Heuschnupfen« trifft es überhaupt nicht. Denn die Krankheit ist nicht nur ein Schnupfen und Heu spielt meist auch keine Rolle.

Wenn sich die meisten Menschen freuen, dass im Frühjahr schönes Wetter ist, die Sonne scheint und es grünt und blüht, kann das anderen ein Graus sein – wie meiner Freundin Charlotte. Sie hat Heuschnupfen. Ihr Problem sind die Pollen der Frühblüher von Erle, Hasel und Birke. Wie andere an Heuschnupfen Leidende hat sie eine ständig laufende Nase (es gibt auch Heuschnupfen-Geplagte mit verstopfter Nase), Niesreiz – sie kann bis zu 20-mal nacheinander niesen, die Nase und der Hals jucken. Aber auch die Augen sind betroffen. Charlotte hat rote, juckende, geschwollene und tränende Augen, da sich zum Heuschnupfen gerne eine allergische Bindehautentzündung gesellt. Aber nicht nur das. Wenn die Pollen bei schönem Wetter so herumschwirren, geht es ihr – wie anderen Betroffenen auch – richtig schlecht. Sie ist den ganzen Tag müde, abgeschlagen und kann sich nicht konzentrieren, obwohl sie sonst richtig aktiv ist. Der Heuschnupfen beschränkt sich also nicht auf die Nase oder Augen, die ganze Person ist davon erfasst. Menschen wie Charlotte gibt es in Deutschland sehr viele. Die Zahlen schwanken: Jeder dritte bis siebte Deutsche leidet an Heuschnupfen.

Ursachen für einen ganzjährigen allergischen Schnupfen sind hauptsächlich eine Hausstaubmilbenallergie, eine Tierhaarallergie oder eine Schimmelpilzallergie.

Sowohl beim allergischen Schupfen als auch beim Heuschnupfen handelt es sich um eine Inhalationsallergie vom Soforttyp: Sekunden oder Minuten nach dem Kontakt mit dem Allergen wird eine allergische Reaktion hervorgerufen. Der Körper ist auf eine TH2-Reaktionslage und vermehrte IgE-Bildung gepolt (Seite 17). Ganz am Ende der allergischen Kaskade kommt es zu einer überschießenden Ausschüttung des Botenstoffes Histamin, der letztlich die allergischen Symptome hervorruft. Aber das steht wirklich am Ende der Kaskade einer überschießenden Immunantwort, die ihren Anfang im Darm hat. Daher ist die herkömmliche Therapie mit den »Antihistaminika« (Sie sehen: schon wieder ein »Anti-Mittel«) zwar akut mehr oder weniger wirksam, unterdrückt aber nur die Symptome durch ihre »Antihistaminwirkung«. Die Ursache der Problematik, nämlich die überschießende, fehlgeschaltete Immunreaktion, löst sie nicht. Wir empfehlen Ihnen daher, auf lange Sicht kritisch zu sein mit diesen Antihistaminika wie Ceterizin oder Loratidin, die in Heuschnupfenzeiten die Schaufenster der Apotheken mit großen Reklamepostern füllen.

Neben den Akutpräparaten wird den mit einem allergischen Schnupfen geplagten Menschen eine Hypo- oder Desensibilisierung empfohlen. Dabei handelt es sich um eine Therapie, bei der das Immunsystem an die allergieauslösenden Faktoren gewöhnt wird. Zu diesem Zweck werden meist über 3 bis 5 Jahre (!) hinweg den Betroffenen die Allergene vom Arzt in die Haut gespritzt oder der Betroffene nimmt sie täglich als Tablette ein. Was so nett auch als »Allergieimpfung« bezeichnet wird, hat eine Erfolgsquote von maximal 60 bis 70 %. Viele Patienten profitieren gar nicht von einer solchen Therapie – im Gegenteil.

Eine richtige Diagnostik ist sinnvoll. Von Ärzten empfohlen wird der »Pricktest«. Das ist ein Hauttest, bei dem eine Lösung mit dem Allergen auf die Haut (gerne Vorderseite des Unterarms) geträufelt und anschließend die Haut eingeritzt wird. Die Alternative ist ein Inhalationssuchtest und zur Eingrenzung des Allergens ein genauer Test auf einzelne Allergene wie Gräser, Kräuterallergene oder Tierepithelien etc.

Wir möchten Ihnen Alternativen zu den Antihistaminika (oder gar Cortisonpräparaten) aufzeigen (Seite 118).

Tipps: Tägliche Nasenduschen mit einer Salzlösung, immer die Schleimhäute befeuchten, z. B. mit feuchten Tüchern. Überprüfen Sie täglich, wie und wo der Pollenflug sich bewegt (etwa auf der Website des Deutschen Wetterdienstes), halten Sie bei starkem Pollenflug die Türen und Fenster geschlossen, lüften Sie bei geringem Pollenflug, staubsaugen Sie häufig und mit Mehrfach-Filtersystem und wischen Sie öfter Staub. Versprühen Sie Em-a, das ist eine Lösung aus aktivierten effektiven Mikroorganismen, sie wirken wie ein biologischer Lufterfrischer. Entledigen Sie sich der Tageskleidung nicht im Schlafzimmer, sondern im Bad. Ist Hausstaub das Problem, dann tauschen Sie Ihre Polstergarnitur gegen ein Ledersofa aus und sorgen Sie für kurzflorigen oder besser glatten Bodenbelag, der nicht potenziell allergieauslösend ist – Bodenbeläge und Möbel aus Verbundmaterialien kommen nicht infrage.

Homöopathische Präparate gegen Allergien

Präparat	Beschwerden
Allium cepa (Zwiebel)	Erkältung und Heuschnupfen: tränende Augen, Tränen mild, Augen und Augenlider geschwollen, ständiges Niesen, scharfes, brennendes Nasensekret
Galphimia glauca (Kleiner Goldregen)	brennende, gerötete Augen, Augen und Nase geschwollen, Augen tränen, Niesanfälle
Cardiospermum halicacabum (Ballonrebe)	»Cortison der Homöopathie«, übergreifendes, bewährtes Mittel bei Allergien, Juckreiz aller Art, Heuschnupfen, Ekzemen
Luffa operculata (Schwammgurke)	erschwerte Nasenatmung, trockene Nasenschleimhäute, Borken in der Nase, Mundtrockenheit, Sekret zäh oder tropfend dünnflüssig, Brennen im Hals, trockene Nase bei längerer Anwendung von Nasensprays
Euphorbia canariensis (Kanaren-Wolfsmilch)	Entzündung der Schleimhäute, Niesreiz, Augen betroffen mit Konjunktivitis und Lidrandentzündung
Sticta pulmonaria (Lungenflechte)	Niesreiz, Druck und Völleempfindung an der Nasenwurzel, dauerndes Verlangen, die Nase zu schnäuzen, schmerzhafte Trockenheit der Schleimhäute, Husten trocken und hackend
Euphrasia (Augentrost)	Heuschnupfen mit wässrigen und brennenden Tränen, Brennen und Stechen in den Augen
Arundo (Pfahlrohr)	Auslöser Luftverschmutzung, Jucken: Kopf – Nase – Gaumen, blaues Nasensekret und Auswurf, Geruchsverlust
Solanum dulcamara (Bittersüßer Nachtschatten)	Auslöser: frisch gemähtes Gras und Heu, verstopfte Nasen – blutige Krusten – ständiges Niesen, Jucken der Zungenspitze und der Lippen
Cinnabaris (Zinnober)	Heuschnupfen mit Sinusitis und geschwollenem Hals und Mandeln
Kalium bichromicum (Kaliumbichromat)	Heuschnupfen mit eitriger Sinusitis und zähen Absonderungen

Mikrobiologische Therapie bei Allergien: Stufenschema Immun

	Monat 1	Monat 2	Monat 3	Monat 4	Monat 5
Modul 1	Lysat				
Modul 2		Lysat + Enterokokken			
Modul 3			Lysat + Enterokokken		
Modul 4				Enterokokken + E. coli	
Modul 5					Enterokokken + E. coli

Therapieoptionen
In Bezug auf die Ernährung ist es wichtig, auf frische und bunte Lebensmittel aus organischem Anbau zu setzen und synthetische Zusatzstoffe zu meiden. Gehen Sie zurückhaltend mit Milchprodukten um, vielleicht testen Sie über mehrere Monate Milchprodukte von Schaf und Ziege oder pflanzliche Alternativen und protokollieren Veränderungen. Halten Sie Ihre Mikrobiota in Form, das ist das A und O: Mit dem oben stehenden Stufenschema Immun, mit prä- und probiotischen Lebensmitteln, die auch selbst gemacht sein können (Sauerkraut oder auf der Fensterbank fermentiertes Gemüse), mit einer Detox-Kur aus Heilerde oder einem anderen Gesteinsmehl (Seite 81) und dem spagyrischen Trio aus Silybum, Urtica-Arsenicum und Solidago von Phönix.

Wir empfehlen Ihnen als Alternative zu chemischen Mitteln auch bewährte homöopathische Präparate in tiefen Potenzen (D6 bis D12).

Geeignet sind auch homöopathische Komplexmittel wie das »Heuschnupfenmittel DHU«, Adrisin von Heel oder das spagyrische Mittel Proal von Pekana. Diese Mittel unterdrücken nicht die Symptome, sondern balancieren das Immunsystem.

Langfristig gute Erfolge haben auch Akupunktur und eine Eigenbluttherapie.

Der Königsweg ist allerdings, das Problem an der Wurzel zu packen und die Ursache des hochgepushten Immunsystems anzugehen. Dafür eignet sich folgendes Stufenschema zur Regulierung der Darm-Mikrobiota, mit dem die Autorinnen sehr gut Erfolge erzielen. Gerne auch gemeinsam mit einer homöopathischen Akuttherapie und Eigenbluttherapie.

Dosierung IMMUN – ERWACHSENE:

Lysat: im 1. Monat beginnend mit 2 × 5 Tropfen und ab dem 2. Tag täglich um einen Tropfen steigern bis auf 2 × 20 Tropfen, Dosierung beibehalten bis Monatsende; im 2. Monat: 1 × 20 Tropfen täglich | Enterokokken 2 × 20 Tropfen täglich | E. coli beginnend mit 2 × 5 Tropfen, ab dem 2. Tag täglich um einen Tropfen steigern auf 2 × 20.

Dosierung IMMUN – KINDER:

Lysat: im 1. Monat beginnend mit 2 × 5 Tropfen und ab dem 2. Tag täglich um einen Tropfen steigern bis auf 2 × 10 Tropfen, Dosierung beibehalten bis Monatsende; im 2. Monat: 1 × 10 Tropfen täglich | Enterokokken 2 × 20 Tropfen täglich | E. coli 1 × 10 Tropfen täglich, insgesamt 4 Monate.

Bei einem akuten Infekt ergänzen homöopathische und pflanzliche Mittel die Wirkung von Enterococcus faecalis, indem sie entzündungshemmend wirken und die Selbstheilungskräfte unterstützten.

Meine Freundin Charlotte hat die Regulierung der Darm-Mikrobiota und gleichzeitig – beginnend bereits im Januar – über 2 Jahre eine Eigenbluttherapie durchgeführt. Es geht ihr viel besser, die Heuschnupfensymptome sind jetzt nur noch etwas lästig, können aber mit homöopathischen Mittel gut beherrscht werden. Die schreckliche Müdigkeit und das Gefühl, »ausgeknockt« zu sein, hat sie nicht mehr. Jetzt kann sie das Frühjahr auch an sonnigen Tagen genießen und mit ihrem Hund Gassi gehen.

Asthma

Laut aktuellen Zahlen leben in Deutschland 3,5 Millionen Menschen mit Asthma, die eine entsprechende Therapie benötigen. Das sind 4,2 % der Bevölkerung.

Die Entwicklung von Asthma hängt mit der kindlichen Mikrobiota zusammen. Kinder, bei denen sich die Mikrobiota nicht richtig entwickeln konnte, haben mit 12 Monaten doppelt so häufig Asthma wie andere Kinder. Eine wichtige Rolle spielen die kurzkettigen Fettsäuren und besonders die Buttersäure (Seite 83). Eine Vergleichsuntersuchung von Kindern mit Asthma und gesunden Kindern zeigt, dass Asthma umso seltener auftritt, je mehr Bakteriengruppen vorhanden sind, die Buttersäure produzieren können, und je mehr Buttersäure vorhanden ist. Fazit: Das Darm-Mikrobiom und seine Stoffwechselprodukte, besonders die Buttersäure, können zum Schutz vor Asthma beitragen.

Viele Menschen mit Asthma nehmen Antiallergika ein und benutzen Asthmasprays, die auch helfen. Eine ursächliche Therapie von Asthma orientiert sich aber an der Mikrobiota im Darm. Wir empfehlen, die Darm-Mikrobiota zu untersuchen und danach eine gezielte mikrobiologische Therapie durchzuführen. Seit vielen Jahren haben sich Präparate wie Pro-Symbioflor, Symbioflor 1 und Symbioflor 2, die in einem Phasenschema eingenommen werden, bewährt. Die Einnahme sollte über mindestens ½ Jahr erfolgen.

Flankierend können homöopathische oder pflanzliche Heilmittel eingesetzt oder eine Akupunkturbehandlung durchgeführt werden. Ein besonderer Tipp der Autorinnen sind zwei Mittel aus der Gemmotherapie, einer besonders effektiven pflanzlichen Therapie, da die Mittel nur die Knospen der Pflanze oder frische Triebe enthalten. Menschen mit Asthma profitieren besonders von Ribes nigrum (Schwarze Johannisbeere), dem sogenannten »Cortison« der Gemmotherapie. Viburnum lantana (Wolliger Schneeball) eignet sich bei einer Verschlimmerung der Asthmabeschwerden durch einen Infekt der Atemwege. Er wirkt krampflösend und antiallergisch.

Asthmatiker profitieren von einer antientzündlichen Ernährung (Seite 73) und eiweißarmen Kost. Menschen mit Asthma vertragen Nahrung in gekochtem Zustand deutlich besser als rohe Lebensmittel, aber frisch muss sie sein und von guter Herkunft. Der Verzicht auf Lebensmittelzusatzstoffe, also auch auf Fertigprodukte, ist obligatorisch. Allergien auslösende Konservierungs- und Zusatzstoffe sollten gemieden werden. Zum Beispiel sind Sulfite und synthetische Farbstoffe und Glutamat häufig problematisch. Besorgen Sie sich eine Zusatzstoff-Liste, denn es gibt viele natürliche Substanzen, die eine E-Nummer tragen und auf die nicht verzichtet werden sollte (Vitamin C ist E 300).

Bei einem Verdacht auf Lebensmittelallergien kann es hilfreich sein, mit einem Test die entsprechenden Nahrungsmittel zu identifizieren. Manchmal spielt auch Histamin (Seite 133) eine Rolle.

Neurodermitis

Diese auch als atopisches Ekzem bezeichnete chronisch-entzündliche, in Schüben verlaufende Hauterkrankung tritt meist erstmals in der Kindheit oder in der Pubertät auf. Die Neurodermitis ist mit über 4,5 Millionen Betroffenen die häufigste Hautkrankheit in Deutschland. Bei dieser Erkrankung ist das Mikrobiom des Darmes und der Haut gestört. Es leben 7 Milliarden Mikroorganismen auf der Haut. Bei einer Neurodermitis haben Krankheitserreger die guten Bakterien weggeschubst und selbst die Oberhand gewonnen. Es kommt zu einer Störung der Barrierefunktion der Haut. Die vielen Immunzellen auf der Haut reagieren bei einer Neurodermitis zusätzlich heftig auf Reize aus der Umwelt. Die Haut ist rau, trocken und gerötet. Starker, quälender Juckreiz verführt zum Kratzen, wodurch Risse in der Haut entstehen. Schadstoffe und Erreger können eindringen und zu Entzündungen führen. Bei schlimmen Ausprägungen nässt die Haut und es bilden sich Krusten. Viele Menschen haben im Erwachsenenalter keine Probleme mehr, bei der Mehrzahl der Betroffenen bleibt aber eine trockene und äußerst empfindliche Haut als ein lebenslanges Problem zurück. Meist sind die Ellenbeugen, die Kniekehlen, das Gesicht, der Nacken und die Kopfhaut betroffen.

Stress kann dafür sorgen, dass die Neurodermitis-Symptome schlimmer werden oder nach einer Ruhephase das Ekzem wieder ausbricht. Das kann ein Schulwechsel sein, ein Umzug, der Verlust des Arbeitsplatzes oder Mobbing.

Bei Menschen mit einer Neurodermitis ist aber nicht nur die Haut betroffen, sondern das ganze angeborene Immunsystem und die Funktion der Schleimhäute. Das Immunsystem läuft auf Hochtouren, Fresszellen und Immunzellen werden aktiviert und entzündliche Botenstoffe werden permanent ausgeschüttet. Man kann sich vorstellen, wie die Polizei bei einer akuten Verbrecherjagd agiert: Die ganze »Kavallerie« wird eingesetzt. Die Belastung des Körpers durch das hochgepushte Immunsystem frisst am Energiehaushalt. Der »Neurodermitiker« empfindet seinen Leistungsverlust deutlich, er ist müde und arbeitet wie mit angezogener Handbremse.

Die Basistherapie muss sein, das Haut-Mikrobiom und die Mikrobiota im Darm zu sanieren, um das Immunsystem auf der Haut und im ganzen Körper zu regulieren und die Entzündungsprozesse einzudämmen. Bisher hat man mit Salben die Immunzellen der Haut zugeschmiert. Gute, moderne Hautpflegeprodukte fördern die guten Bakterien auf der Haut und können das Immunsystem der Haut regulieren. Entsprechende Produkte sind z. B. SymbioDermal und mikrobiotische Intensivcreme.

Um eine langfristige Hautsanierung zu erreichen, muss die Darm-Mikrobiota in Balance gebracht werden. Geeignet sind z. B. Produkte wie Pro-Symbioflor, Symbioflor 1 und Symbioflor 2, die in verschiedenen Phasen nacheinander eingenommen werden müssen (Seite 21). Um das Darmmilieu zu verbessern und das Immunsystem wieder zu harmonisieren, sollten zusätzlich während der einzelnen Phasen Milchsäurebakterien zugeführt werden.

Eine besondere Rolle kommt dem Vitamin D zu. Früher dachte man, dass Vitamin D nur gut für die Knochen ist. Weit gefehlt. Vitamin D gilt als Immunregulator, der viele immunologische Aufgaben hat und auch auf die Darmbakterien einwirkt. Bei einer Schieflage der Mikrobiota ist der Vitamin-D-Spiegel erniedrigt. Er steigt an, wenn sich wieder ein Gleichgewicht einstellt. Bei allen immunologischen Krankheiten und den Hautkrankheiten sollte man immer daran denken, Vitamin D einzunehmen. Über die Dosierung streiten manche Ärzte und Therapeuten. Wir empfehlen, lieber täglich 2 000 Einheiten Vitamin D einzunehmen (oder mehr je nach Vitamin-D-Spiegel) als eine hohe Einmalgabe von 20 000 Einheiten pro Woche. Die älteren Leser werden sich vielleicht noch daran erinnern, dass die Kinder in den 50er- und 60er-Jahren Lebertran einnehmen mussten. Meine Mutter jagte mich mit dem Lebertranlöffel durch die ganze Wohnung. Damals wussten die Mütter, dass Kinder mit Hautkrankheiten oder immer wiederkehrenden Infekten Vitamin D brauchen, denn 1 Esslöffel Lebertran enthält 1 000 Einheiten Vitamin D. Bei längerer Einnahme von Vitamin D sollte der Vitamin-D-Spiegel kontrolliert werden.

Die Autorinnen haben bei allen atopischen Krankheiten gute Erfahrungen mit einer Eigenbluttherapie gemacht. Fragen Sie Ihren naturheilkundlich ausgebildeten Therapeuten danach.

Wiederkehrende Infekte

Atemwegsinfekte

Clara ist ein typisches Beispiel für einen Menschen mit immer wiederkehrenden Atemwegsinfekten. Sie hat zwei schulpflichtige Kinder und ist Lehrerin. Im Winter leidet sie fünf- bis sechsmal unter Schnupfen, der ganz schnell eine Etage »runterrutscht« und eine Bronchitis mit eitrigem Auswurf auslöst. Leider bekam sie zu schnell und sehr oft Antibiotika, was dazu führte, dass sie immer häufiger erkrankte. War der Winter vorbei, plagten sie Harnwegsinfekte und das »Entzündungsdrama« ging weiter. Irgendwann hatte Clara die Nase voll und suchte nach einer anderen Lösung. Das war gut so, denn eine Untersuchung des Stuhls zeigte, dass die Mikrobiota im Darm aufgrund der häufigen Antibiotikagabe völlig durcheinander war und insbesondere die »Immunbakterien« E. coli und Enterococcus faecalis fehlten. Inzwischen wissen wir, dass wohl auch die schützenden Mikrobiota der Atemwege Schaden genommen haben. Der Organismus von Clara war eine Einladung an Bakterien und Viren – er war ein Einfallstor für die Eindringlinge von außen. Dazu kommt nämlich noch, dass nach immer wiederkehrenden Infekten der Körper mit der Reparatur der durch die Entzündung geschädigten Strukturen nachlässig wird, was man auch als »schlampige Reparatur« bezeichnet. Diese Schlamperei erfolgt besonders an den Millionen von Flimmerhärchen der Atemwege, die das Reinigungskommando der Atemwege sind. Die »Schlamperei« bei der Reparatur der Flimmerhärchen wirkt sich verheerend aus. Kennen Sie gerade in südlichen Ländern Türen mit Bürsten zwischen Tür und Boden? Sie verhindern das Eindringen von Ungeziefer. Sind sie beschädigt wie die Flimmerhärchen der Atemwege, können natürlich alle möglichen Schädlinge eindringen. So oder ähnlich erging es auch Clara.

Therapieoptionen

Wie Clara leiden viele Menschen an immer wiederkehrenden Infekten der Atemwege, seien es Infekte der Nasennebenhöhlen, der Rachens, des Kehlkopfs, der Bronchien oder gar der Lunge. Die Gabe von schleimlösenden Substanzen, Schmerzmitteln für den Rachen oder Nasensprays mögen ja die Symptome verbessern, packen das Problem aber nicht an der Wurzel. Denn das eigentliche Problem ist ein Ungleichgewicht der Darm-Mikrobiota. Sie erinnern sich: Die Zentrale des Mukosa-Immunsystems, über die alle Schleimhäute miteinander verbunden sind, ist der Darm und sein Schutzantikörper ist das sIgA.

Wer hat im Darm das Sagen, den Schutzmechanismus im Mukosa-Immunsystem am Laufen zu halten? Es sind die guten Bakterien, besonders Enterococcus faecalis. Studien zeigen: Wenn Enterococcus faecalis ansteigt, dann findet sich auch mehr sIgA – und umkehrt: Fehlt Enterococcus faecalis, funktioniert der Schutzmechanismus des Schleimhautimmunsystems nicht.

Daher sollte die Therapie bei akuten und chronischen Atemwegsinfekten folgende Ziele anstreben: Stabilisierung der Mikrobiota im Darm und in den Atemwegen, Modulation des Immunsystems, Entzündungshemmung an der Schleimhaut, Unterstützung der Selbstheilungskräfte und Meiden von Antibiotika. Im Mittelpunkt der Therapie steht die Förderung von Enterococcus faecalis. Das hilft, Ihr Immunsystem zu trainieren und den Schutzfaktor sIgA zu bilden. Es gibt randomisierte, placebokontrollierte und doppelblinde Studien, die zeigen, dass der Stamm Enterococcus faecalis DSM 16440 die Rückfallquote von Erkrankungen der Atemwege senkt. Dieser Stamm ist komplett sicher und lange bewährt (Symbioflor 1). Achtung: Es geht hier nicht um irgendein Enterokokkenpräparat. Der spezifische Stamm Enterococcus faecalis DSM 16440 reduziert die Wiederkehr einer Nasennebenhöhlenentzündung um die Hälfte und senkt die Anzahl der Rezidive einer Bronchitis um mehr als die Hälfte. Falls dennoch eine Bronchitis auftritt, sind die Symptome viel milder als vor der Einnahme und die Menschen, die das spezifische Enterokokkenpräparat eingenommen haben, sind doppelt so lange gesund wie die Probanden in der Placebogruppe.

Um Enterococcus faecalis bei Menschen mit wiederkehrenden Atemwegsinfekten im Darm wieder in genügender Anzahl anzusiedeln, muss eine Einnahme von 2 × 30 Tropfen über 6 Monate erfolgen. Clara hat das gewissenhaft gemacht. Im folgenden Winter hatte sie nur einmal Husten und Schnupfen ohne eitrigen Auswurf, die Jahre danach war sie beschwerdefrei und glücklich.

Enterococcus faecalis hilft auch bei einem akuten Infekt der Atemwege, insbesondere der Nasennebenhöhlen. Es wird empfohlen, durch jedes Nasenloch 2 Tropfen ganz hoch zu ziehen und zusätzlich 20 Tropfen oral einzunehmen (am besten erst mit den Tropfen gurgeln und dann herunterschlucken) – beides 3 x täglich.

Bei einem akuten Infekt ergänzen homöopathische und pflanzliche Mittel die Wirkung von Enterococcus faecalis, indem sie entzündungshemmend wirken und die Selbstheilungskräfte unterstützen. Befragen Sie dazu Ihren Therapeuten.

Falls trotz all dieser Maßnahmen die Infekte doch hartnäckig wiederkehren, könnte an eine Therapie mit patienteneigenem Material gedacht werden, beispielsweise eine Autovakzine oder Autonosode – potenziertes Material – aus Blut, Urin oder anderen Körpersekreten. Daraus entstehen individuelle Heilmittel in Spray-, Globuli- oder Tropfenform einer besonderen Qualität, vergleichbar einer Eigenbluttherapie. Für diese Art Therapie benötigen Sie einen erfahrenen Therapeuten.

Nahrungsergänzung
Setzen Sie auf Nahrungsmittel, die einen hohen Gehalt an antioxidativen Vitaminen und Polyphenolen aufweisen. Der Klassiker ist Vitamin C, enthalten in Beerenfrüchten, Zitrusfrüchten und anderen Obstarten sowie in Kohlgemüsen und Kartoffeln. Zitrusfrüchte wirken bei Erkältungskrankheiten kühlend.

Essen Sie Nahrungsmittel, die reich an Omega-3-Fettsäuren, Vitamin D, Selen, Zink und Magnesium sind. Ergänzen Sie die Nahrung zusätzlich kurweise mit den Big Five und auch mit Vitamin A (zu den »Big Five« erfahren Sie mehr im Kapitel »Ernährungstipps für Ihr Immunsystem«, Seite 87).

Präventiv hat sich das homöopathische Komplexmittel Metavirulent bewährt, in der Akutsituation hilft Engystol oder Einzelmittel-Homöopathie. Nasensprays machen die Schleimhaut der Nase trocken und führen dauerhaft zur Abhängigkeit. Eine Alternative ist das homöopathische Komplexmittel Euphorbium comp.

Versuchen Sie bei Fieber, fiebersenkende Mittel mit Paracetamol zu meiden. Fieber ist gut im Kampf gegen Bakterien und Viren. Schon der griechische Philosoph Parmenides sagte vor 2500 Jahren: »Gib mir ein Mittel, Fieber zu erzeugen, und ich heile jede Krankheit.« Sanft fiebersenkend wirken Wadenwickel und das homöopathische Komplexmittel Viburcol.

Blasenentzündungen

In den beiden folgenden Abschnitten sprechen wir besonders die Leserinnen unter Ihnen an. Es geht um Krankheiten und Probleme im Intimbereich.

50 bis 80 % aller Frauen erkranken in ihrem Leben an einem Harnwegsinfekt, oder anders gesagt: Ein Drittel aller Frauen hat einmal im Jahr eine unkomplizierte Blasenentzündung. Allerdings kommt es in 50 % der Fälle innerhalb eines Jahres zu einer oder mehreren weiteren Harnwegsinfekten. Wer schon mal an einer Blasenentzündung gelitten hat, weiß, welche Schmerzen einen quälen, ständig ist ein Drang vorhanden, zum WC zu rennen und Wasser zu lassen, und das tut auch noch ziemlich weh. An solchen Tagen traut sich frau kaum aus

dem Haus, denn eine Toilette muss ständig in der Nähe sein, sonst könnten Tröpfchen in die Hose gehen und das Allgemeinbefinden ist miserabel. Tritt dieser Zustand mehrmals im Jahr ein, gleicht das einer Katastrophe. Verantwortlich dafür ist zunächst die kurze Harnröhre der Frau und die Nähe zur Analregion. Wir werden sehen, dass es noch weitere wichtige Gründe gibt. In 75 % der Fälle sind die sogenannten uropathogenen E. coli (also auf den Harntrakt spezialisierte krankmachende Kolibakterien) für die Infekte der Blase verantwortlich. Diese Bakterien sind höchst raffiniert. Sie haben lange Greifarme (genannt Fimbrien), mit denen sie an Zuckerresten der Oberfläche von Blasenzellen andocken können. Sie verankern sich im Gewebe, dringen ruck, zuck in die Zellen ein, vermehren sich blitzartig und »entern« auch tiefere Schichten der Blasenschleimhaut. Dort bauen sie so etwas wie ein Nest – wissenschaftlich Reservoir genannt – und schützen sich mit einem Film gegen unsere eigenen Abwehrzellen und sogar gegen Antibiotika. Die Bakterien in ihrem sicheren Nest verhalten sich wie die als Schläfer bezeichneten Spione in einem Spionagethriller. Sie sind im Ruhezustand, werden nicht erkannt, können aber jederzeit »hellwach« wieder in den Angriffsmodus übergehen. Das geschieht bei einem geschwächten Immunsystem mit einem Ungleichgewicht der Bakterien im Darm, insbesondere wenn unsere »Immunwächter«, die guten Enterokokken und E. coli, fehlen. Oder ganz banal. Die »Schläfer« warten nur darauf, dass sich frau mit einem nassen Badeanzug auf einen kalten Stein setzt, was zu einer Minderdurchblutung führt. Es war also schon richtig, wenn unsere Mütter uns immer einen trockenen Badeanzug anziehen wollten. Die Bakterien krabbeln nun aus ihrem Nest in die Blase hinein und provozieren einen neuen Harnwegsinfekt – womöglich mehrmals jährlich.

Leider werden heutzutage noch viel zu häufig und unnötig Antibiotika verschrieben. Das führt zu individuellen und allgemeinen Resistenzen gegen Antibiotika, die dann nicht wirken, wenn man sie wirklich braucht. Die Antibiotika wirken öfter nicht, die »Schläfer« lassen sie völlig in Ruhe (sie sitzen in ihrem Nest und grinsen), haben unangenehme Nebenwirkungen, schädigen die wichtigen Bakterien im Darm und töten auch die guten, freundlichen Bakterien in der Blase selbst.

Zum Glück gibt es Alternativen. Wenn viel trinken und sich schonen nicht hilft, sollte man moderne Behandlungsstrategien bei einem akuten Harnwegsinfekt wählen. Das Andocken und Eindringen der E. coli in die Blasenzelle muss verhindert werden. Da es mehrere solche »Andockstellen« gibt, sollten alle Pforten für die üblen E. coli geschlossen werden.

Therapieoptionen

Wissenschaftler haben in den letzten Jahren herausgefunden, dass der Indische Katzenbart (Orthosiphon) – eine traditionelle Pflanze aus Südostasien – die Schotten dicht hält, eine Invasion der Bakterien in die Blase wird ebenso verhindert wie die Reservoirbildung. Außerdem wirkt die Pflanze, deren Staubfäden an einen Katzenbart erinnern, krampflösend und ausschwemmend. Es gibt weitere gute pflanzliche Mittel bei einer akuten Blasenentzündung. Die wichtigsten sind Goldrute, Hauhechel, Liebstöckel und mit Einschränkung aufgrund von Magen- und Darmunverträglichkeiten Meerrettich, Kapuzinerkresse, Bärentraubenblätter.
Wenn Sie unter immer wiederkehrenden

Blasenentzündungen leiden, achten Sie darauf, dass in dem pflanzlichen Heilmittel auf jeden Fall Orthosiphonblätter als Extrakt enthalten sind, damit die Bakterien an keiner Andockstelle andocken und eindringen können. Arzneimittel mit Orthosiphonblätter sind z. B. Aqualibra, Ardeynephron und Nephronorm. Die zusätzliche Einnahme von Vitamin D stärkt das körpereigene »Antibiotikum« LL37, das in den Epithelzellen der Harnwege gebildet wird.

Um wiederkehrende Harnwegsinfekte zu vermeiden, gibt es folgende Prophylaxe-Strategien. Die »Trainer« des Immunsystems im Darm müssen gestärkt werden. Falls eine Dysbiose der Darmbakterien vorhanden ist, sollte diese saniert werden. Es müssen besonders die »Immunbakterien« E. coli und die Enterokokken unterstützt werden (siehe unser Stufenschema, Seite 119).

Seit es genanalytische Untersuchungen der Bakterien gibt, wurde die entscheidende Rolle des Bakteriums Gardnerella vaginalis bei der Entstehung von wiederkehrenden Harnwegsinfekten erkannt. In einem Urintest kann heute Gardnerella vulgaris festgestellt werden und zusätzlich die in den Blasenzellen in ihren Reservoirs ruhenden, inaktiven uropathogenen E. coli. Wir empfehlen z. B. den CystitisCheck, der über Gardnerellen und »Schläfer-E.-coli« Auskunft gibt. Über die Hälfte der Frauen hat diese Gardnerellen. Nach Geschlechtsverkehr können die Gardnerellen in die Blase aufsteigen und dort die äußere Schicht der Blasenzellen schädigen. So werden die schlafenden E. coli freigesetzt und entfachen in der Blase eine erneute Infektion. Die Gardnerellen müssen weg. Geeignet sind Scheidenzäpfchen mit ätherischen Ölen, besonders Niaouli, Lemongrass und Rosengeranie. Für Frauen nach der Menopause empfiehlt die ärztliche Leitlinie eine Prävention mit Estriol – einem Östrogen, das nicht im Verdacht steht, eine Krebsentstehung zu fördern. Fragen Sie dazu Ihren Haus- oder Frauenarzt.

Entzündungen der Scheide

Auch die Schleimhaut der Scheide gehört zum »Gesamtverbund« der Schleimhäute im Körper. Allerdings unterscheidet sich die Scheidenflora, genannt Döderleinflora, von anderen lokalen Mikrobiota. Sie ist einfach aufgebaut und besteht hauptsächlich aus Laktobazillen, besonders aus H_2O_2 produzierenden Laktobazillen, denen eine herausragende Rolle zukommt. Sie bilden das sogenannte »Laktobazillen-Schutzsystem«. Ohne dieses Schutzsystem machen sich vermehrt Bakterien breit wie die Gardnerellen, die das System zum Kippen bringen. An einer solchen »Vaginose« mit Schieflage des vaginalen Ökosystems leiden – oft unerkannt – 20 bis 30 % der Frauen. Bei funktionierendem Schutzsystem bilden die Bakterien Milchsäure und halten so das Milieu in der Scheide sauer mit einem pH-Wert unter 4,5. Vaginalduschen lassen den pH-Wert ansteigen und stören das Gleichgewicht der Bakterien in der Scheide. Bitte nicht mehr anwenden. Antibiotika töten die guten vaginalen Bakterien und lassen Pilzerkrankungen entstehen. Viele Frauen haben das schon erlebt.

Bei einer Störung des lokalen, vaginalen Ökosystems kann es zu Scheidenentzündungen mit Bakterien, Trichomonaden und Pilzen kommen. Es juckt, brennt und beißt in der Scheide, frau hat vermehrt Ausfluss, der bei Trichomonaden fischig riechen kann. Bei solchen Symptomen werden von Frauenärzten Abstriche genommen, um die krank machenden Erreger zu entdecken. Bei immer wiederkehrenden Scheidenentzündungen reicht diese Diagnostik nicht aus. Wir empfehlen, das vaginale Ökosystem mit einem »Vaginalstatus« (z. B. vom Institut für Mikroökologie) unter die Lupe zu nehmen und die Döderleinflora mit den Laktobazillen und H_2O_2-Produzenten zu untersuchen und nach den Gardnerellen Ausschau zu halten.

Therapieoptionen

Bei Beschwerden oder Entzündungen im Intimbereich muss die Döderleinflora aufgebaut werden. In der Apotheke bekommen Sie milchsäurehaltige Zubereitungen zur Einnahme oder zur vaginalen Anwendung. Die zugeführten Bakterien helfen, die Mikrobiota wieder ins Gleichgewicht zu bringen. So enthält z. B. SymbioVag die H_2O_2 bildenden Bakterien Lactobacillus gasseri und Lactobacillus acidophilus. Falls ein Vaginalstatus durchgeführt wurde, kann eine Therapie entsprechend dem Befund eingeleitet werden. Bewährt haben sich aromatherapeutische Scheidenzäpfchen. Das sind Zäpfchen mit ätherischen Ölen wie Lavendel, Lemongrass, Muskatellersalbei, Rosengeranie, Rosmarin oder Thymian – am besten ausgetestet in einem Aromatogramm. Ätherische Öle riechen nicht nur lecker beim »Verduften« in der Duftlampe, sondern haben eine antibakterielle Wirkung.

Hinweis: Werden bei einem Antibiogramm wirksame Antibiotika nachgewiesen, so werden beim Aromatogramm ätherische Öle ausgetestet, die eine spezifisch passende Wirkung gegen Bakterien und Pilze haben.

Zusätzlich sollten die Darmbakterien mit einer mikrobiologischen Therapie wieder ins Lot gebracht werden, um das Immunsystem zu regulieren.

Lebensmittelallergien und weizenabhängige Erkrankungen

Heute schon gespiegelt? Magen, Darm, beides? Viele Menschen haben Nahrungsmittelunverträglichkeiten und suchen deshalb eine internistische Praxis auf. Aber dort wurde von einem Stuhltest abgeraten und »erstmal gespiegelt«? Wenn die Spiegelung unauffällig ist, folgt eventuell ein Atemtest auf Fruktose, Laktose oder Sorbit. Alles unauffällig, Sie sind ratlos und hatten immer noch weder Stuhltest noch Allergietestung? Damit sind Sie nicht allein. Vielleicht haben Sie auch Freunde oder Bekannte, denen es ähnlich erging oder die im Restaurant oder bei einer Einladung wegen ihrer »Nahrungsmittelallergien« sicherheitshalber kein Weißbrot und keinen Käse essen, Milch und Rotwein kommen auch nicht infrage. Als Gastgeber tut man sich da manchmal schwer, wenn Anna kein Gluten verträgt, Alfred keine Milch, Felix verträgt eine große Schüssel Obstsalat nicht, Frieda schaut jedes Nahrungsmittel an, ob E 420 enthalten ist, und Emma bekommt nach Käse einen roten Kopf. Worunter leiden Alfred, Anna und Co.? Sind es wirklich Allergien? Nein! Es lohnt sich, genauer hinzuschauen und die Begriffe im »Allergie-Dschungel« zu klären.

Was zu ähnlichen Symptomen nach dem Essen wie Bauchschmerzen, angespanntem Bauch, Durchfall oder Blähungen führt, kann im Körper zig unterschiedliche Ursachen haben. Hier ist eine gute Diagnostik notwendig, um gezielt handeln zu können. Es ist absoluter Unsinn, wenn im Fernsehen kurz vor der Tagesschau für Tabletten geworben wird, nach deren Einnahme alles »wie weg« sei. Wenn Sie die nächsten Seiten lesen, werden Sie wissen, warum!

Prinzipiell unterscheidet man zwischen Reaktionen, an denen das Immunsystem beteiligt ist oder nicht. Eine Allergie oder eine allergische Reaktion hat ihre Ursache in einem fehlgeleiteten Immunsystem. Bei allen anderen Reaktionen ohne Beteiligung des Immunsystems spricht man von Intoleranzen oder Unverträglichkeiten. Solche Prozesse sind z. B. mangelhafte Enzymreaktionen wie bei der Laktoseintoleranz. Enzyme braucht der Körper, um chemische Reaktionen zu beschleunigen. Anna, Alfred, Felix, Frieda und Emma haben also Nahrungsmittelintoleranzen und keine echten Allergien.

Bei den wirklichen Allergien müssen wir zwischen Reaktionen vom Soforttyp und Reaktionen vom verzögerten Typ unterscheiden. Die Sofort- oder Typ-I-Reaktion tritt sofort und meist sehr heftig auf. Bei einer Sofortreaktion beispielweise auf Tomaten kann der Betroffene eine pelzige Lippe bekommen, einen quasi tomatenroten Kopf, Hautausschläge oder Atemnot. Die Überreaktion des Immunsystems kann bis zum sogenannten anaphylaktischen Schock mit Atem-, Herz- und Kreislaufstillstand führen. Der Notarzt muss sofort kommen. Ursächlich dafür sind die IgE-Antikörper. Bereits geringe Mengen des Allergens können ausreichen, um Sofortsymptome hervorzurufen.

Beim verzögerten oder Typ-III-Typ können lokale oder den ganzen Körper betreffende Symptome 8 bis 72 Stunden nach dem Verzehr des unverträglichen Nahrungsmittels auftreten. Der Betroffene hat vermehrt IgG_1-, IgG_2-, IgG_3-Antikörper gegen Nahrungsmittel oder Lebensmittelbestandteile entwickelt. Das Problematische an der Typ-III-Allergie ist, dass man schon sehr scharf nachdenken muss, was man denn vor 3 Tagen am Donnerstag gekocht hat, wenn sich Samstag Beschwerden wie Kopfschmerzen, Herzstolpern oder Bauchschmerzen einstellen. Daher werden bei vielen Patienten die Zusammenhänge nicht erkannt.

Bei Bauchschmerzen, bei denen man selbst den Verdacht hat, die Beschwerden könnten mit Nahrungsmittelunverträglichkeiten zusammenhängen, sollte man aufschreiben oder ein kleines Tagebuch führen, wann und welche Beschwerden auftreten, welche Nahrungsmittel man gegessen hat, ob die Beschwerden plötzlich nach dem Essen kommen oder sich eher allmählich entwickeln, ob nur der Bauch betroffen ist oder es auch »bauchfreie« Symptome wie Kopfschmerzen gibt, ob die Beschwerden wie Attacken kommen oder ständig latent vorhanden sind. Solche Angaben helfen weiter, aber – wie wir sehen werden – nicht immer. Die genauen Nahrungsmittelunverträglichkeiten herauszufinden, ist manchmal wie die berühmte Suche nach der Stecknadel im Heuhaufen. Sie brauchen dazu einen Arzt oder Therapeuten, der sich mit einer entsprechenden Diagnostik auskennt. Sehr häufig werden die betroffenen Menschen mit einer Magen- und Dickdarmspiegelung (Endoskopien) abgespeist. Fallen diese Untersuchungen unauffällig aus, wird Ihnen gesagt, Sie sind gesund – obwohl Sie sich gar nicht so fühlen. Von außen – also bei einer

Endoskopie – kann man nicht den tatsächlichen Zustand der Schleimhaut erkennen, geschweige denn, ob sie dicht ist. Die »Löcher« im Darm bei einem Leaky-Gut-Syndrom sind nämlich nicht sichtbar. Außerdem hatten Sie ja vor der Spiegelung brav ihre zwei Fuhren Abführmittel getrunken. Lassen Sie also bei einer unauffälligen Endoskopie nicht locker und bestehen Sie auf eine weitere Diagnostik.

Nahrungsmittelallergien

Typ-I-Allergie

Bei der Typ-I-Allergie bildet der Körper IgE-Antikörper (Seite 16). Die IgE-Antikörper können sich gegen Nahrungsmittel- oder Inhalationsallergene richten (also beim Essen oder Einatmen in den Körper gelangen). Die von verschiedenen Laboren angebotenen Tests sind meist abgestuft aufgebaut. Im Nahrungsmittel-Suchtest werden z. B. die 30 wichtigsten Nahrungsmittelallergene nachgewiesen, sie decken damit 90 % der Typ-I-Allergien ab. Im Inhalationsallergen-Suchtest erfolgt die Untersuchung auf die wichtigsten Bäume- und Gräserpollen, Tierepithelien, Schimmelpilze usw. Falls notwendig, gibt es erweiterte Tests mit mehr Allergenen.

Typ-III-Allergien

Bauchschmerzen, Bauchkneifen, angespannter und geblähter Bauch, plötzlicher Durchfall oder nicht geformter Stuhlgang mehrmals täglich sowie nicht so recht greifbare Symptome wie Müdigkeit und Antriebslosigkeit können den Betroffenen zunehmend nerven und im Alltag sehr stören. Also geht man zum Hausarzt, der einen zum Gastroenterologen schickt, der eine Magen- und Darmspiegelung durchführen lässt. Der Befund ist unauffällig – also alles gut. Es ist aber nicht alles gut. Die Beschwerden halten weiter an. Langsam glaubt der Betroffene, dass er sich seine Beschwerden nur einbildet. In Wirklichkeit sind Lebensmittel oder eine ganze Lebensmittelgruppe die Auslöser der Beschwerden, die man selbst nicht identifizieren kann. Denn die Reaktion des Körpers bei einer sogenannten IgG- oder Typ-III-Allergie kann sich bis zu 72 Stunden nach dem Verzehr eines Nahrungsmittels Zeit lassen. Wer kann sich schon erinnern, was er am Samstag gegessen hat, wenn die Beschwerden am Montagabend auftreten und man wegen Blähungen und Bauchgrummeln zu nichts mehr Lust hat?

Wie kommt es zu dieser Nahrungsmittelunverträglichkeit, die auch bei Menschen auftreten kann, die bisher keinerlei Unverträglichkeiten hatten und sich vielleicht sogar über Menschen lustig gemacht haben, die bei Einladungen darauf hingewiesen haben, dass sie Milch und Getreide nicht vertragen? Und nun ist man selbst betroffen! Eine Typ-III-Nahrungsmittelunverträglichkeit entsteht allmählich. Es entstehen spezifische IgG_{1-3}-Antikörper gegen bestimmte Nahrungsmittelantigene. Wenn man bestimmte Nahrungsmittel immer wieder isst – wie z. B. täglich Banane, Ananas, Papaya (weil man gesund leben möchte) oder Fertiggerichte (bei eher weniger gesundheitsbewussten Menschen) –, binden Antikörper an entsprechende Lebensmittel-Antigene. Danach vernetzen sich die Antigen-Antikörper-Verbindungen zu Immunkomplexen, die sich an der Wand kleiner Blutgefäße anlagern können.

Man sagt, der Mensch »liebt« sein Allergen und isst es besonders gerne. Das stimmt! Es werden also große Mengen der unverträglichen Speisen gegessen, es bilden sich immer mehr Immunkomplexe, die sich im Blut und in der Lymphflüssigkeit ansammeln. Besonders schlimm wird es, wenn die Schleimhautgrenzen durchlässig geworden sind. Es können u.a. Entzündungen an den Schleimhäuten und in den Gelenken entstehen, die am Ende der »Immunkaskade« Schmerzen und Beschwerden hervorrufen.

Symptome bei Typ-III-Allergien

- Blähungen, Bauchkrämpfe, gespannter Bauch
- Durchfälle und/oder Verstopfung
- Muskel- und Gelenkschmerzen
- Müdigkeit und Antriebslosigkeit
- Kopfschmerzen, Migräne
- evtl. Hautekzeme

Sie fragen sich sicher, wie man wie eine Stecknadel im Heuhaufen, die unverträglichen Nahrungsmittel, finden kann. Verschiedene Labore in Deutschland bieten abgestufte Blutuntersuchungen an. Es gibt z.B. einen Basistest mit 44 Lebensmitteln, bei denen am häufigsten die Typ-III-Allergien auftreten, oder größere Tests mit 90 oder 270 Lebensmitteln und Zusatzstoffen. Wenn man mit den Betroffenen die Unverträglichkeiten bespricht, kommt es zu ganz unterschiedlichen Reaktionen wie: »Ja, die Ananas, der Roggen und Knoblauch, das habe ich mir gedacht«, oder: »Was, der Dinkel und Soja? Damit habe ich ja überhaupt nicht gerechnet.« Häufig sind es auch Zusatzstoffe wie Geschmacksverstärker oder Verdickungsmittel, die unverträglich sind, die wir aber auch bei GutBalance-Rezepten teilweise einsetzen. Es sind natürliche pflanzliche Substanzen wie Karrageen, Alginat, Johannisbrotkernmehl, Guar, Xanthan – solange man nicht dagegen allergisch ist, sind Verdickungsmittel super Ballaststoffe.

Für mich als Ärztin, die viele Menschen mit Typ-III-Allergien beraten und die Erfolge nach vorübergehendem oder ständigem Weglassen der Allergene gesehen hat, ist es schwer nachzuvollziehen, dass die Typ-III-Allergen-Diagnostik bei Ärzten immer noch umstritten ist.

Therapieoptionen

Was wird den Patienten nach einer Allergie-Testung empfohlen? Je nach Schweregrad der Unverträglichkeit (Stufe 1–4) sollen die Nahrungsmittel 3 Monate, 6 Monate oder 12 Monate weggelassen und dann nach und nach wieder behutsam in den Speiseplan eingeführt werden. Die Betroffenen merken sehr schnell, dass es ihnen während der Diätphase viel besser geht, und auch, ob Lebensmittel X und Y nach einer Karenzzeit wieder gegessen und vertragen werden kann oder ob dies für die eine oder andere Speise noch nicht wieder gilt. Es kann sein, dass man diese dann auch über eine lange Zeit nicht essen sollte. Für die Betroffenen ist das kein Problem, da sie ihre Beschwerden los sind und sie sich wieder aktiver fühlen.

In der Ernährungsberatung ist es eine harte Nuss, wenn der Befund sehr viele Lebensmittel zeigt, auf die monatelang verzichtet werden soll – insbesondere wenn sie eigentlich »gesunde« Lebensmittel sind. Wir haben hierfür Pläne erarbeitet, die verträgliche Alternativen aufzeigen. Sie finden sie auf unserer Website.

Viele Patienten hält die Hoffnung bei der Stange, am Ende der Karenzzeit die entbehrten Lebensmittel wieder zu vertragen. Ob das der Fall ist, verrät nur ein Folgebefund. Unsere Bitte ist deshalb: Sparen Sie nicht am falschen Ende!

Weizenabhängige Erkrankungen

Brötchen, Brötchen, Brötchen, Brot, Brot, Brot. Jeder Deutsche hat im Schnitt 45,5-mal im Jahr Brot gekauft und 21,2 kg für sich erstanden. Fast alle Brote enthalten Weizen. Auch Roggenbrot kann bis zu 10 % Weizenmehl enthalten, Roggenmischbrote müssen mindestens 50 % Roggen enthalten, der Rest ist Weizen. Wo Roggen draufsteht, kann also auch Weizen drin sein.

Wer gern Brötchen oder Brot mit Weizen isst und nach einer solchen Mahlzeit Völlegefühl im Ober- und Unterbauch, einen geblähten Bauch oder Bauchschmerzen bekommt, könnte also an einer weizenabhängigen Erkrankung leiden: an einer Weizenallergie (Seite 132), an Zöliakie (Seite 158) oder an der Nicht-Zöliakie-nicht-Gluten- oder der Nicht-Zöliakie-nicht-Allergie-Weizensensitivität. Kompliziert! Wenn sich Beschwerden trotz unauffälliger Allergiediagnostik durch Verzicht auf Weizen bessern, dann liegt es auf der Hand, dass Weizen die Ursache ist – aber nicht das Gluten, sondern ein anderes Lektin, Gliadin, ein Amylase-Trypsin-Inhibitor im Weizen oder die enthaltenen FODMAPs (Seite 143).

Weizensensitivität

Jede Pflanze schützt sich vor einem Überfall von Tieren, besonders vor Insektenfraß und tierischen Schmarotzern. Dazu hat die Pflanze als Abwehrstoff sogenannte Lektine. Aber auch Gluten, das Klebereiweiß, ist ein Lektin. Wer sich besonders gesund mit vollkornreichen Lebensmitteln wie Vollkornbrot ernährt, bekommt als »Beipack« Weizen-Lektine mitgeliefert. Denn die Lektine sitzen direkt unter der Schale des Weizenkorns, das bei Vollkornprodukten mitverwendet wird. Eine Weizensensitivität kann sich entwickeln. Die Lektine können den Dünndarm erreichen und sich an die Schleimhaut und die Immunzellen anlagern. Das Ergebnis ist: Entzündung und Entstehung eines Leaky-Gut-Syndroms. Da die Organe im Körper untereinander vernetzt sind (Seite 43), können auch Symptome wie Müdigkeit, Hautentzündungen und Muskelschmerzen auftreten. Darauf muss man erst mal kommen, dass Abgeschlagenheit und Ekzeme der Haut mit dem Frühstücksbrötchen in Zusammenhang stehen.

Und nun?

Letztlich ist die Nicht-Zöliakie-nicht-Allergie-Weizensensitivität eine Ausschlussdiagnose. Als Auslöser werden neben Lektinen auch FODMAPs (Seite 143), Gluten und die α-Amylase-Trypsin-Inhibitoren (das sind Proteine im Weizen) diskutiert. Diagnostik hilft weiter im »Dschungel« der Krankheiten und Symptome, die nach dem Verzehr von Weizenprodukten auftreten. Am besten ist eine Stufendiagnostik. Die 1. Stufe wäre der Ausschluss bzw. Nachweis einer Zöliakie (Seite 158) mit Anti-Transglutaminase-Antikörper, Anti-Gliadin-Antikörper oder einem Gentest auf Zöliakie (Achtung, bei einem Gentest muss man immer schriftlich sein Einverständnis geben). Die 2. Stufe gilt der Abklärung einer Weizenallergie vom Sofort- bzw. verzögerten Typ. Auf der 3. Stufe wird nach der Sensitivität für Weizenlektine gesucht. Es ist möglich, dass alle drei Stufen unauffällig sind, Sie aber merken, dass es Ihnen mit Verzicht auf Weizen und Dinkel, Emmer und Urkorn einfach besser geht. Dann besteht die Möglichkeit, dass andere Proteine im Getreide für die Beschwerden verantwortlich sind.

Therapieoptionen

Nach der gesicherten Diagnose ist die Therapie einfach, die Betroffenen müssen ihr lieb gewordenes Essverhalten ändern. Derzeit gibt es keine andere Therapie als eine weitgehend weizenfreie Ernährung. Die Menschen mit Zöliakie trifft es besonders hart. Sie müssen wirklich alle Nahrungsmittel und sogar Kosmetika auf einen möglichen Gehalt an Gluten überprüfen und diese Produkte weglassen. Zum Glück gibt es inzwischen in großen Supermärkten eigene Regale mit vielen glutenfreien Produkten von Nudel bis Pizza. Bei einer nachgewiesenen Weizenallergie muss beim Soforttyp Weizen streng aus der Nahrung aussortiert werden, beim verzögerten Typ je nach Schweregrad 3 Monate bis 1 Jahr oder auch länger, wenn beim Brötchen am Samstagmorgen wieder Beschwerden auftreten. Bei der Weizensensitivität hilft das Weglassen insbesondere von Vollkornmehlen, in denen die Weizenlektine enthalten sind.

Bei allen weizenabhängigen Symptomen sollte darüber hinaus abgeklärt werden, ob ein Leaky-Gut-Syndrom vorhanden ist, das die Entstehung dieser Allergien und Unverträglichkeiten begünstigt bzw. beim Essen von Weizenprodukten hervorgerufen werden kann. Wird ein Leaky-Gut-Syndrom entdeckt, empfehlen wir eine entsprechende Therapie (Seite 95) und eine entsprechende Ernährung (Seite 166). Bei milder Weizensensitivität können Enzymtabletten mit Tolerase-G helfen. Sie helfen, Proteine zu verdauen, die einen besonders hohen Gehalt an der Aminosäure Prolin haben – so wie Gluten. Solche Produkte erhält man inzwischen auch in Drogerieketten. Das ist ein Lichtblick für gelegentliche Restaurant-Besuche. Bitte nutzen Sie das möglichst selten. Genau genommen, ist das Enzym ein Anti-Mittel, das dabei hilft, ein Symptom zu unterdrücken, und damit eigentlich nicht unsere Vorgehensweise ist. Wir helfen lieber heilen. Die meisten GutBalance-Rezepte sind übrigens als weizen- und glutenfrei deklariert.

Nahrungsmittelintoleranzen

Essen Sie nur getreidefreie Backwaren? »Spinat« nur aus Giersch? Vom bunten Salatteller nur das Grüne und nur mit Zitronendressing? Eier nur von der Wachtel? »Ach, was waren das für Zeiten, als wir Ess-Entscheidungen noch mit Leichtigkeit getroffen hatten, ein Wiener Schnitzel paniert, ein Croissant aus Blätterteig war und Nahrung guttat!« Menschen mit Nahrungsmittelunverträglichkeiten seufzen, wenn sie Sätze wie diese hören. Essen ist für sie zum Krampf geworden und so reagiert auch der Darm. Wenn sie beim Einkauf in der Drogerie und im Bioladen ihre Waren aufs Band legen, dann sehen die Menschen in der Kassenschlange ihnen mit mitleidigen oder missbilligenden Blicken zu. Denn was da vor den Augen aller befördert wird, ist meist exotisch und teuer. Ist das Orthorexie, die Sucht, der Zwang nach gesundem Essen? Avocados aus Israel, Açaí aus Brasilien, Maca aus Peru, Kakaonibs aus Kolumbien, Stevia aus Paraguay, Ashwaganda aus Indien, Teff aus Äthiopien, Chiasamen aus Mexiko und Backwaren nur getreidefrei. Fast nichts Einheimisches. Gut, gelegentlich Heidelbeeren und Hafer, aber nur der glutenfreie. Vielleicht ist es ein Mensch mit Orthorexie, der hier einkauft, aber viel eher hat er eine Nahrungsmittelunverträglichkeit und versucht es mit Trial-and-Error. Für Betroffene ist es schwierig, verträgliche Nahrungsmittel zu finden und heimischen Speisen zu vertrauen. Sie folgen dem Lockruf der Superfoods und nehmen in Kauf, als Neurotiker oder Simulanten abgestempelt zu werden.

Histaminintoleranz

Etwa 1 bis 3 % der Bevölkerung leiden an einer Histaminintoleranz. Die Unverträglichkeit ist nicht angeboren, sondern entwickelt sich im Lauf des Lebens. Stress, andere Nahrungsmittelunverträglichkeiten, entzündliche Prozesse im Darm und mutmaßlich auch hormonelle Prozesse spielen dabei eine Rolle. Viele Menschen wissen nicht, dass ihre Symptome wie Durchfall, Fließschnupfen, ein plötzlich roter Kopf (Flush), Hitzegefühl, Übelkeit, Schwindel, Herzrhythmusstörungen, Kopfschmerzen, Nesselsucht, Schwellungen und Atemnot auf eine Histaminintoleranz zurückzuführen sind. Ein häufig gehörter Satz in der Ernährungsberatung ist im Sommer: »Wenn wir grillen, bekomme ich beim Essen einen roten Kopf. Trinke ich dazu ein Hefeweizen, kommen auch noch Schweißausbrüche dazu.« Das kann am Gluten in Baguette und Weißbier gelegen haben, eher war es aber die Hefe im Weißbier, also Histamin. Weil die Symptome vielfältig und so komisch unspezifisch sind, denken viele Betroffene oder auch ihre Ärzte bei solchen Beschwerden eher an Allergien, die sich aber nicht nachweisen lassen. Daher ist es wichtig, über die Histaminintoleranz Bescheid zu wissen.

Histamin ist eine Stickstoff-Verbindung, genauer gesagt: ein Gewebshormon und Neurotransmitter. Wir nehmen Histamin mit der Nahrung zu uns, produzieren die Verbindung aber auch selbst. Sie ist ein wichtiger Partner in diversen Stoffwechselprozessen – solange die Menge nicht überhandnimmt.

Tipps für die Ernährung bei Histaminintoleranz

Wer empfindlich auf Histamin reagiert, sollte

- die in der Tabelle (Seite 135) rot markierten Lebensmittel unbedingt meiden
- Fisch nur fangfrisch verzehren
- auf Hartkäse wie Parmesan verzichten
- die Kombination von Käse und Alkohol meiden
- fermentierte Lebensmittel wie Sauerkraut, Kombucha, Kefir, Kimchi etc. meiden
- Hefe und Hefeextrakt meiden (also auch Bier, Sekt und Wein)
- gereifte Lebensmittel unbedingt meiden
- keine Fertiggerichte verzehren

Achten Sie bei frischen Lebensmitteln auf die konsequente Kühlung. Sobald die Kühlkette unterbrochen ist, steigt der Histamingehalt rasant an.
Ein nützlicher Trick, um hohe Histamin-Konzentrationen zu regulieren, ist eine besonders Vitamin-C-reiche Ernährung. Denn das Vitamin ist eine Art Antihistaminikum. Brokkoli, frischer Fenchel, roter Gemüsepaprika, Johannisbeeren und Portulak helfen als großartige Vitamin-C-Quellen präventiv und können auch im Akutfall die Symptomatik lindern. Das Problem der Intoleranz lösen Sie auf diese Weise allerdings nicht.

Es gibt mehrere Ursachen für eine Histaminbelastung des Körpers. Die Betroffenen muten dem Körper zu viele Nahrungsmittel mit einem hohen Histamingehalt zu oder essen immer wieder sehr histaminreiche Nahrungsmittel wie reifen Käse (z. B. Camembert und Gouda), Würste wie Salami, geräuchertes Fleisch und Fisch usw. oder sie trinken Rot- und Weißwein. Eine weitere Ursache ist der Verzehr von Nahrungsmitteln, die den Histaminabbau hemmen. Dazu gehören zum Beispiel Bananen, Cashewkerne und Walnüsse, Kakao und Schokolade.

Auch Medikamente können einem Histaminabbau entgegenstehen. Das sind zum Beispiel ASS, Schmerzmittel wie NSAR (nichtsteroidale Antirheumatika) wie Voltaren, das Magenmittel Cimetidin oder der Hustenlöser Ambroxol. Es gibt auch Nahrungsmittel, die im Körper gespeichertes Histamin freisetzen, wie Zitrusfrüchte, Tomaten, Alkohol oder Glutamat. Das ist sozusagen die Zufuhrseite.

Ihr kann auch eine verminderte Histaminabbaukapazität gegenüberstehen. Damit der Körper Histamin abbauen kann, benötigt er insbesondere das Enzym Diaminoxidase (DAO). Ist die Diaminoxidase reduziert, wird der Körper durch erhöhte Histaminkonzentrationen belastet.

Besonders heftige Symptome können entstehen, wenn einerseits die DAO-Aktivität reduziert ist und andererseits besonders viele histaminreiche Nahrungsmittel gegessen werden. Achtung, während bei Nahrungsmittelallergien schon geringe Mengen Symptome hervorrufen können, kommt es bei der Histaminintoleranz auf die Menge von Histamin an.

Diagnostisch gibt es verschiedene Möglichkeiten, die Histaminintoleranz nachzuweisen: Histaminbestimmung im Stuhl, Nachweis histaminbildender Mikroorganismen im Stuhl, Messung der Konzentration der DAO im Blut.

Ist die Diagnose der Histaminintoleranz gestellt, dann ist zunächst die therapeutische Konsequenz einfach. Ist die Patientin, der Patient (Frauen sind häufiger betroffen als Männer) damit einverstanden, auf stark histaminhaltige Nahrungsmittel zu verzichten, werden der Käse und der Rotwein gestrichen. Oder man führt das Enzym dem Körper zu. Es gibt Kapseln mit dem Enzym Diaminoxidase wie Daosin – sie sind jedoch nicht ganz billig.

So weit sind die Zusammenhänge klar. Die Betroffenen ändern ihre Ernährung und essen nur noch histaminarme Nahrungsmittel. Dennoch ändert sich nichts. Die Beschwerden bleiben bestehen. Was ist da los? Ursache für eine Histaminbelastung kann auch eine Dysbiose im Darm sein. Üble Bakterien, die zur Gruppe der Fäulnisbakterien gehören wie Klebsiellen (schon oft als »Bösewicht« in Erscheinung getreten), Citrobacter und Morganellen haben überhandgenommen und sind im Darm an der Macht. Sie bilden aus dem mit der Nahrung aufgenommenen Histidin mithilfe eines bestimmten Enzyms Histamin. Das ist eine wichtige Botschaft an Menschen mit einer Histaminintoleranz. Es geht nicht nur um histaminhaltige Nahrungsmittel und die DAO-Aktivität, sondern auch um eine Fehlbesiedelung des Darmes.

Die kleine Histamin-Ampel (Verträglichkeit)

Grün	Gelb	Rot
Chicorée	Aprikosen	Aubergine
Chinakohl	Artischocken	Avocado
Feldsalat	Blumenkohl	Bambussprossen
Fenchel	Brombeeren	Bananen
Gurken	Eigelb	Bier
Hähnchenfleisch	Feigen	Birnen
Heidelbeeren	Fisch, frisch	Bohnen, alle
Karotten	Granatapfel	Datteln
Kartoffeln	Himbeeren	Eiklar
Kopfsalat	Honig	Energy-Drink
Kürbis	Johannisbeeren	Erbsen
Mais	Kaffee	Erdbeeren
Petersilie	Kirschen	Grapefruit
Portulak	Kohlrabi	Gurken, saure
Postelein	Kokosmilch	Kakaopulver
Reis	Lauch	Kichererbsen
Rindfleisch	Mango	Kiwis
Rotkohl	Mangold	Knoblauch
Spargel	Papaya	Mandarinen
Süßkartoffeln	Paprika	Meerrettich
Wassermelonen	Pfirsich	Orangen
Weißkohl	Rettich	Pflaumen
Zucchini	Rhabarber	Pilze
Zuckermelone	Rosenkohl	Rosinen
	Rote Bete	Rotwein
	Schwarzwurzel	Sauerkraut
	Schweinefleisch	Soja
	Sellerie	Spinat
	Stachelbeeren	Thunfisch
	Trauben	Tomaten
	Wirsing	Weißwein
	Zwiebeln	Zitronen

Therapieoptionen

Wollen Sie Ihre Histaminintoleranz loswerden, muss die Fehlbesiedelung beseitigt und die regelrechte Mikrobiota wieder hergestellt werden. Eine japanische Studie hat uns einen Trick verraten, den man anwenden kann, bis die Mikrobiota wieder im Lot ist. Die Heilpflanze Mädesüß (Tee oder Tinkturen), die Inhaltsstoffe im Grünen Tee und Quercetin blockieren die Umwandlung von Histidin in Histamin. Quercetin ist hochkonzentriert in Liebstöckel, Kapern und Zwiebeln. Es wird auch als Kapseln oder Tabletten angeboten, da Kapern und Liebstöckel nun mal keine Grundnahrungsmittel sind.

Kohlenhydratintoleranzen

Bei einer Kohlenhydratintoleranz ist der Darm nicht in der Lage, die Zuckermoleküle der jeweiligen Kohlenhydrate zu resorbieren. Die Zuckerteilchen wandern weiter in den Dickdarm. Dort verwandeln die Bakterien sie in Kohlenstoffdioxid, Wasserstoff und kurzkettige Fettsäuren. Blähungen, Durchfälle und Bauchschmerzen quälen die Betroffenen.

Die wichtigsten Kohlenhydratintoleranzen:

- Laktoseintoleranz
- Fruktoseintoleranz
- Sorbitintoleranz

Das diagnostische und das therapeutische Vorgehen sind in allen drei Fällen gleich: Wenn der H_2-Atemtest positiv war, werden die verdächtigten Lebensmittel 4 Wochen lang gemieden.

Laktoseintoleranz

Laktoseintoleranz, die Unverträglichkeit gegenüber Milchzucker, ist die häufigste Nahrungsmittelunverträglichkeit. Hier handelt es sich um einen Mangel am Enzym Lactase, das in den Dünndarmzotten hergestellt wird. Der Enzymdefekt kann angeboren oder erworben sein. Von einer sekundären Laktoseintoleranz spricht man, wenn aufgrund einer chronischen Dünndarmentzündung die Darmzotten zu Schaden gekommen sind und dadurch die Produktion des Enzyms Lactase reduziert ist. In diesem Falle könnte bei einer Heilung der Entzündung der Enzymmangel wieder behoben werden. Überhaupt sind Dünndarmzotten sehr regenerationsfreudig. Schon nach wenigen Wochen Auslass-Diät sind ihre Enzyme und Transportmechanismen wieder funktionsfähig. Eine Laktoseunverträglichkeit verstärkt sich aber erfahrungsgemäß mit dem Lebensalter, vermutlich auch aufgrund sich verändernder mikrobieller Verhältnisse im Darm. Was tun? Laktose ist ein FODMAP, genau genommen das D in FODMAP. Folgen Sie unseren Empfehlungen (Seite 143). Käse und andere Milchprodukte von Ziege und Schaf sind per se laktosefrei. Wenn Sie ein Produkt aus Kuhmilch kaufen, achten Sie darauf, ob der Käse »gereift« ist, etwa Emmentaler oder Parmesan, oder als »laktosefrei« deklariert ist, dann enthält es weniger als 0,1 % Laktose auf 100 g und ist damit FODMAP-arm. Nehmen Sie bei Verzehr von Speisen unbekannter Zusammensetzung vorsichthalber das Enzym Lactase ein. Es gibt diese Tabletten in verschiedenen Stärken in Apotheken und Drogerien.

Fruktoseintoleranz

In Deutschland haben 33 % der Erwachsenen eine sogenannte intestinale Fruktosemalabsorption, nennen wir sie der Einfachheit halber Intoleranz (das ist gängig, aber nicht korrekt). Obsttage sind für diese Menschen

Glukose-Fruktose-Verhältnis von Obst

	Glukose	Fruktose	G : F
Apfel	2,03	5,7	0,4
Aprikose	1,73	0,87	2,0
Avocado	0,06	0,02	3,0
Banane	3,55	3,4	1,0
Birne	1,67	6,7	0,2
Brombeere	3	3,1	0,9
Clementine	1,5	1,7	0,9
Erdbeere	2,2	2,3	0,9
Granatapfel	9	7,3	1,2
Grapefruit	2,4	2,1	1,1
Heidelbeere	2,5	3,3	0,7
Himbeere	1,8	2,0	0,9
Honigmelone	1,6	1,3	1,2
Johannisbeere, rot	2	2,5	0,8
Kirsche	5	6,0	1,1
Kiwi	4,7	4,4	1,0
Limette	0,8	0,8	1,0
Mandarine	1,7	1,3	1,3
Mango	0,85	2,6	0,3
Mirabelle	5,1	4,3	1,2
Nektarine	1,8	1,8	1,0
Orange	2,3	2,6	0,9
Papaya	1	0,3	3,1
Pfirsich	1	1,2	0,8
Pflaume	3,7	2,0	1,7
Rhabarber	0,4	0,3	1,1
Wassermelone	2	4,0	0,5
Weintraube	7	7,4	0,9
Zitrone	1,4	1,4	1,0

gar nicht geeignet und führen eher in eine »Bauchgrummel-Katastrophe«. Verzehren sie einen frischen Obst-Smoothie oder einen Teller z. B. mit Äpfeln, Pflaumen, Erdbeeren, Weintrauben oder Stachelbeeren, fängt es nach kurzer Zeit im Darm an zu rumoren. Der Fruchtzucker bzw. die Fruktose gelangt zu einem kleinen Teil passiv aus dem Darminneren ins Blut, zu einem größeren Teil aktiv. Das regeln kleine Transportereiweiße auf den Spitzen der Dünndarmzotten. Wie bei jedem VW-Bus ist die Menge, die transportiert werden kann, begrenzt. Menschen mit Fruktoseintoleranz beherbergen dort entweder keine oder nur sehr wenige VW-Busse. Dadurch gelangt ein Teil der verzehrten Fruktose in tiefere Darmabschnitte, wo aufgrund der anflutenden osmotisch wirksamen Fruktose Wasser einströmt – Bauchschmerzen, Blähungen und Durchfall sind die Folge. Kleine Mengen Fruktose werden oft vertragen, da sie im Schlepptau von Glukose in die Blutbahn gelangen können. Glücklicherweise! Denn Fruktose ist ein billiges Süßungsmittel, das die Lebensmittelindustrie gern einsetzt, getarnt z. B. als Maissirup oder Invertzuckersirup. Ihr zu entkommen, ist fast unmöglich.

Tipp: Wenn Sie empfindlich sind und dennoch Früchte essen möchten, dann nutzen Sie Tabellen mit Glukose-Fruktose-Verhältnis. Achten Sie darauf, dass der Fruktosegehalt niedrig und der Glukosegehalt mindestens genauso hoch wie der Fruktosegehalt ist. Denn für die Verträglichkeit sind Menge und Verhältnis der beiden Zuckerarten entscheidend.

Wenn doch mal etwas Zuckerhaltiges im Glas oder auf dem Teller landet, kann eventuell das Enzympräparat Fructaid helfen, das man in Apotheken und Drogerien erhält. Übrigens wird Fruktosemalabsorption als eine Folge von Weizensensitivität diskutiert. Testen Sie aus, ob nach Darmsanierung und Gluten-Verzicht der Fruchtzucker wieder verträglich wird. Beginnen Sie behutsam.

Sorbitintoleranz und Unverträglichkeit von weiteren Zuckeralkoholen

Sorbit kennen Sie als Zuckeraustauschstoff in Kaugummis, der in Light- und Diabetiker-Produkten, aber auch in Mayonnaise, Ketchup oder Pralinen mit der Bezeichnung E 420 enthalten ist. Aber Sorbit kommt nicht nur als Süßungsmittel vor, sondern ist natürlicherweise in Früchten von Pflanzen aus der Familie der Rosengewächse enthalten: zum Beispiel in Äpfeln, Birnen, Kirschen, Pflaumen, Mirabellen und Quitten.

In der Lebensmittelindustrie kommt Sorbit bzw. Sorbitol (die Endung -ol zeigt, dass es sich chemisch um einen sogenannten Zuckeralkohol handelt) als Süßungsmittel und Feuchthaltemittel zum Einsatz, denn diese Substanz süßt mit 60 Prozent weniger Kalorien als Kristallzucker und wirkt hygroskopisch (Wasser anziehend). Im Mund entfaltet Sorbit eine als angenehm empfundene Kühlung, weshalb der Zuckeralkohol auch in Zahnpasten und Lutschpastillen eingesetzt wird.

Laktose- und Fruktoseintoleranzen sind recht gut bekannt; dass es aber auch eine Sorbitintoleranz gibt, wissen die wenigsten. Essen Menschen mit einer Sorbitintoleranz sorbithaltige Früchte oder Produkte, stellen sich Blähungen, Bauchschmerzen und Durchfall ein. Übrigens wandelt der Organismus Zuckeralkohole in Fruktose um. Daher ist es auch keine gute Idee für Menschen mit einer Fruktoseintoleranz, mit Sorbit gesüßte Produkte zu essen. Aber genau das tun viele

Betroffene, um Fruktose zu meiden und um »Kalorien zu sparen«, denn der Brennwert der Zuckeralkohole Xylit (E 967, Birkenzucker), Mannit (E421), Isomalt (E 953), Maltit (E 965), Maltitol-Sirup (E 965) und Lactit (E 966) ist geringer als der von Haushaltszucker, bei Erythrit (E 968) geht er gegen null. Gegenüber all diesen Zuckeralkoholen nehmen die Unverträglichkeiten zu.

Wie kann man die Kohlenhydratintoleranzen diagnostizieren? Es sind nur H_2(Wasserstoff)-Atemteste geeignet, die in einer Arztpraxis durchgeführt werden sollten. Warum ein Atemgastest, wenn es um Bauchschmerzen und Kohlenhydratunverträglichkeiten geht? Beim bakteriellen Abbau der Kohlenhydrate entsteht Wasserstoff, der über Blut und Lunge in der Atemluft landet und dort nachweisbar ist. Beim Test trinkt der Patient eine entsprechend vorbereitete Kohlenhydratlösung. Danach werden in vorgegebenen Abständen die Atemgasproben gewonnen. Bei Patienten mit Kohlenhydratintoleranzen steigen die H_2-Konzentrationen in der Atemluft stark an.

Verzichten Sie bei Fruktose- und bei Sorbitunverträglichkeit auf Nahrungsmittel und auf Kosmetika, die diese Zuckeraustauschstoffe in größerer Menge enthalten. In Spuren werden sie nicht zu umgehen sein. Bio-Zahnpastas kommen meist ohne Sorbit aus. Wenn Ihre Sorbit-Unverträglichkeit mit Fruktosemalabsorption einhergeht, sollten Sie Ihren Arzt um weitergehende Diagnostik bitten, denn es könnte eine genetische Veränderung im GLUT-Transporter zugrunde liegen, die eine weitergehende Behandlungsstrategie erfordert.

Sorbitgehalt verschiedener Lebensmittel

Lebensmittel	Sorbitgehalt
Apfel	0,52
Apfelsaft	0,56
Aprikose, frisch	0,82
Aprikose, getrocknet	4,6
Birne	2,17
Dattel	1,35
Erdbeere	0,03
Himbeere	0,01
Pfirsich	0,89
Pflaume	1,41
Weintrauben	0,2

Der gereizte Darm

Das ist Ihr Abschnitt, wenn Sie nur wenige Nahrungsmittel vertragen und nur wenigen Speisen vertrauen, wenn Sie ängstlich oder gestresst sind, wenn Sie über Ihr Befinden sehr besorgt sind, wenn Sie kein Vertrauen in konventionelle Behandlungen haben und wenn Sie sehr an der Lösung Ihrer Symptomatik interessiert sind.

Reizdarm-Syndrom

Was ist Reizdarm (RDS)? Kommt das oft vor?

RDS wird auch als eine Störung der Darm-Hirnachsen-Kommunikation verstanden. Sicher kennen Sie die Redewendungen:

- … das schlägt mir auf den Magen
- … das muss ich erstmal verdauen
- … sie muss ihren Ärger herunterschlucken

- ... mir kommt die Galle hoch
- ... er hat die Hose voll

Es gibt weltweit schätzungsweise 580 Millionen vom RDS Betroffene, davon wird aber nur die Hälfte diagnostiziert. Sie leiden unter Unterleibsschmerzen, wechselndem Stuhlgang, reduzierter Lebensqualität und nachlassender Produktivität. Sie haben einen Blähbauch, abgehende Blähungen und Ängste: Angst zu essen und angstbesetztes Gedankenkreisen rund um die Verdauung. Etwa 60 Prozent der Patienten in gastroenterologischen Praxen sind heute Reizdarm-Patienten. Was? Ja! Leider werden Menschen mit einem Reizdarm häufig von den Ärzten nicht ernst genommen. Sie haben nicht selten eine Odyssee von Arzt zu Arzt hinter sich. Da Magen- und Darmspiegelungen unauffällig sind, sie aber weiter an Beschwerden leiden, erhalten sie den Rat, bei einem Psychologen eine Therapie zu machen. Ein Patient von mir war sogar ein Vierteljahr in einer psychosomatischen Klinik stationär – leider ohne Erfolg. Viel zu oft werden die Patienten in die »Psychoecke« gesteckt. Der Reizdarm ist aber eine organische Erkrankung.

Nach den Rom-Kriterien (Kriterien zur Diagnose von funktionellen Störungen des menschlichen Verdauungsapparates, von Experten auf dem Gebiet der Gastroenterologie im Rahmen einer Konsensus-Konferenz in Rom festgelegt) basiert die Diagnose auf diesen Hauptkriterien: wiederkehrende abdominelle Schmerzen, durchschnittlich mindestens einmal pro Woche innerhalb der letzten drei Monate, assoziiert mit zwei der drei folgenden Faktoren: Stuhlentleerung, Veränderung der Stuhlhäufigkeit, Veränderung der Stuhlkonsistenz. Die Kriterien sollen für die letzten drei Monate erfüllt sein, während der Beginn der Symptome mindestens sechs Monate zurückliegen soll. Die Blähungen bei einem Reizdarmsyndrom können sich nach oben oder nach unten ausbreiten. Drücken sie nach oben, können die Beschwerden so stark sein, dass ein Herzinfarkt vorgetäuscht wird. Weitere Symptome sind Völlegefühl, das Gefühl der nicht vollständigen Entleerung nach Toilettengang und Schleimbeimengungen im Stuhl. Es ist typisch, dass sich die Beschwerden nach dem Stuhlgang bessern.

Das Reizdarmsyndrom gilt bisher als Ausschlussdiagnose, wenn alle Untersuchungen unauffällig zu sein scheinen. Irritables Colon und funktionelle Dyspepsie meinen dasselbe. Schaut man genauer hin, zeigen sich die hinter den Symptomen steckenden vielfältigen Probleme im Darm.

Die Diagnostik sollte eine Untersuchung der Darmbakterien und die Überprüfung, ob ein Leaky-Gut-Syndrom vorhanden ist, beinhalten. Für den Therapieplan sind auch noch Entzündungsparameter wie Calprotectin, Lysozym und Lactoferrin im Stuhl wichtig. Die gängigen Labore haben diagnostische Möglichkeiten, die Ihre Therapeutin, Ihr Therapeut zusätzlich zum großen mikrobiologischen Überblick veranlassen kann. Auch FODMAPs in der Nahrung spielen häufig eine Rolle. Bitten Sie Ihren Therapeuten, im Labor auch hier die entsprechenden Parameter prüfen zu lassen.

Bitte lesen Sie auch den Abschnitt über FODMAPs (Seite 143).

Die Stuhluntersuchung bei einem Menschen mit einem Reizdarm zeigt, dass die Wasserstoffperoxid (H_2O_2) bildenden Laktobazillen erniedrigt sind. H_2O_2 ist die Abwehrsubstanz

der Bakterien gegen krankmachende Erreger. Bei Reizdarmpatienten produzieren nur 38 % der Laktobazillen H_2O_2, bei Gesunden 97 %. In den Vordergrund gedrängelt hat sich dagegen die üble proteolytische Mikrobiota wie die Klebsiella und Clostridium difficile. Oftmals geht einem RDS vom gemischten Typ eine Infektion mit Clostridium difficile voraus. Solche Proteolyten produzieren Alkohol im Darm. Der Darm ist ordentlich beschwipst. Man nennt das Eigenbrauersyndrom. Es kann so viel Alkohol im Darm hergestellt werden, dass er sogar im Blut nachweisbar ist. Käme also ein Betroffener mit zu viel proteolytischer Mikrobiota und einem Eigenbrauersyndrom in eine Verkehrskontrolle, wäre sein Blutalkoholspiegel erhöht, obwohl er weder Bier oder Wein noch Schnaps getrunken hätte. Im Gegenteil, diese Menschen vertragen keinen Alkohol. Weiterhin konnten Studien zeigen, dass bei zwei Drittel der Betroffenen eine Dünndarmfehlbesiedelung (Seite 144) die Ursache ist.
In der letzten Zeit gibt es immer mehr wissenschaftliche Hinweise, dass die Mastzellen im Darm eine besondere Rolle spielen. Sie sind nicht nur in ihrer Zahl erhöht, sondern liegen enger beisammen und besonders an den Nervenendigungen des Nervensystems im Darm. Wenn der Darm sich dehnt, platzen diese Mastzellen. Dabei setzen sie Histamin frei, das wiederum weitere Mastzellen anlockt. Der Darm dehnt sich tags darauf erneut, nun ist es schon ein X-Faches an Mastzellen, die platzen und x-fach Histamin freisetzen … und so fort. Die Symptomatik verschlimmert sich zusehends. Auch Prostaglandine und besonders sogenannte Proteasen (Enzyme, die Eiweiße spalten) werden frei und zersetzen das Gewebe. Viele Forscher meinen, dass diese Proteasen der Schlüssel zum Reizdarm sind. Warum? Die Proteasen sind verantwortlich für die vermehrte Empfindlichkeit der Nervenzellen im Darm, was Schmerz verursacht. Außerdem knabbern sie wie Nagetiere an den Tight Junctions, was zu einem Leaky-Gut-Syndrom und zur Entzündung führt. Stress verschlimmert den Reizdarm, denn Stresshormone lassen die Mastzellen vermehrt platzen.

Was die Ursache der Reizdarm-Symptomatik betrifft, liefern Forschungsergebnisse aus Italien zusätzliche Hinweise. Bei vielen Betroffenen findet sich neben einem Defizit an bestimmten Bacteroides-Arten (Stuhltest) häufig auch eine Mutation im Gen für Sucrase-Isomaltase. Wenn dieses Enzym an Leistung einbüßt, kommt es zu einer Intoleranz gegenüber bestimmten Zuckerarten.

Therapieoptionen

Was tun? Wir bieten Ihnen einen Strauß von Lösungsansätzen. Denn so vielfältig wie die Typen und Stuhlqualitäten sind auch die Strategien bei der Reizdarm-Symptomatik. Es gibt aber gemeinsame Nenner. Alle RDS-Patienten haben in der Regel Unregelmäßigkeiten in der intestinalen Barriere, ein Leaky Gut ist wahrscheinlich und die guten Bakterien im Darm wurden von üblen Bakterien weggedrängelt. Das ökologische Gleichgewicht im Darm ist gestört.

Daher zielt der erste Lösungsansatz auf die Darmbakterien. Viele Betroffene nehmen viele Medikamente oder Nahrungsergänzungsmittel bei Reizdarm ein. Ein solches Medikamentenhopping ist »out«, eine mikrobiologische Therapie ist »in«, die sich auf die oben genannten Erkenntnisse stützt. Nicht Psychiater, nicht Antidepressiva, sondern Bakterien sind gefragt. Über einen Zeitraum von 4 bis 6 Monaten sollten

H_2O_2 bildende Laktobazillen eingenommen werden. Der Markt der Probiotika ist sehr unübersichtlich geworden. Gerade beim RDS ist es hilfreich, auf Produkte zu setzen, die mit pharmakologischem Wirksamkeitsanspruch entwickelt worden sind, etwa Symbiolact-A (Lactobacillus acidophilus). Ein Präparat der 2. Generation ist Probio-Cult i3.1, mit geprüften klinisch wirksamen Stämmen von Lactobacillus plantarum und Pediococcus acidilactici in passabler Menge. Es reduziert die viszerale Hypersensitivität, also die Empfindlichkeit des Darms.

Um dem Reizdarmsyndrom den Garaus zu machen, müssen zusätzlich über 6 Monate die guten E. coli eingenommen werden. Die nachhaltig heilende Wirkung bei Patienten mit einem Reizdarm wurde in Studien mit dem E.-coli-Stamm DSM 17252 (Symbioflor 2) nachgewiesen. Die Bakterien docken nämlich an die Mastzellen an, stabilisieren sie und verhindern das Aufplatzen.

Es kann sein, dass Menschen mit einem Reizdarm anfangs sensibel auf die Bakterien reagieren, besonders auf die lebenden E. coli. Daher ist es günstig, ein Tropfenpräparat wie Symbioflor 2 einzunehmen und nicht ein Kapselpräparat, da es sich besser dosieren lässt. Spüren Sie schon bei der Anfangsdosierung von 2 × 5 Tropfen ein »Grummeln« im Bauch, dosieren Sie Symbioflor 2 herunter, beginnen mit 2 × 1 Tropfen und steigern täglich um 1 Tropfen bis auf 2 × 20 Tropfen. Sie werden sehen, so klappt es.

Gute Rückmeldungen gibt es von Betroffenen auch zum Bakterienstamm Bifidobacterium longum 35624, der die Symptome wie Blähungen, Durchfall und Bauchschmerzen bessert. In der ärztlichen Leitlinie zum Reizdarm wird dieser Bakterienstamm empfohlen. Das Präparat ist Alflorex. Es ist ein diätetisches Lebensmittel für besondere medizinische Zwecke.

Wurde ein Leaky-Gut-Syndrom nachgewiesen, müssen zusätzlich die angeknabberten Tight Junctions wiederaufgebaut und das Leaky Gut beseitigt werden. Folgen Sie unserem Schema zur Behandlung des Leaky Gut (Seite 95) und setzen Sie zusätzlich die Milchsäurebakterien ein. Außerdem müssen die Alkohol produzierenden und die Leber schädigenden Proteolyten weg. Sie können an Klinoptilolith oder Bentonit gebunden und ausgeschieden werden. Diese Produkte absorbieren wie Katzenstreu und sind genau genommen auch nichts anderes.

Auch das Darm-Immunsystem ist bei RDS auffällig. Beheben Sie diese Defizite mit den Big Five (mehr dazu im Kapitel zu den Ernährungstipps für Ihr Immunsystem, Seite 87) und gleichen Sie ein Ungleichgewicht bei Verdauungsenzymen aus, z. B. mit frischer Ananas und Papaya, soweit verträglich, oder mit einem Enzympräparat (Regazym plus, Innovazym vital oder Karazym).

Akut können bei einer sehr gespannten Bauchdecke entblähende Gewürze mit ätherischen Ölen wie Anis, Fenchel, Kümmel, Koriander und das schmerzlindernde Öl der Pfefferminze Beschwerden bessern. Testen Sie z. B. Carmenthin Tropfen.

Achten Sie auf Ihre Psyche. Entstressende Lebensstiländerungen sind vonnöten. Yoga, progressive Muskelrelaxation, Focusing, autogenes Training oder konzentrative Entspannung sind gut geeignet, am besten an zwei festen Terminen pro Woche. Dazu ausgiebige Gänge in der Natur. Beschließen Sie den Tag mit einem Bodyscan, wenn Sie zu Bett gegangen sind. Das ist eine ganz einfache und sehr angenehme Entspannungsmethode. Anleitungen hierzu finden sich im Internet. Apropos zu Bett: Gehen Sie nicht am Ende des Tagwerks zu Bett, sondern 7 oder 8 Stunden, bevor der Wecker klingelt! Hilfe, um sich gut »einzutakten«, bieten Präparate aus adaptogenen Pflanzen wie Maca Root, Ashwaganda, Eleutherococcus oder Rhodiola (Seite 115), auch das spagyrische Präparat Solunat Nr. 4 oder die Urtinktur von Hafer (Avena sativa) sind gute Optionen, um das Hamsterrad zu verlassen.

Unser Tipp: Visualisieren Sie sich und Ihren Darm mehrmals täglich gesund und frei, vielleicht mit der »Wunderfrage« aus der Psychologie: Was wäre anders, wie würde ich es merken, wenn ich morgen aufwachte und mein Symptom wäre nicht mehr da?

Jetzt kommt unser Ernährungsvorschlag für Menschen mit einem Reizdarm-Syndrom. Lassen Sie in der GutBalance-Ernährung FODMAP-reiche Lebensmittel weitgehend raus – siehe Tabelle (Seite 145).

FODMAP-Sensitivität

FODMAP steht für »Fermentierbare Oligo-, Di-, Monosaccharide, Alkohole und Polyole«. Das sind alles Kohlenhydrat-Arten. Bei der FODMAP-Sensitivität oder -Unverträglichkeit sind weder die Enyzm- oder Transportsysteme noch das Immunsystem involviert. Sie zählt deshalb nicht zu den klassischen immunologisch, enzymatisch oder durch Transportproteine verursachten Nahrungsmittelunverträglichkeiten. Sie ist auch kein Ausschlusskriterium für die Diagnose eines Reizdarm-Syndroms, wie es bei der Diagnose einer Intoleranz gegenüber Kohlenhydraten und Zuckeralkoholen der Fall ist. Es sind meist die Veränderungen im Zuge des Reizdarm-Syndroms, die eine Reaktion auf FODMAP-reiche Lebensmittel auslösen können. Der gereizte Darm reagiert empfindlich auf FODMAPs, während ein gesunder Darm sie problemlos toleriert. Bitte lesen Sie auch die Abschnitte zum Reizdarm-Syndrom und zu den Nahrungsmittelunverträglichkeiten.

Eine FODMAP-Sensitivität wird in drei Grade eingeteilt, gewissermaßen wie bei einer Ampel.

- Typ 1: GRÜN. FODMAP-arme Ernährung bringt diesem Menschen mit gereiztem Darm voraussichtlich keine Besserung.
- Typ 2: GELB. Das Konzept der FODMAP-armen Ernährung sollte bei dieser Person eingesetzt werden, wenn sie reizdarmartige Verdauungsbeschwerden hat.
- Typ 3: ROT. Es wird zu FODMAP-armer Ernährung zur Besserung der Beschwerden geraten.

Wurde bei Ihnen eine FODMAP-Sensitivität durch Stuhltest diagnostiziert? Bitte folgen Sie dann den Empfehlungen des Befundes. Falls kein Befund vorliegt, versuchen Sie unser Leaky-Gut-Schema (Seite 95) anzuwenden und parallel die folgende Vorgehensweise in der Küche. Das Prinzip: nach der Karenzphase von 6 Wochen schließen sich Wiedereinführungswochen für einzelne Lebensmittel oder -gruppen an, mit wenigen und kleinen Portionen, um die Verträglichkeit auszuloten. Werden sie nicht vertragen, geht es wieder einen Schritt zurück. Dazu ist es erforderlich, die Wiedereinführung zu protokollieren.

1. sechs Wochen lang absolute Karenz bei Fruktane-/Gluten-haltigem Getreide und allen High-FODMAP-Lebensmitteln
2. in Woche 7 vorsichtige Wiedereinführung von Oligosacchariden. Wenn sie eine Woche lang vertragen wurden:
3. vorsichtige Wiedereinführung von Laktose. Wenn sie eine Woche lang vertragen wurde:
4. vorsichtige Wiedereinführung von Fruktose. Wenn sie eine Woche lang vertragen wurde;
5. vorsichtige Wiedereinführung von Polyolen. Wenn sie eine Woche lang vertragen wurden:
6. normale GutBalance-Ernährung, optimiert mit Pilzen, Hülsenfrüchten, Roggen und Beerenfrüchten

Wenn die Verträglichkeit noch nicht gegeben ist, gehen Sie eine Stufe zurück und drehen Sie dort eine Schleife, gegebenenfalls müssen Sie Ihr Sanierungsschema (Seite 119) mit Lysat, Enterokokken und E. coli noch einmal wiederholen.

Dünndarmfehlbesiedelung SIBO

Wie bereits erklärt, ist unser Darm in verschiedene Abschnitte unterteilt, denen jeweils unterschiedliche Funktionen zukommen. Grob unterteilt man ihn in den Dünndarm und den Dickdarm. Im Vergleich zum Dickdarm ist der Dünndarm ein noch recht »unbekanntes Wesen« und wird oft vergessen. In den einzelnen Etagen des Darms wohnen bestimmte Bakterien in einer bestimmten Menge. Der Dünndarm ist recht dünn besiedelt, die Bakterien leben verstreut, wie in einer Landschaft mit einer geringen Bevölkerungsdichte, in Deutschland z. B. in der Uckermark. Bei einer »Bakterienzählung« findet man 1000 Bakterien pro Milliliter. Das ist nichts gegenüber der »Großstadtbesiedelung« (wie in München) des Dickdarms mit Millionen von Bakterien pro Milliliter. Zu einer Fehlbesiedelung des Dünndarms kommt es, wenn Bakterien aus dem überfüllten Dickdarm die Wanderung in den Dünndarm antreten und sich dort nicht nur festsetzen, sondern auch breitmachen und die eigentlichen Dünndarmbakterien überwuchern. Es handelt sich quasi um eine feindliche Übernahme. Diese Dünndarmfehlbesiedelung wird auch als bakterielles Overgrowth-Syndrom oder Small Intestinale Bowel Syndrome – abgekürzt SIBO – bezeichnet. Die Ursachen für diesen Überfall und die Bakterieninvasion sind vielfältig. Wir listen hier nur die wichtigsten auf:

1. anatomische Veränderungen bei nicht funktionierender Ileozökalklappe (Tor zwischen Dickdarm und Dünndarm), nach Bauchoperationen oder einer Endometriose (Gebärmutterschleimhaut außerhalb der Gebärmutter)
2. gestörte Beweglichkeit bei einer Schilddrüsenunterfunktion, Diabetes, Gehirnverletzungen, chronischen Entzündungen
3. gestörte Verdauung bei Magensäuremangel, Mangel an Enzymen der Bauchspeicheldrüse, gestörter Gallenfluss
4. Medikamente wie opiathaltige Schmerzmittel, Protonenpumpeninhibitoren wie Omeprazol oder Pantoprazol (keine Magensäure mehr), trizyklische Antidepressiva, Spasmolytika (lösen Darmkrämpfe) wie Buscopan und Schilddrüsenpräparate nur mit Thyroxin (T_4)

Die »Invasionsbakterien« spielen sich als Fressfeinde des Menschen auf, versuchen möglichst viel wegzuschnappen und wegzufressen und vergären Kohlenhydrate wie Fruktose und Laktose und Ballaststoffe. Es entstehen Gase wie Wasserstoff, Methan, Schwefelwasserstoff und Kohlendioxid. Sie spüren, was passiert. Die Gase blähen den Bauch auf, bereiten Schmerzen und Krämpfe und können zu Durchfall führen. Es werden aber nicht nur Gase gebildet, sondern auch giftige Stoffe, die zu Entzündungsprozessen im Darm und zu einem Leaky-Gut-Syndrom führen können. Sie sind auch mitursächlich für Nahrungsmittelunverträglichkeiten wie die Histamintoleranz.

Die Beschwerden hängen davon ab, welche und wie viele Bakterien den Dünndarm belagern (also von München in die Uckermark wandern) und wo sie sich niedergelassen haben.

Die Diagnostik erfolgt über einen Atemgastest. Er sollte bei den oben genannten Beschwerden nicht vergessen werden, aber auch bei möglichen Folgen einer Dünndarmfehlbesiedelung wie z. B. einer Fibromyalgie, Schilddrüsenunterfunktion, Rosacea (chronische Entzündung der Gesichtshaut) oder Akne, wenn gleichzeitig Bauchbeschwerden vorhanden sind. Denn eine Dünndarmfehlbesiedelung kann Auswirkungen auf den ganzen Körper haben.

Zurück zum Atemgastest. Es handelt sich um einen Lactulose-Atemtest (nicht zu verwechseln mit einem Laktose-Atemtest). Nach dem Trinken der Testlösung scheiden die Bakterien Gase aus, die in die Atemluft gelangen. Es werden 10 Atemgasproben über 2 Stunden genommen und die jeweilige Konzentration von Schwefelwasserstoff und Wasserstoff gemessen. Da die Messung von Methan nicht möglich ist, sollte gleichzeitig eine Mikrobiomdiagnostik durchge-

Übersicht High-FODMAP-Lebensmittel

Fermentierbare …	Vorkommen in Lebensmitteln
Oligosaccharide	
Fruktane	Getreide: Dinkel, Weizen, Roggen, Gerste, Grünkern Gemüse: Lauch, Zwiebel, Knoblauch, Blumenkohl, Weißkohl, Spitzkohl, Rotkohl, Grünkohl, Wirsing, Spargel, Avocado, Artischocken, Rote Bete, Süßkartoffeln, Pilze, Sellerie, Chicorée, Topinambur, Sauerkraut, getrocknete Tomaten, Kamille Sumachgewächse: Mango, Pistazien, Cashewkerne
Galaktane	Bohnen, Kichererbsen, Erbsen, Zuckererbsen, Sojabohne, Kidneybohnen, weiße Bohnen, Lupinen, Lupinenmehl, Erbsenmehl, Kichererbsenmehl
Disaccharide	
Laktose	Kuhmilch, Hüttenkäse, Milchspeiseeis, Ricotta, Butterkäse, Joghurt, Quark …
Monosaccharide	
Fruktose	G:F ‹ 0,9 (Seite 137): Honig, Mango, Artischocke, Rum, Maissirup, Stein- und Kernobst, Trockenobst, Wassermelone, Kaki, Banane, Mango, Nashibirne, Avodado
Polyole	
Mannitol	Blumenkohl, Pilze
Sorbitol	Brombeeren, Avocado, Pflaumen
Xylitol, Maltitol, Isomalt	Back- und Süßwaren viele flüssige Arzneimittel-»Sirupe«

führt werden. Diese kann den Nachweis von Methan- und Schwefelwasserstoff bildenden Bakterien erbringen. Es ist für die Therapie wichtig, welche Gase gebildet werden und wie der zeitliche Verlauf des Atemgastests aussieht. Daraus lässt sich dann die Position der Fehlbesiedelung ableiten.

Therapieoptionen

Die Therapie der Dünndarmfehlbesiedelung ist schwierig, komplex und verläuft in verschiedenen Phasen. Die Bakterien bilden einen »Biofilm«, der schwierig zu entfernen ist. Suchen Sie sich einen kompetenten Therapeuten. Zur Therapie der Dünndarmfehlbesiedelung gibt es keine »Kochrezepte«. Wir stellen hier nur die Eckpfeiler der Therapie dar. Am Anfang steht die Elimination der in den Dünndarm eingedrungenen Bakterien. Dann muss man über die eigentlichen Ursachen nachdenken, über die subjektiven Beschwerden des Menschen, und auswerten, wie der Atemgastest genau aussieht. Jetzt kann ein Therapieplan erstellt werden, der eine bestimmte Diät, die 2-Phasen-Diät nach Jacobi, umfassen sollte. Dr. Nerala Jacobi leitet ein Krankenhaus in Australien, das auf die Behandlung von SIBO spezialisiert ist. Sie verfolgt die Strategie, dass Patienten sich in den ersten 4 bis 6 Behandlungswochen getreidefrei (Ausnahme: Reis), stärke- und kohlenhydratarm ernähren sollten, mit Verzicht auf FODMAPs und oxalsäurereiche Lebensmittel. Die unerwünschten Bakterien werden dadurch ausgedünnt. Diese Phase heißt entsprechend »reduce and repair«. Dann folgt ein Behandlungsschritt, bei dem Antibiotika gegeben werden, um die noch verbliebenen Bakterien zu eliminieren. Diese Phase heißt »reduce and restore«. Auf dem Teller dürfen dann wieder Butter, gereifter Käse, fermentierte Getränke, Gemüse und Hülsenfrüchte Einzug halten. Ziel ist, innerhalb von 3 Monaten die Überwucherung nachhaltig auszuheilen.

Laktose-Unverträglichkeit bei SIBO

Während bei »einfacher« Laktose-Unverträglichkeit Laktose in der Regel wegen Enzymmangel in den Dickdarm rutscht und dort für Unruhe sorgt, beginnt bei SIBO der Vergärungsprozess durch umgezogene Dickdarmbakterien viel weiter oben – vor dem Dünndarmabschnitt, wo das Kohlenhydrat normalerweise aufgenommen wird. Deshalb sollte bei SIBO immer auch die bei Laktose-Intoleranz bzw. -Unverträglichkeit bewährte Ernährungsstrategie berücksichtigt werden.

Unsere GutBalance-Strategie ist ähnlich, kommt aber im Idealfall ohne Antibiotika aus. Einer Antibiotikatherapie mit Neomycin oder Metronidazol stehen die Autorinnen eher kritisch gegenüber. Es gibt aber auch pflanzliche Antibiotika wie Berberin, Oregano, Allicin, Tannine und Saponine oder Fertigpräparate wie z. B. Angocin anti-infekt. Leichte Antibiose geht auch über den Teller und den Becher: Mit Senfölglykosiden (Rucola, Meerrettich, Brokkoli, Wasabi) und mit den ätherischen Ölen in mediterranen Kräutern, insbesondere in Oregano. Dazu kurz vor dem Verzehr einen Tropfen Oreganoöl über das Tellergericht geben oder Pfefferminzöl und Oreganoöl in etwas warmem Wasser einnehmen, am besten mehrmals täglich. Die Öle wirken krampflösend, antibakteriell und fungizid (Pilze abtötend).

In der persönlichen Beratung empfehlen wir zunächst, das Leaky Gut zu beseitigen, das mit der SIBO einhergeht. Wie das geht, lesen Sie weiter vorne im Buch (Seite 95). Dann erstellen wir einen Mahlzeitenplan. Dabei raten wir zum Verzicht auf dieselben Nahrungsmittel, die auch bei Dr. Jacobi ausgeschlossen sind. Nach 10 bis 12 Wochen werden Lebensmittel, die Salicylsäure, Oxalsäure und Histamin enthalten (oder Histamin freisetzen), vorsichtig eingeführt; eine FODMAP-reduzierte Ernährung beizubehalten, ist grundsätzlich ratsam.

Ob sich Ihre Symptomatik eher durch kleine Mahlzeiten in engem Takt bessert oder Sie eher einen ausgedehnten Essenstakt von 4 Stunden benötigen, ist individuell auszutesten. Lange Essenspausen verbessern die Darmbeweglichkeit. Yogaübungen, die den Vagusnerv ansprechen, helfen, das enterische Nervensystem zu entspannen. Manchen Patienten hilft Intervallfasten. Eventuell müssen Triggerfaktoren wie eine bestimmte Medikation (z. B. mit Protonenpumpeninhibitoren) verändert, die Schilddrüse richtig eingestellt oder ein Enzymmangel ausgeglichen werden.

Und noch ein Tipp von uns: Auch ACC (N-Acetyl-Cystein), eine Aminosäure, kann bei Dünndarmfehlbesiedlung kurzfristig eingesetzt werden. Das ist nicht nur bei Husten ein Bronchialschleimlöser, sondern ein »Überall-Schleimlöser« – also nehmen Sie das Präparat auch in Erkältungszeiten verhalten ein.

Sie sehen, es ist verflixt kompliziert.

Oder doch einfach?

Zwar unterscheiden sich die Ursachen, Krankheitsbilder und Symptome beim Reizdarm, der Dünndarmfehlbesiedelung und dem Leaky-Gut-Syndrom. Was die Verträglichkeit von Nahrungsmitteln betrifft, gibt es aber einige Gemeinsamkeiten.

In folgender Tabelle (Seite 148) finden Sie eine Übersicht über Lebensmittel, die häufig Symptome auslösen – und die verträglichen Alternativen bei allen drei Krankheitsbildern. Für den Anfang machen Sie sich vielleicht eine Kopie, die Sie beim Einkauf immer dabeihaben.

Chronisch-entzündliche Erkrankungen des Darms

Die beiden häufigsten chronisch-entzündlichen Darmerkrankungen sind der Morbus Crohn und die Colitis ulcerosa. Ihre Ursachen sind vielfältig. Dazu gehören eine erbliche Veranlagung, Belastung mit Giftstoffen oder Medikamenten, ungünstige Ernährung, Stress, eine Verschiebung des Mikrobioms und eine Störung des Immunsystems. Dadurch kommt das sehr fragile Ökosystem im Darm in Unordnung. Das Gleichgewicht zwischen den Bakterien wird durch »Hektik«, Unordnung und Rangelei zwischen den Bakterien gestört. Insbesondere hat der »Friedenswächter« Faecalibacterium prausnitzii bei der Rangelei den Kürzeren gezogen. Seine Gesamtzahl ist deutlich erniedrigt. Das Immunsystem »flippt« aus und die Beta-Defensine, unsere körpereigenen Antibiotika, versagen gegen Eindringlinge. Bei beiden entzündlichen Darmerkrankungen ist die schützende Schleimschicht geschädigt. Der Darminhalt mit Bakterien, Fremdeiweißen, Giftstoffen, Endotoxinen hat direkten Kontakt mit der Schleimhaut und den Darmzellen. Die Folge davon ist eine entzündliche Abwehrreaktion.

Übersicht über Lebensmittel, die häufig Symptome auslösen

Das ist oft unverträglich	Warum	Das sind Alternativen (Verträglichkeit behutsam ausloten!)
Vollkornbrot, Brote aus Weizen, Dinkel	Gluten, FODMAPs	Brote aus Reis, Mais, Hirse, Knäckebrot aus Samen, Saaten, Körnern
Wurzelgemüse	Inulin	in kleinen Portionen und gegart meist verträglich
Zwiebeln und Knoblauch	FODMAPs	Das Grün der Frühlingszwiebel, kleine Mengen Schnittlauch und rosa Schalotten sind meist verträglich.
Milchprodukte	FODMAP-Laktose, Lactalbumin, Kasein	Produkte von Schaf, Ziege; Reismilch
Kohlgewächse	Alle Kreuzblütler enthalten FODMAPs.	Kürbisgewächse wie Gurke, Zucchini, Kürbisse
Rohkost, Salate, Snackgemüse	FODMAPs möglich	grüne Blattgemüse soweit verträglich, gedünstetes Gemüse
Apfel, Birne, Wassermelone	FODMAPs, insb. Fruktose und Zuckeralkohole	Zitrusfrüchte, Beeren, Honigmelone
Süßigkeiten	FODMAPs, insb. Fruktose, Zuckeraustauschstoffe, Zusatzstoffe	selbst machen mit regionalem Honig, Reissirup, Ahornsirup, evtl. Dattelsirup
Smoothies	FODMAPs – je nach Zutaten	Gemüse evtl. vor dem Mixen einige Sekunden blanchieren; Obstarten mit F:G › 0,9 wählen
Kaffee	Koffein kann bei RDS reizen	Lupinenkaffee, Kräutertee, Grüntee
Bier, Wein, Schnaps etc.	Alkohol	Weißweinschorle aus ungeschwefeltem Bio-Wein vorsichtig testen Bier glutenfrei, alkoholfrei (z. B. von Lammsbräu)

Morbus Crohn

Patienten mit einem M. Crohn haben regelmäßig auftretende, oft schleimige Stühle – meist ohne Blut. Sie klagen über Bauchschmerzen, allgemeine Schwäche, haben manchmal Gewichtsverlust oder Fieber. Ihr Alltagsleben ist stark beeinträchtigt. Die körpereigenen Antibiotika (Defensine) sind in der Darmwand erniedrigt. Eine aktuelle polnische Studie konnte zeigen, dass bei Menschen mit M. Crohn die Anzahl des »Allround-Helfers« Faecalibacterium prausnitzii an der Gesamtzahl der Bakterien im Darm deutlich vermindert ist. Je stärker die Aktivität der Krankheit war, umso weniger konnte davon gemessen werden. Auch das Verhältnis der kurzkettigen Fettsäuren (Seite 35) war erheblich verändert. Die Konzentration der problematischen Essigsäure war auf 70 % der kurzkettigen Fettsäuren angestiegen, die gute Propionsäure hatte nur noch einen Anteil von 15 % und die wichtige Buttersäure nur noch einen von 8 %. Somit werden die Darmepithelzellen nicht mehr richtig mit Energie versorgt und ein Leaky-Gut-Syndrom besteht fort. Ebenfalls findet sich bei Patienten mit M. Crohn häufig erhöhtes Histamin im Stuhl. Lesen Sie deshalb auch den Abschnitt zu Histamin.

Viele Patienten mit einem M. Crohn erhalten herkömmliche, chemische Medikamente. Es ist aber besonders wichtig, wieder Ruhe in den Darm bringen, indem die guten Darmbakterien unterstützt werden. Die Betroffenen können sich beim Essen auf Nahrungsmittel fokussieren, die reich an Stärke und Ballaststoffen sind, um Faecalibacterium prausnitzii und die Buttersäure zu vermehren.

Überhaupt spielt die Ernährung in der Therapie von chronisch-entzündlichen Darmerkrankungen die Hauptrolle. Der Grad der Entzündung hängt direkt von der Lebensmittelauswahl ab und damit auch von durch Entzündung hervorgerufenen Mikronährstoffmängeln bis hin zu manifester Mangelernährung. Selbst Folgeerkrankungen wie Osteoporose lassen sich durch kluge Nahrungsmittelauswahl vorbeugen.

Wenn die entzündlichen Bereiche umfangreich sind und weit in den Dünndarm hinaufragen, ist eine Aufnahmestörung für viele Nährstoffe möglich, denn jeder Dünndarm-Abschnitt ist auf die Resorption bestimmter Makro- und Mikronährstoffe spezialisiert. Besonders gefährdet ist die Aufnahme von Aminosäuren, Calcium, Vitamin D, Folsäure, Vitamin B_{12} und Zink. Besprechen Sie Ihren Ernährungsstatus mit dem Gastroenterologen und nehmen Sie qualifizierte Ernährungsberatung in Anspruch.

Ernährung

Auch bei Morbus Crohn ist eine GutBalance-Ernährung geeignet.

Achten Sie bei Ihrer Ernährung darauf, dass Ihre Speisen keine Emulgatoren wie Polysorbat 80 und Carboxymethylcellulose (CMC) enthalten. Solche Substanzen können chronische Entzündungen im Darm fördern.

Disziplin in Ernährungsdingen und Verzicht auf Alkohol und Nikotin sind bei chronisch-entzündlichen Darmerkrankungen wichtig. Falls Sie bei Ihrer Erkrankung auch unter Blutverlust leiden oder eine Anämie haben, dann lesen Sie im Kapitel über Colitis ulcerosa weiter unten, welche Möglichkeiten der Ernährung und Nahrungsergänzung es gibt.

Ihren »gestressten« Darmbakterien sollten Sie durch die Einnahme von Probiotika gezielt helfen. Wir empfehlen Ihnen unser Schema:

1. Monat: Bakterienlysate von E. coli und Enterococcus faecalis (z. B. Pro-Symbioflor)

2. und 3. Monat: lebender Enterococcus faecalis (z. B. Symbioflor 1)

4. und 5. Monat: Enterococcus faecalis weiter + lebender E. coli (z. B. Symbioflor 2)

Befragen Sie dazu einen Therapeuten, der in mikrobiologischer Therapie erfahren ist. Um die Entzündung der Schleimhaut zu beruhigen, haben sich die homöopathischen Komplexmittel Traumeel und Mucosa compositum als hilfreich erwiesen, die vom Therapeuten 2 x pro Woche als Mischspritze je nach Befinden des Betroffenen über 5 bis 10 Wochen injiziert werden sollten. Die spagyrischen Tropfen Opsonat tragen auch zur Heilung der Schleimhaut bei.

Colitis ulcerosa

Im Gegensatz zu den Menschen mit einem M. Crohn haben Patienten mit einer Colitis ulcerosa blutige, schleimige Durchfälle – und das bis zu 30-mal täglich. An ein normales Leben ist nicht zu denken. Die Betroffenen leiden unter Bauchschmerzen, oft mit Krämpfen vor dem Stuhlgang. Auch ein Gewichtsverlust und allgemeine Schwäche machen ihnen zu schaffen. Die Krankheit betrifft den ganzen Körper, da zusätzlich Entzündungen der Gelenke, der Augen und der Haut auftreten können. Chemische Medikamente helfen den Patienten meist. Sie beheben aber das Chaos im Darm nicht.

Der Ansatz einer mikrobiologischen Therapie hat auch bei der Colitis ulcerosa die Wiederherstellung der Balance im Ökosystem Darm zum Ziel. Dazu müssen die Schleimhautbarriere und die guten Bakterien stabilisiert, die antimikrobiellen Substanzen unterstützt und das Immunsystem ins Gleichgewicht gebracht werden.

Neue Studien zeigen, dass die Mikrobiota bei Patienten mit einer Colitis ulcerosa eine reduzierte Kapazität hat, Buttersäure herzustellen, und dass ihre Besiedlung mit mehreren nützlichen Bakterien, u. a. mit dem Schutzengelbakterium Faecalibacterium prausnitzii, vermindert ist. Das verursacht die Schwierigkeiten im Darm. Denn Buttersäure ist nicht nur die wichtigste Energiequelle für die Zellen des Dickdarmepithels. Die kurzkettige Fettsäure wirkt auch entzündungshemmend und ist unverzichtbar, um die Darmbarriere intakt zu halten. Sie sollte deshalb von Patienten mit einer Colitis ulcerosa bei einem leichten bis mittelschweren Schub in Form von Buttersäurekapseln eingenommen werden, damit das Entzündungsgeschehen rasch zur Ruhe kommen kann. Auch Ballaststoffe sind gut, allerdings nur in kleinen Mengen. So lässt sich der Pool Butyrat produzierender Darmbakterien »aufforsten«. Ballaststoffe wie Inulin und resistente Stärke sind auch in der schubfreien Phase wichtiger Therapiebestandteil, um das schubfreie Intervall zu verlängern. Wir empfehlen bei der Colitis ulcerosa ebenfalls eine Kur mit dem beim M. Crohn beschriebenen mikrobiologischen Schema, das sich seit vielen Jahren bewährt hat.

Therapieoptionen

Ernähren Sie sich im schubfreien Intervall nach dem Konzept von GutBalance und im aktiven Schub mit leichter, salzarmer Kost. Würzen Sie besser mit frischen Gartenkräutern.

Ihre guten Bakterien freuen sich über die resistente Stärke als Pulver z. B. von Heidelberger Chlorella oder im Sachet als SymbioIntest. Schneller, als die Buttersäure produzierenden Bakterien anzufüttern, ist natürlich die vorübergehende Einnahme von Buttersäure selbst als Na-Ca-Butyrate Kapseln z. B. von Bodybio. Manche Patienten experimentieren in der schubfreien Zeit mit Probiotika (z. B. Lactobacillus reuteri).

Wenn durch ein aktives entzündliches Geschehen und Blutverlust über den Darm die Blutwerte von u. a. Hämoglobin, Ferritin, CRP auffällig sind, dann empfiehlt sich der Fokus auf eisenhaltige Lebensmittel. Eisen ist in rotem Fleisch enthalten, das wir aufgrund der entzündungsfördernden Eigenschaften nicht empfehlen. Pflanzliche Lebensmittel und Fisch enthalten Eisen mit einer anderen chemischen »Wertigkeit« als Fleisch. Ergänzen Sie eine Mahlzeit mit Zitronenwasser oder Orangensaft, um die Resorption von Eisen aus pflanzlichen Quellen zu verbessern.

Mit Blutverlust geht meist auch eine Anämie einher, ein Mangel an Vitamin B_1, B_3, B_6, B_{12} und Folsäure ist wahrscheinlich, ebenso an fettlöslichen Vitaminen. Versorgen Sie sich mit den Big Five (Omega-3-Fettsäuren, Vitamin D, Vitamin C, Zink und Selen), zusätzlich mit den Vitaminen A, E, K_2 und mit

Überblick über die Unterschiede der beiden Krankheiten

	Morbus Crohn	Colitis ulcerosa
Ausbreitung	von den Lippen bis zum After möglich	auf den Dickdarm beschränkt
bevorzugte Lokalisation	Übergang Dünndarm zu Dickdarm	Enddarm
Herde	Auftreten in Segmenten	Auftreten kontinuierlich
Entzündung	Entzündung durch alle Wandschichten	Entzündung betrifft ausschließlich die Schleimhaut, mehrere Organe können betroffen sein.
Erkrankungsmechanismen	verminderte Ausschüttung antimikrobieller Eiweiße mit verminderter Aktivität	schleimige Schicht (Mukus) hat verminderten Gehalt an Phosphatidylcholin und Lysophosphatidylcholin
Schleimhaut	Schleimhautschicht mit Bakterien verunreinigt	Schleimhautschicht vermindert
Barriere	geschwächte Schleimhautbarriere	geschwächte Schleimhautabwehr
T-Zell-Beteiligung	TH1-gesteuert	TH2-gesteuert

einer Extraportion Eisen aus pflanzlichen Quellen, z. B. Moferrin 21 (Biogena) oder Eisen-Vegan von natugena. Sie enthalten Eisen der Curryblatt-Pflanze, das sehr gut verträglich ist und im Gegensatz zu anorganischen Eisenverbindungen weder Magenbeschwerden noch schwarzen Stuhl und Verstopfung mit sich bringt.

Tipp: Ein Stuhltest mit dem Nachweis von reduziertem Faecalibacterium und reduziertem Bacteroides thetaiotaomicron kann einen Schub ankündigen.

Autoimmunerkrankungen

Zu den Autoimmunerkrankungen gehören u. a. die rheumatoide Arthritis, die Multiple Sklerose, die Psoriasis, der Typ-1-Diabetes und die Zöliakie. Autoimmunerkrankungen sind durch eine falsche Programmierung des menschlichen Immunsystems gekennzeichnet. Das fehlgeleitete Immunsystem greift körpereigene Zellen und Gewebe an. Die Autoimmunerkrankungen können sich auf einen Zelltyp oder ein Organ beschränken oder mehrere Organe befallen. Man geht davon aus, dass bei der Entstehung der Autoimmunerkrankungen eine erbliche Veranlagung eine Rolle spielt, aber auch Infekte, Giftstoffe oder Impfungen. Immer mehr Untersuchungen zeigen, dass bei den Autoimmunerkrankungen die Zusammensetzung der Mikrobiota im Darm verändert ist.

Rheumatoide Arthritis

So spielt die Mikrobiota des Darms auch eine Rolle bei der Entstehung der rheumatoiden Arthritis – des sogenannten »echten Rheumas«. Die Forschungen sind noch im Anfangsstadium. Interessante Untersuchungen wurden von der amerikanischen Mayo Clinic veröffentlicht. Bei Rheumakranken dominieren bestimmte Bakterien, die bei Gesunden eher selten nachgewiesen werden, wie Collinella oder Egerthella. Die Bakterienverschiebung korreliert mit dem Anstieg von entzündlichen Botenstoffen. Alle Untersuchungen deuten darauf hin, dass ein Leaky-Gut-Syndrom die unerwünschten Autoimmunprozesse triggert, was schon in den 80er-Jahren des vergangenen Jahrhunderts nachgewiesen werden konnte.

Auch Wissenschaftler des Universitätsklinikums Erlangen und des Deutschen Instituts für Immuntherapie haben die Zusammenhänge zwischen der Darm-Mikrobiota und der rheumatoiden Arthritis näher untersucht. Sie konnten feststellen, dass sich das Befinden von Menschen mit einer rheumatoiden Arthritis bessert, wenn sich die Zusammensetzung der Mikrobiota bessert. Besserung im Darm entspricht einer Besserung der Gelenkbeschwerden. Warum ist das so? Hier kommt ein alter Bekannter ins Spiel: das Zonulin. Erinnern Sie sich? Ist das Zonulin erhöht, werden die Tight Junctions durchlässiger. Aber Zonulin hat noch einen anderen Job. Es entscheidet, ob eine Autoimmunerkrankung ohne Symptome und Beschwerden bleibt oder in eine entzündliche Erkrankung übergeht. Das ist für die Betroffenen die entscheidende Frage. Zonulin schiebt nämlich eine Schleimhautentzündung an und steuert die Einwanderung von Immunzellen aus dem Darm in die Gelenke. Menschen mit »echtem Rheuma« haben erhöhte Zonulinwerte. Es ist bekannt, dass die Zerstörung der Gelenke in den ersten beiden Jahren nach Ausbruch der Erkrankung stark voranschreitet. Daher muss möglichst rasch mit einer Therapie begonnen werden. Ziel muss sein, Zonulin herunterzuregulieren und die Schleimhautbarriere wiederherzustellen. Die erste Diagnostik wäre, das Zonulin zu überprüfen. Die Forscher stellten weiter fest, dass der Buttersäure eine wichtige Rolle zukommt. Die Daten der Erlanger Wissenschaftler machen Hoffnung auf einen neuen großartigen, eventuell zur bisherigen hammerharten »Rheumatherapie« begleitenden Therapieansatz, um die Autoimmunkrankheit zu verhindern oder ihren Verlauf abzuschwächen. Die Therapie muss also auf das Zonulin als Bindeglied zwischen einem mikrobiellen Ungleichgewicht und dem Ausbruch einer rheumatoiden Arthritis abzielen. Bei einer intakten Mikrobiota reguliert die Buttersäure das Zonulin. Der Hauptproduzent der Buttersäure ist unser Schutzengel-Bakterium Faecalibacterium prausnitzii. Auf geht's, dieses Bakterium anzufüttern.

Therapeutische Optionen

Alle Erkrankungen des rheumatischen Formenkreises, z. B. auch die Spondylarthritiden wie der M. Bechterew und die Psoriasarthritis, bessern sich nach unserer Erfahrung durch eine Darmsanierung. Der übliche Zeitraum von 5 Monaten kann mit einer vorangestellten zehntägigen Fastenkur, z. B. nach Buchinger, annähernd halbiert werden, wenn sich an das Fasten die Gut-Balance-Ernährung und Wiederaufbau der im Fasten stark reduzierten Mikrobiota anschließen. Sie können hier auf bewährte Multi-Strain-Probiotika (Seite 82) zurückgreifen und mit fermentierten Lebensmitteln unterstützen, z. B. mit Kombucha, mit selbst gemachtem Joghurt aus pflanzlichen Milchersatz-Drinks oder Kanne Brottrunk. Voraussetzung für den Erfolg: Das Fasten muss professionell mit Abführen von oben und Darmspülung von unten unterstützt werden. Dann macht es sich nicht nur auf der Waage, sondern auch in den Gelenken und anderen überwärmten Regionen entlastend bemerkbar. Der Gang wird runder, die Zehengrundgelenke und »Schwanenhalsfinger« werden beweglicher und hören teilweise sogar auf zu schmerzen. Ideal ist ein Übergang nach dem Fasten in 16:8-Intervallfasten mit GutBalance-Ernährung, begleitet von einer Nahrungsergänzung mit den Schwefelverbindungen Chondroitin, Glucosamin und Methylsulfonylmethan. Zusätzlich ist Hagebuttenextrakt oft hilfreich. Ingwer, Kurkuma und Omega-3-Fettsäuren sind unentbehrlich. Der Verzicht auf Alkohol, tierische Fette und Weizen über einen Zeitraum von 3 Monaten wird empfohlen.

Mein perfekter Tag

» GutBalance-Aspekte: Die Fasern in Erdmandeln und Fladen füttern als Präbiotika die Mikrobiota, die Polyphenole der Beeren sind Symbiotika, die die Bakterien für einen aktiveren Stoffwechsel benötigen.

Schneller Himbeer-Wrap

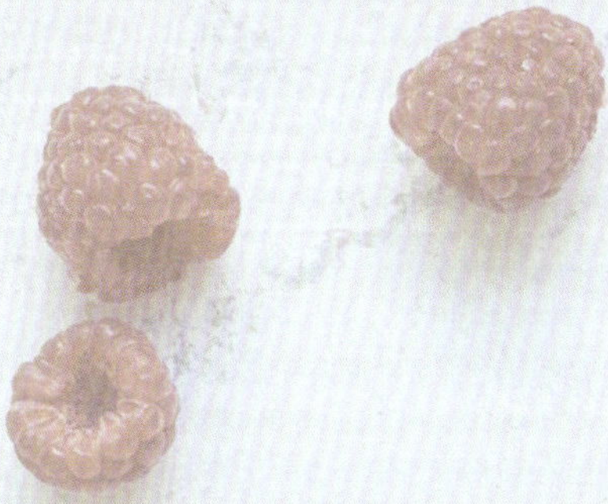

GF
1 Portion
5 Min.

1 Mais- oder Reis-Tortilla • 2 TL Himbeer-Marmelade, 3:1 • 100 g Magerquark • 10 ml pflanzlicher Milchersatz, z. B. Haferdrink • 100 g Himbeeren • 10 g gemahlene Mandeln (alternativ Walnüsse) • 10 g Erdmandelflocken

- Tortilla mit Marmelade bestreichen. Quark mit der Pflanzenmilch glatt rühren, über die Marmelade verteilen. Himbeeren darauflegen, mit Mandeln und Erdmandeln bestreuen.

- Tortilla straff aufrollen. Um das untere Ende Butterbrotpapier schlagen oder den Wrap quer in Streifen schneiden und als runde »Schranken-Häppchen« (weil rot-weiße Spiralen) genießen.

Nährwerte:
380 kcal • 18 g P • 52 g KH • 10 g F • 9 g Ba

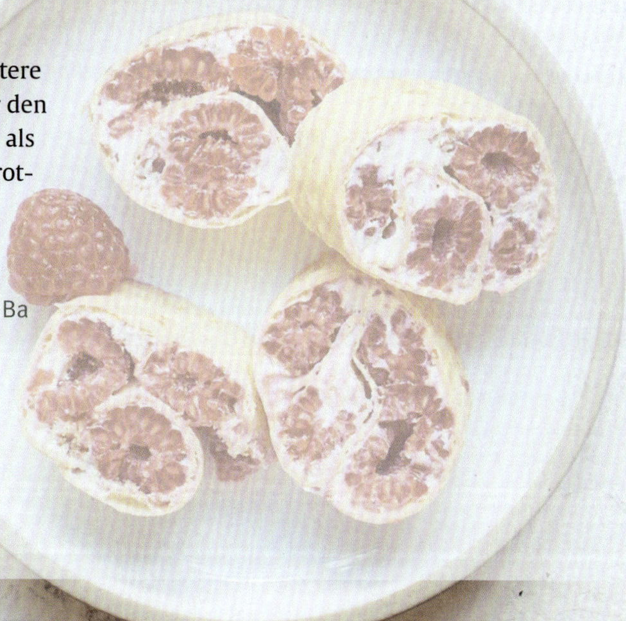

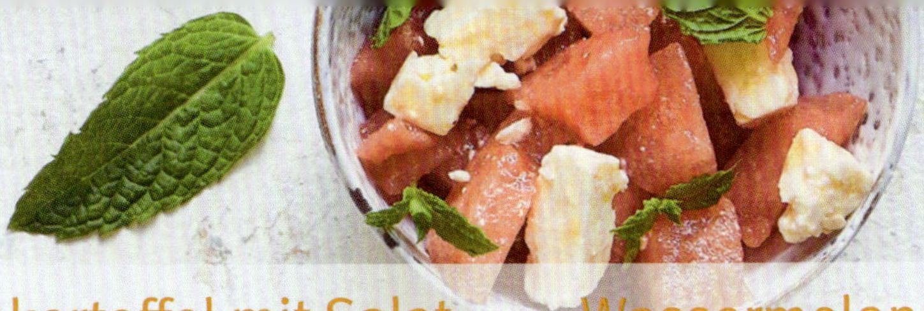

Ofenkartoffel mit Salat und Cheddar

» GutBalance-Aspekt: Die Eiweiß-Fett-Kohlenhydrat-Verteilung ist ausgewogen, Fasern und Polyphenole machen den Darm fit.

GF
1 Portion
50 Min.

1 gr. Kartoffel • 50 g Cheddar-Käse, halbfett, gerieben • 70 g gemischte Blattsalate • 1 kl. rote Zwiebel • 50 g Naturjoghurt, 1,5 % Fett • 1 TL Limettensaft • 1 EL Kräuter, TK • 1 EL Olivenöl

- Ofen auf 180 Grad vorheizen. Kartoffel waschen, Oberseite kreuzweise einschneiden und auf das mit Backpapier belegte Blech setzen, etwa 45 Min. backen.

- 10 Min. vor Ende der Backzeit den Reibekäse bereitstellen. Salat ggf. waschen und trocken schleudern. Die Zwiebel vierteln und in feine Streifen schneiden. Salat mit Zwiebelstreifen vermengen und auf einem Teller anrichten.

- Aus Joghurt, Limettensaft, TK-Kräutern und Olivenöl ein Dressing bzw. einen Dip bereiten.

- Wenn die Kartoffel gar ist (Stäbchenprobe), aus dem Ofen nehmen, halbieren und beide Hälften auf den Teller geben. ⅔ des Dressings an die Kartoffeln geben, den Rest über den Salat verteilen. Kartoffeln mit Reibekäse bestreuen.

Nährwerte:
560 kcal • 25 g P • 45 g KH • 7 g Ba

Wassermelone mit Feta

» GutBalance-Aspekt: Wassermelone liefert viele Mineralien und Vitamine, Apfelessig wirkt probiotisch.

GF
2 Portionen
5 Min.

1 kl. Wassermelone (ca. 800 g) • 200 g Feta (Schafskäse), natur • 1 Zweig frische Minze • 1 EL Apfelessig • 1 EL Olivenöl

- Fruchtfleisch der Wassermelone herauslösen und würfeln. Fetakäse würfeln. Beides in eine Schüssel geben. Minze waschen, Minzeblättchen abzupfen.

- Minze, Essig und Öl vorsichtig unter den Salat heben. Kühl genießen.

Variante: Für alle, die abends noch nicht auf KH verzichten können: 2 Scheiben glutenfreies Knäcke (Wasa) ohne Belag dazu essen.

Nährwerte:
250 kcal • 7 g P • 17 g KH • 16 g F • 1 g Ba

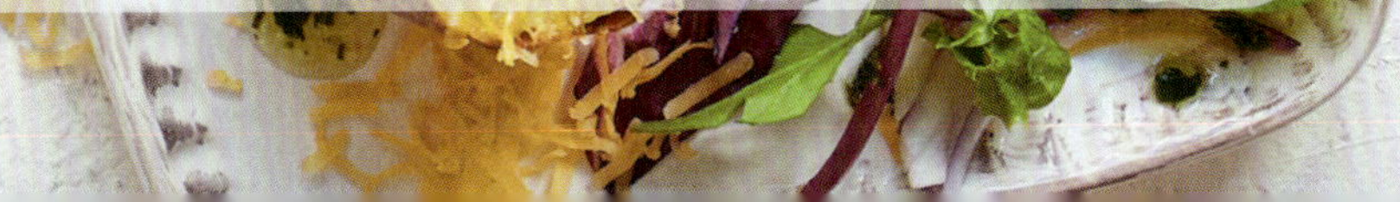

Multiple Sklerose

Die Multiple Sklerose (MS) ist eine chronisch-entzündliche Erkrankung des zentralen Nervensystems, bei der das Immunsystem falsch programmiert ist. Es greift die Schutzhülle der Nervenfasern an und zerstört sie. Im Gehirn und im Rückenmark entstehen Entzündungen, die kleine Narben hinterlassen. Durch diese Läsionen wird die Funktion der Nerven, elektrische Impulse weiterzuleiten, gestört. Je nachdem welches Gebiet des Gehirns oder des Rückenmarks betroffen ist, entstehen unterschiedliche Symptome von Kribbeln über Taubheitsgefühle bis zu Schmerzen und Lähmungen.

Bei der Klärung des Zusammenhangs zwischen der Mikrobiota des Darms und der Entstehung der Multiplen Sklerose gibt es noch viel zu tun. Ein Leaky-Gut-Syndrom soll bereits lange vor dem Ausbruch der Multiplen Sklerose bestehen. Schwedische Wissenschaftler stellten fest, dass bestimmte Bakterien wie Lactobacterium casei und Lactobacterium plantarum das Risiko, an einer Multiplen Sklerose zu erkranken, senken können, und Forscher der Mayo Clinic in Rochester im US-Bundesstaat Minnesota stellten im Vergleich zu Gesunden bei Patienten mit einer Multiplen Sklerose eine Dysbiose der Mikrobiota fest. Es wird in Zukunft darum gehen, das genauer zu verstehen. Bis dahin empfehlen wir Menschen mit einer Multiplen Sklerose, die Mikrobiota untersuchen zu lassen, die Balance der Mikrobiota im Darm wieder herzustellen und ein Leaky-Gut-Syndrom auszumerzen.

Therapeutische Optionen

In der Ernährungstherapie stehen bei MS besonders frische, grüne Lebensmittel im Vordergrund. Bei vielen MS-Patientinnen und -Patienten zeigt sich eine Vitamin-D-Verwertungsstörung. Nach Darmsanierung lässt sich die Symptomatik mit einer Vitamin-D-Therapie mit Antioxidantien bei gleichzeitig Calcium-armer Nahrung (d.h. kein Käse, wenig Nüsse) unter kontrollierten Bedingungen und unter Beobachtung des Parathormons spürbar verbessern. Diese Therapie gehört in Expertenhand.

Psoriasis

Bei der Psoriasis handelt es sich um eine erblich mitbedingte Autoimmunkrankheit, wobei auch Stress, hormonelle Veränderungen oder ungesunde Ernährung eine Rolle spielen können. Das Immunsystem greift körpereigenes Gewebe und Hautzellen an, Entzündungsbotenstoffe werden vermehrt ausgeschüttet und in den Körper entsendet. Es herrscht so etwas wie Kriegszustand. Gewebe und Hautzellen werden zerstört. Der Körper reagiert hektisch mit einer übereiligen Produktion neuer Hautzellen – und das auch noch im Übermaß. In der Fachsprache nennt sich das Hyperproliferation. Die Zellerneuerung erfolgt in rasantem Tempo von 3 bis 4 Tagen. Normalerweise benötigt die Oberhaut 4 Wochen, um sich zu erneuern. Die Zellen haben gar keine Zeit, sich richtig zu entwickeln, schon sterben sie wieder ab. Dadurch entsteht die gelblich weiße schuppige Haut bei Menschen mit einer Psoriasis. Die Schuppenflechte ist scharf, aber unregelmäßig begrenzt, die Haut rötlich und mit silbrigen Schuppen bedeckt. Spielen sich Entzündungsprozesse an der Haut ab, leiden die Patienten unter einer gelblichen Krustenbildung.

Bei der Psoriasis ist der Kampf des Immunsystems gegen körpereigene Zellen nicht auf die Haut begrenzt. Es können auch Gelenke betroffen sein. Bei der Psoriasisarthritis werden die Gelenke durch die chronischen Entzündungsprozesse angegriffen. Sie sind gerötet, angeschwollen und bereiten Schmerzen.

Konkrete Ursachen für das Entstehen der Psoriasis sind nicht bekannt. Man geht von einem multifaktoriellen Geschehen aus. Aus naturheilkundlicher Sicht ist wie bei allen Autoimmunerkrankungen ein fehlgeleitetes Immunsystem ursächlich mitbeteiligt. Ein Leaky-Gut-Syndrom feuert die Entzündungen im Körper an und die gestörte Mikrobiota ist der Triggerfaktor. Wurde schon in den 80er-Jahren des vergangenen Jahrhunderts der Zusammenhang zwischen einer Darmdysbiose und der Psoriasis in ersten Studien nachgewiesen, so zeigen neuere Untersuchungen, dass bei Menschen mit einer Psoriasis häufiger schädliche Bakterien und Pilze vorkommen und diese üblen Darmbewohner ganze Bakterienstämme aus dem Darm rausgeworfen haben, sodass im Darm weniger Bakterienarten vorkommen als bei Menschen ohne eine Psoriasis. Daher sollten bei Menschen mit einer Psoriasis die Darmbakterien untersucht werden. Eine ursächliche Therapie der Psoriasis ist, die Mikrobiota wieder ins Gleichgewicht zu bringen und das Leaky-Gut-Syndrom zu beseitigen.

Bei einer Psoriasis besteht häufig ein Mangel an Antioxidantien. Daher empfehlen wir eine Ernährung, die reich ist an den Fängern der freien Sauerstoffradikale (Seite 58).

Therapeutische Optionen

Bei Personen mit Psoriasis hat sich die aus Indien stammende ayurvedische Ernährungsform gut bewährt. Diese Nahrung ist sehr pflanzenbetont und reich an antioxidativ wirkenden Kräutern und Gewürzen wie Färberwurzel, Kurkuma und Amla. Bei psoriatischen Plaques, auch an der Kopfhaut, empfehlen wir die Anwendung von Kurkuma als Salbe. Sie könnten sich bei Ayurveda-Kundigen Ihr Dosha bestimmen lassen. Das ist eine Art Konstitutionstyp, der auch für die Erkrankungsbereitschaft steht, um dann gezielt über einen »Testzeitraum« von etwa 3 Monaten Dosha-gemäß zu essen. Nach diesem Zeitraum sollte der Erfolg sicht- und spürbar sein. Patienten mit Psoriasis profitieren besonders von einem Einstieg über eine Fastenkur mit anschließender organbezogener Ausleitung. Leber, Niere, Galle, Bauchspeicheldrüse und Bindegewebe sollten in die Ausleitung einbezogen werden. Lassen Sie sich fachlich beraten und anleiten.

Typ-1-Diabetes

Immer mehr Studien zeigen einen Zusammenhang zwischen der Entstehung des Typ-1-Diabetes und der Mikrobiota. Verschiebungen in der Zusammensetzung des Darm-Mikrobioms und Veränderungen bei den mikrobiellen Interaktionen werden als Triggermechanismen angesehen.

Finnische Wissenschaftler konnten bereits 2008 beweisen, dass Kinder mit einem Typ-1-Diabetes ein Leaky-Gut-Syndrom haben. Weitere Untersuchungen müssen folgen, um eventuelle therapeutische Konsequenzen daraus ableiten zu können. Manche Wissenschaftler empfehlen aber schon heute eine Mikrobiomanalyse bei Menschen mit einem hohen Risiko, an Typ-1-Diabetes zu erkranken, etwa wenn Geschwister oder Eltern Typ-1-Diabetes haben. Die Untersuchung sollte frühzeitig erfolgen und bei einer Dysbiose eine mikrobiologische Therapie durchgeführt werden.

Therapeutische Optionen

Als Typ-1-Diabetiker kennen Sie Ihre Wege zu einem optimalen Langzeit-Blutzucker. GutBalance-Ernährung ist für Sie ideal, weil sie auf langkettige Kohlenhydrate setzt. Kohlenhydrate mit schlechtem glykämischem Index kommen praktisch nicht vor, die Nährstoffdichte der ausgewählten Lebensmittel ist sehr hoch. Experimentieren Sie mit selbst fermentierten Nahrungsmitteln. Bitte denken Sie daran, Ihre Insulin-Einheiten entsprechend anzupassen. Die anthroposophische Arznei Hepatodoron (Weleda) kann für Sie begleitend hilfreich sein. Berücksichtigen Sie beim Thema Nahrungsergänzung die fettlöslichen Vitamine (E, D_3, K_2, A).

Zöliakie

Die Zöliakie ist eine Krankheit, bei der der Organismus eine autoimmune Kettenreaktion gegen Bestandteile des Glutens entwickelt. Gluten ist, wie Sie wissen, das Klebereiweiß, das in vielen Getreidearten vorkommt. Das Gliadin, der Glutenbestandteil des Weizens, ist der Hauptauslöser der Zöliakie. Schrittweise entsteht eine Autoimmunreaktion, die sich gegen Gewebeschichten um die glatte Muskulatur des Darms richtet. Bei einer Zöliakie können Wachstumsstörungen bei Kindern, Leberbelastung, psychische Probleme wie Depressionen, Osteoporose und Blutarmut auftreten. Menschen, die an einer Zöliakie erkranken, haben eine erbliche Belastung. Die entsprechenden Gene heißen HLA-DQ2 und HLA-DQ8. Ist mindestens eines der beiden Gene vorhanden, kann die Zöliakie unabhängig vom Alter jederzeit ausbrechen. Nun kommt der Darm wieder ins Spiel. Ein Leaky-Gut-Syndrom und eine Besiedelung des Darms mit Candida albicans (Pilz) erhöht das Risiko, dass die Zöliakie entsteht.

Übrigens finden sich in der Darm-Mikrobiota von Zöliakiepatienten ungewöhnlich viele Bifidobacterium bifidum und Laktobazillen. Wenn die Ernährung konsequent glutenfrei ist, dann regulieren sich die bakteriellen Verhältnisse auf Normalniveau.

»Ein bisschen schwanger gibt es nicht« – so ist das bei Zöliakie mit dem Gluten. Die Toleranz liegt individuell meist im Pikogrammbereich. Das ist weniger als ein Stäubchen Mehl. Die Krankheit verlangt nach totalem Verzicht auf glutenhaltiges Getreide und Produkte daraus. Deshalb benötigen Sie besonders nährstoffreiche Lebensmittel, denn die Mikro- und Makronährstoffe aus Getreide müssen durch Alternativen ersetzt werden. Es gibt heute wunderbare Brotbackmischungen, Brote im Versandhandel und Müslisorten, die auf Nüssen, Samen und Saaten basieren und komplett getreidefrei sind. Die Getreide Mais und Reis sind bei Zöliakie jedoch verträglich. Hafer geht auch, aber nur wenn er von Maschinen gedroschen und in Mühlen gewalzt wurde, die noch nie ein Korn glutenhaltiges Getreide gesehen haben. Es geht wie erwähnt um Spuren von Gluten. Pseudogetreide wie Quinoa, Amaranth und Buchweizen sind unproblematisch.

Therapeutische Optionen

Regel Nummer eins: Jeder Darm mit massivem Pilzbefall gehört saniert!

Regel Nummer zwei: Wiederholen Sie jährlich, als Kur, das Phasenschema aus Enterokokken, den physiologisch guten E. coli und Lysat aus den beiden Bakterienarten.

Profitieren Sie daneben von strikt glutenfreier GutBalance-Ernährung. Bitte achten Sie beim Kauf von glutenfreien Backwaren auf die Zutatenliste. Eine Stärkequelle ist o.k. Wenn aber die ersten beiden aufgezählten Inhaltsstoffe auf »-stärke« enden, z. B. Reisstärke und Maisstärke, können solche Produkte langfristig ein Risiko für den Kohlenhydrathaushalt darstellen und in einen Diabetes Typ 2 münden. Da Sie kein Getreide als große B-Vitamine-Quelle nutzen können, sollten Sie diese direkt supplementieren oder täglich ein glutenfreies Multimikronährstoffkonzentrat wie z. B. Cellagon, Lavita oder JuicePlus einnehmen, da diese Mikronährstoffe dort in nennenswerten Mengen zugesetzt sind. Auch Kohlgemüse sind geeignete Quellen.

Weitere Erkrankungen von Haut, Muskeln, Knochen und Gelenken

Erkrankungen der Muskeln, Knochen und Gelenke

Wir haben ca. 200 Knochen, 100 Gelenke, 600 Muskeln, zusätzlich Sehnen und Bänder. Das ist unser Gerüst. Viele Menschen, ob jung oder alt, haben Schmerzen an diesem Gerüst, das uns zusammenhält. Die Lokalität der Beschwerden, der Schmerzcharakter, welche Strukturen betroffen sind, ob die Schmerzen akut oder chronisch sind, was die Ursache der Beschwerden ist – all das muss in der Medizin unterschieden werden und bekommt dann eine Diagnose. So gibt es entzündliche und autoimmunbedingte rheumatische Erkrankungen, das sogenannte echte Rheuma (Seite 152), die Arthrosen der kleinen Gelenke (z. B. Finger) und der großen Gelenke (z. B. Knie, Hüfte, Schulter), Muskel- und Bindegewebserkrankungen, Erkrankungen der Bänder und Sehnen, die Gicht bei zu hohen Harnsäureansammlungen, die Fibromyalgie usw. Mit der Diagnose wird aber das zugrunde liegende Problem selten erkannt, benannt oder gar behoben.

Eines dieser Probleme und der »gemeinsame Nenner« all dieser Erkrankungen kann eine gestörte Darmbarriere sein. Sie erinnern sich, dass bei einem Leaky-Gut-Syndrom eine silent inflammation entsteht und Entzündungsbotenstoffe durch den ganzen Körper schwirren. Sie machen auch vor den Strukturen des Bewegungsapparates nicht halt. Denn die Muskeln, Knochen und Gelenke werden von Blut- und Lymphgefäßen durchzogen und von Nerven versorgt. Das zündelnde Geschehen der silent inflammation macht sich auf diesen Wegen auch im Bewegungsapparat breit.

Den Zusammenhang zwischen dem Darm und unserem »Gerüst« kann man auch daran erkennen, dass rheumatische Erkrankungen gemeinsam mit entzündlichen Darmerkrankungen vorkommen, z. B. entzündliche Gelenkserkrankungen wie die Spondylarthritis (Entzündung der Wirbelsäule und großer Gelenke, z. B. M. Bechterew) oder einer Sakroiliitis (Entzündung der unteren Wirbelsäule) usw. im Zusammenhang mit entzündlichen, akuten Schüben eines M. Crohn, besonders wenn der Dickdarm befallen ist. Menschen mit einer Colitis ulcerosa können auch an Gelenksentzündungen leiden.

In den nächsten Jahren werden sicher die Forschungen weitere Erkenntnisse über die Zusammenhänge zwischen dem Darm und den Darmbakterien und dem Knochen-Muskel-Gelenk-Apparat zutage bringen. Eine sehr interessante Untersuchung wurde an der McGill University in Montreal durchgeführt. Die Forscher konnten zeigen, dass das Darm-Mikrobiom Einfluss auf die Schmerzwahrnehmung hat. Sie vermuten, dass die Darm-Hirn-Achse die entscheidende Rolle spielt. Bei den Untersuchungen stellte sich heraus, dass sich das Darm-Mikrobiom bei Menschen mit einer Fibromyalgie statistisch signifikant vom Mikrobiom nicht Betroffener unterscheidet. Die Stärke der Fibromyalgie-Symptome wiederum entsprach jener der Mikrobiom-Varianten. Die Wissenschaftler übertrugen die Ergebnisse auf einen mit künstlicher Intelligenz (KI) ausgestatteten Computer. Die KI konnte an der Zusammensetzung der Darmbakterien eine Fibromyalgie diagnostizieren – nur in 13 % der Fälle lag der Computer mit der Diagnose daneben. Diese Zusammenhänge erklären auch, warum eine Ernährung mit einem hohen Anteil von Polyphenolen die Symptome und damit die Lebensqualität von Menschen mit einer Fibromyalgie verbessert.

Leider steht die Forschung zum Zusammenhang zwischen Darm und Bewegungsapparat noch am Anfang. Was aber heute schon gewiss ist: Die Standardtherapie bei Beschwerden von Muskeln, Knochen und Gelenken, nämlich die Gabe von nicht stereoidalen Antirheumatika (NSAR) wie z. B. Diclofenac, ist absolut kontraproduktiv. Wahrscheinlich ist Ihnen in Ihrem Leben auch schon mal Voltaren und Co. verschrieben worden. Die Autorinnen empfehlen Ihnen, äußerst kritisch diesen Medikamenten gegenüber zu sein. Die NSAR-Präparate lösen einen Teufelskreis aus. Denn NSAR-Präparate schädigen die bei Erkrankungen des Bewegungsapparates nicht intakte Darmbarriere immer mehr und fachen eine entzündliche Kaskade an. Das Feuer entzündet sich immer wieder neu.

Statt von diesen – übrigens auch den regelrechten Entzündungsablauf im Körper unterdrückenden Substanzen – profitieren Sie auf Dauer bei Beschwerden des »Gerüstsystems« von einer Untersuchung der Darmbakterien, ihrer Sanierung und einer Umstellung auf die GutBalance-Ernährung unter besonderer Berücksichtigung einer antientzündlichen Ernährung. Falls Sie häufiger oder dauerhaft NSAR-Präparate einnehmen, sollten Sie Ihre Darmbakterien möglichst bald untersuchen lassen.

Therapeutische Optionen

Im Gegensatz zu NSAR-Medikamenten unterbrechen homöopathische Komplexmittel wie Traumeel und Zeel das natürliche körpereigene Entzündungsgeschehen nicht, sondern modulieren die Entzündungsprozesse. Traumeel eignet sich eher für akute Probleme an Muskeln, Knochen und Gelenken wie Verstauchungen, akute Entzündungsschübe bei Arthrosen, Tennisellenbogen u. Ä. Zeel ist das »chronische Mittel«. Es lindert Schmerzen z. B. bei Arthrosen der Knie- oder Hüftgelenke, bei Schulterbeschwerden, schützt die Gelenke und fördert die Regeneration. Schon so manche Operation konnte durch eine konsequente Einnahme oder Injektion dieser beiden Mittel (auch in Kombination) vermieden werden. Beide Mittel gibt es auch zur Einnahme und als Salbe. Gute Erfahrungen machen viele Betroffene auch mit der spagyrischen Salbe Flamyar spag. Peka N, besonders bei Schmerzen der kleinen Gelenke der Finger. Bei chronischen Gelenkbeschwerden empfehlen wir zusätzlich die Einnahme von Glucosaminsulfat und Chondroitinsulfat, evtl. kombiniert mit Hyaluronsäure.

Wer sich für homöopathische Einzelmittel interessiert, findet wichtige Hinweise in der folgenden Tabelle. Einnahme in den Potenzen D6 bis D12.

Homöopathische Mittel für Muskeln, Knochen und Gelenke

Homöopathische Mittel	Beschwerden
Arnica (Arnika)	wichtiges homöopathisches Mittel für alle chronischen Beschwerden der Knochen, Gelenke und Muskeln – Gefühl, wie zerschlagen zu sein
Bambus arundinacea (Bambus)	alle Beschwerden der Wirbelsäule (Bambus ähnelt im Aussehen der Wirbelsäule), besonders wenn auch das Nervensystem zusammenbricht, der Mensch den Kopf hängen lässt und keinen Rück(en)halt mehr hat
Bryonia alba (Zaunrübe)	alle akut entzündlichen rheumatischen Erkrankungen, jegliche Bewegung verschlechtert, braucht Ruhe!
Guajacum officinale (Pockholz)	wichtiges Mittel bei Arthritis, Gicht, Schmerzen, Schwellung und Rötung an Knöchel, Knien, Handgelenken
Kalmia latifolia (breitblättrige Lorbeerrose)	rheumatische Schmerzen an Muskeln, Sehnen, Gelenken, die durch den Körper wandern
Ledum palustre (Sumpfporst)	rheumatische Schmerzen der kleinen Gelenke
Rhododendron chrysanthum (goldgelbe Alpenrose)	Schmerzen der kleinen Gelenke besonders vor Gewitter und Sturm
Rhus toxicodendron (Giftsumach)	wichtiges homöopathisches Mittel bei Rückenschmerzen, Ischiasschmerzen, Steifheit der Gelenke. Besonderheit: bei der ersten Bewegung alles schlimmer, bei weiterer Bewegung besser
Ruta graveolens (Weinraute)	Verhärtung der Sehnen, Ischiasbeschwerden, Sehnenscheidenentzündung, Tennisellenbogen

Was die Ernährung betrifft, ist wenig bis gar kein Alkohol ratsam (wenn Alkohol, dann trockener Rotwein). Auch Lebensmittel, die entzündliche Prozesse vorantreiben, und tierische Fette sollten Sie sehr selten verzehren. Umschiffen Sie alle Speisen, die im Stoffwechsel einen Säurenüberschuss produzieren. Versorgen Sie sich mit Antioxidantien wie Quercetin, Pycnogenol, Resveratrol und Lycopin – alles im Essen enthalten, wenn Frische und Farbe sich auf dem Teller breitmachen dürfen. Mit diesen Vorgaben sind Sie bei GutBalance sehr gut aufgehoben. Fisch und Zuckererbsen sind ein Träumchen für den Stoffwechsel des Rheumatikers. Eisbein und Brezen dagegen ein Albtraum.

Supplementieren Sie die Big Five (Omega-3-Fettsäuren, Vitamin D, Vitamin C, Zink und Selen), insbesondere Vitamin D und Omega-3-Fettsäuren DHA und EPA. DHA ist die wichtigste Fettsäure für Sie, Algenöl ist deshalb eine noch bessere Quelle als Fischöl. Wenn Sie sich bei der Versorgung mit Antioxidantien durch die Nahrung unsicher sind, hilft ein Multimikronährstoffkonzentrat wie z. B. Cellagon, Lavita oder JuicePlus.

Hautkrankheiten

Hautkrankheiten sind oft sehr lästig, hartnäckig, therapieresistent und auch noch für jedermann sichtbar. Viele Menschen mit Hautproblemen mussten jahrelang erfahren, dass Therapie und Pflege von außen nichts oder nur kurzfristig Linderung oder eine Besserung der Hautsymptome bringen. Denn häufig ist die Haupt- oder zumindest Mitursache eine Dysbalance der Darmbakterien.

Bei allen Hauterkrankungen lohnt sich daher ein diagnostischer Blick auf die Besiedelung des Darmes mit seinen Bakterien. Darm und Haut sind über die Darm-Haut-Achse miteinander verbunden und das Mikrobiom der Haut steht in engem Kontakt mit dem Mikrobiom des Darms. Sind die Darmbakterien aus dem Gleichgewicht geraten und überwiegen gar üble Darmbakterien, dann kommt es zu krankmachenden Mechanismen, die sich auch auf die Haut auswirken.

1. Über ein Leaky-Gut-Syndrom wird eine silent inflammation im Körper angefacht. Auswirkungen auf der Haut können als Rötungen und Ausschläge sichtbar werden.
2. Giftstoffe aus dem Darm belasten nicht nur die Leber, sondern führen auch zu Beschwerden der Haut.
3. Bei einer Dysbalance der Darmbakterien ist das Immunsystem entweder fehlgeleitet oder geschwächt. Ein falsch programmiertes Immunsystem kann zur Neurodermitis führen. Ein geschwächtes Immunsystem kann Bakterien auf der Haut nicht adäquat bekämpfen, insbesondere da das Hautmikrobiom auch verändert ist – Entzündungen auf der Haut machen sich breit.
4. Bei einem ökologischen Ungleichgewicht im Darm können eventuell Nährstoffe nicht in ausreichender Menge im Darm aufgenommen werden. Die Folge können eine trockene Haut, Ekzeme und Nagelveränderungen sein.

Daher hilft die Sanierung der Darmbakterien bei fast allen Hautkrankheiten, diese zu verbessern oder die Hautprobleme in den Griff zu bekommen. Die Devise muss also sein: Eine gesunde Haut braucht einen gesunden Darm. Bei den beiden Krankheiten Neurodermitis und Psoriasis konnten wir Ihnen das schon erläutern. Ihre Haut braucht nicht nur eine Pflege von außen, sondern auch von innen über den Darm.

Bei manchen Hautkrankheiten kennt man die Zusammenhänge recht gut, bei anderen hoffen die Autorinnen auf weitere Forschungen in den nächsten Jahren. Wichtige Erkenntnisse gibt es zu Akne und Rosacea.

- Akne: Sie geht oft mit einer Reduzierung der Laktobazillen und Bifidobakterien einher. Für eine Therapie der Akne von innen stehen Ihnen Probiotika mit diesen Bakterien zur Verfügung (Seite 82).
- Rosacea: Das Immunsystem ist fehlgeleitet. Oft haben die Betroffenen gleichzeitig zur Hautproblematik Blähungen und Völlegefühl. Es kommt zu einer Überwucherung des Dünndarms mit Dickdarmbakterien (Seite 144).

Sauer ist nicht gleich sauer

Saurer Geschmack ist nicht gleich saure Wirkung im Stoffwechsel! Entscheidend ist, ob beim Abbau des Lebensmittels eher Säuren oder Basen entstehen. Das sieht man ihm nicht unbedingt an. Viele Organfunktionen werden durch basenüberschüssige Lebensmittel unterstützt. Das sind stets pflanzliche Lebensmittel. Die besten sind: frisch gekeimte Sprossen, Fenchel, Spinat, alle Kohlarten, alle frischen Küchenkräuter, Ingwer, Blattsalate mit Bitterstoffen wie Chicorée, Endivien, Radicchio, Esskastanien und Trockenobst.

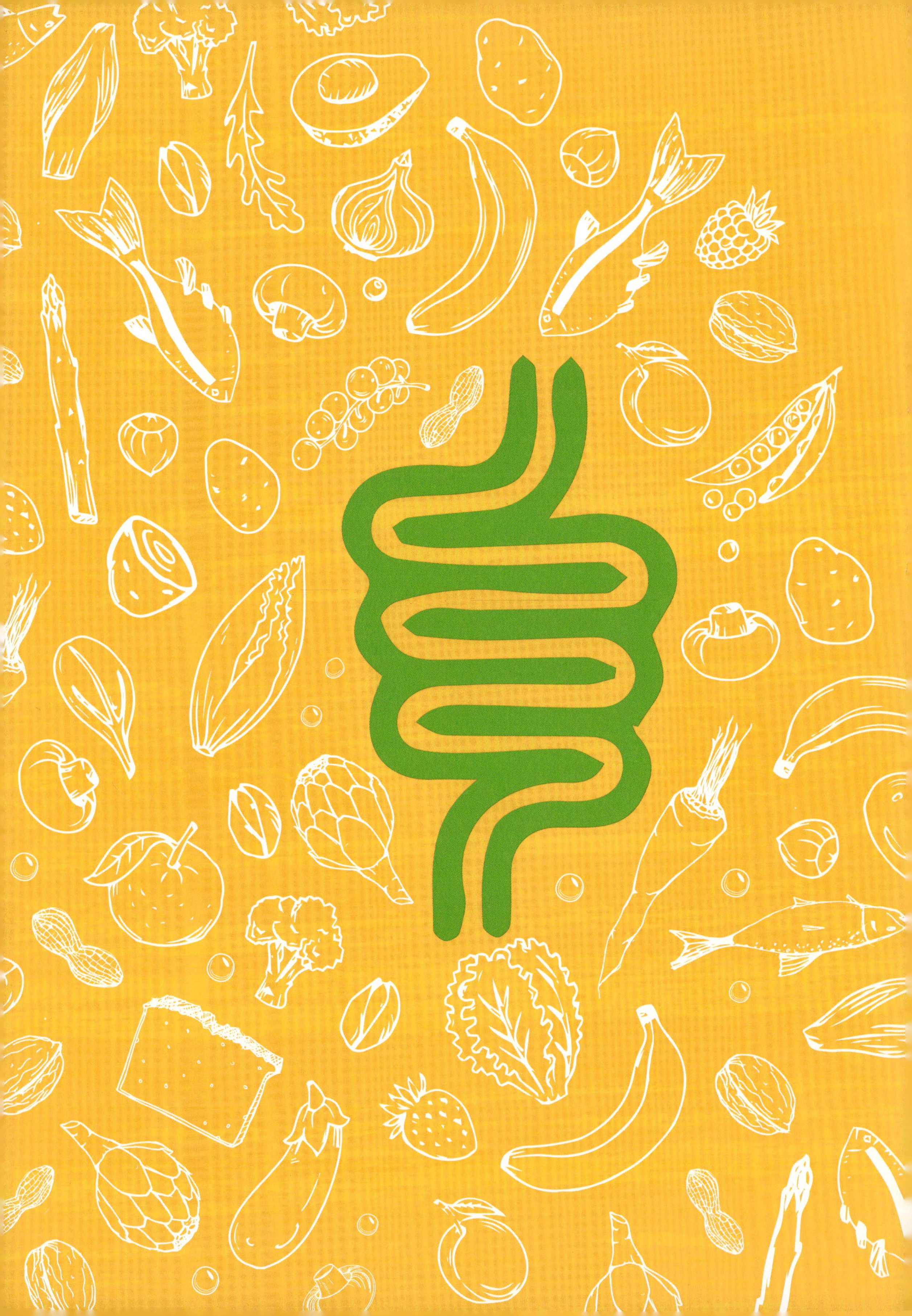

GutBalance

DIE **DARMGESUNDE** ERNÄHRUNG

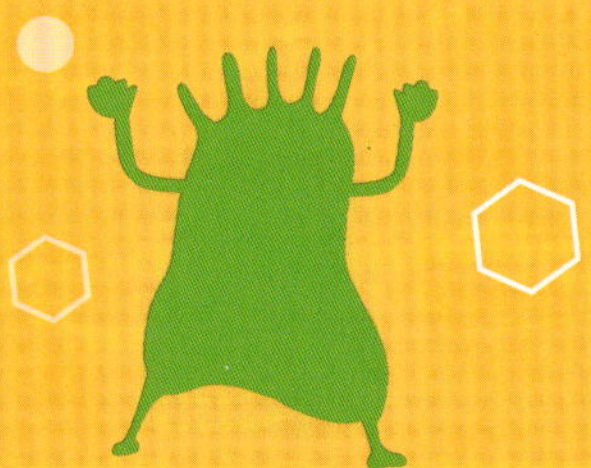

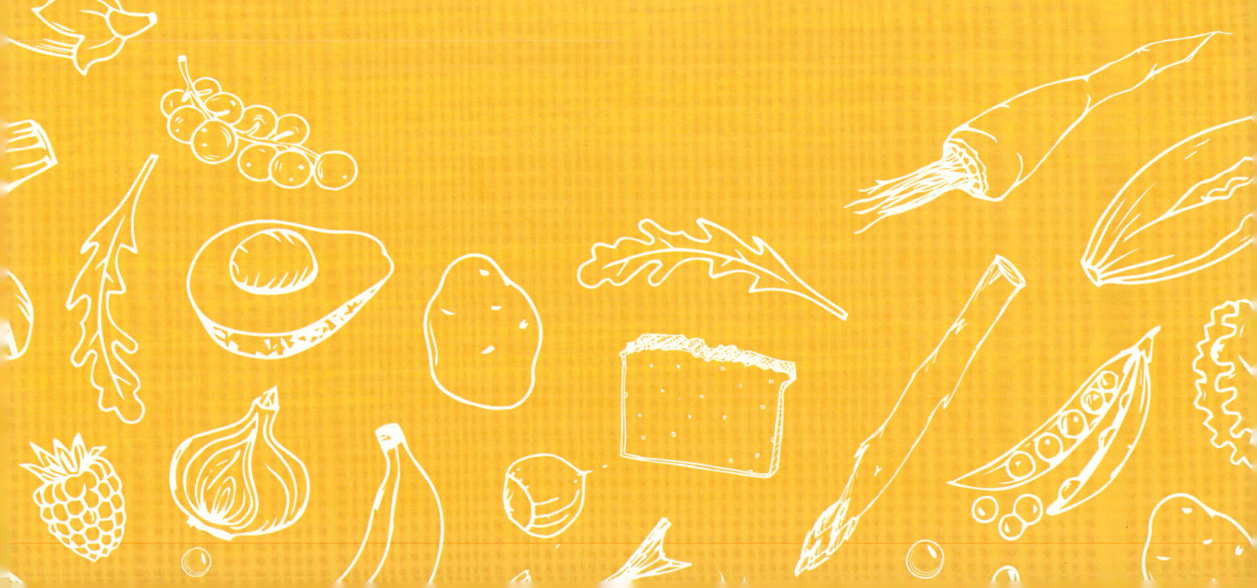

Ist GutBalance für alle gut?

Jetzt werden wir konkret: Welche Lebensmittel sind für Sie optimal, um die Uhr zurückzudrehen? Und welche Ernährungsweise ist bei welcher Krankheit günstig?

Sie wissen nun, dass die Zusammensetzung der Darm-Mikrobiota, ihr Mikrobiom und ihre Aktivität an den meisten, wenn nicht gar an allen biologischen Prozessen beteiligt sind. Ob wir gesund sind oder krank, hängt weitgehend von deren Zustand ab. Wir haben einen Biofilm in uns – und das ist gut so. Solange die Besiedelung ausgewogen ist. Der Mensch ist ein »Holobiont«, ein großes Ganzes, inklusive seiner Bakterien, Viren, Phagen – letztere sind Viren, die auf das Eindringen in Bakterien spezialisiert sind. Auch Helicobacter pylori beispielsweise gehört dazu – solange die physiologischen Bakterien diese potenziell gefährliche Art in Schach halten. Sie tun das mit Mechanismen, die wir bislang nur ansatzweise verstehen. Aber so viel ist klar: Nur mit seinen Mikroorganismen funktioniert der Mensch reibungslos. Sie gehören umsorgt und gefüttert, und das bedarf einer naturnahen Lebensweise.

Ihre Gesundheit ist doch Ihr Ein und Alles, oder? Beruf, Freunde, Familie, Hobbys: Alle sind wichtig. Aber Grundlage für alles andere in Ihrem Leben ist Ihre Gesundheit. Ist sie angegriffen, wackeln die Grundpfeiler des Seins. Um sie zu erhalten und wiederherzustellen, müssen wir sie visualisieren, imaginieren, vorstellen: Ich sehe mich in meinem gesunden Ich. Das geht am besten mit einer positiven Grundhaltung zu sich selbst und dem Leben und der Mikrobiota.

Die Grundlagen vieler verdauungsabhängiger Erkrankungen haben wir aufgezeigt. Nun ist Ihre Disziplin, Ihr Wille gefragt, um fit und gesund zu werden bzw. zu bleiben.

Es bringt nichts, den Kopf in den Sand zu stecken. Sehen wir den Tatsachen ins Auge: Anhaltende Krankheitsprozesse sind meist das Ergebnis einer ungesunden Mikrobiota, entstanden u. a. durch Dauerstress, Schlafmangel, elektromagnetische Störfelder, Umweltgifte, entfernte Rachenmandeln und entfernten Blinddarm, Antibiotikaeinnahme wegen jedes kleinen Infekts, Fast Food, Fertiggerichte, falsche Hauptnährstoff-Relationen, fehlende Mikronährstoffe im Essen – um nur einige zu nennen.

Falls Sie die Fakten über Jahre konsequent ignoriert haben, dann ist auch Ihre Mikrobiota sabotiert. Das hat Ihrer Erkrankung den Weg geebnet. Dies ist kein Vorwurf und kein erhobener Zeigefinger. Es ist einfach unsere gutgemeinte Empfehlung, jetzt diesen Moment zu nutzen, um Informationen neu zu ordnen, zu bewerten und in den Alltag umzusetzen. Unter dem Kopfkissen bringt Sie dieses Buch auf Ihrem Weg nicht weiter. Es gehört gelesen, verstanden und dann in die Küche. Am besten direkt neben den Herd. Kochen und backen Sie künftig »gutbalanced«. GutBalance-Ernährung enthält statt kurzkettigen Kohlenhydraten sehr viel lange und komplexe Kohlenhydrate und Ballaststoffe – das sind die Superfoods für unsere Darmbakterien und Wunderwaffen gegen die metabolische Endotoxinämie (Seite 83) und das Leaky Gut.

Personalized Nutrition ist GutBalance

Was ist Ihr Wunsch? Möchten Sie an Gewicht verlieren, an Gewicht zulegen, geschmeidige Gelenke oder bewegliche Nerven bekommen, den Blutdruck senken, die Bauchspeicheldrüse entlasten oder einfach die Nahrung optimieren? Auch wenn es für so unterschiedliche Ziele keine Eine-für-alle-Lösung geben kann, ist doch unser GutBalance-Prinzip darauf ausgerichtet, den größtmöglichen Nutzen für alle zu bieten. Wer Unverträglichkeiten hat, muss allerdings strategisch vorgehen. Wer zunehmen möchte, muss darüber hinaus Makronährstoffe gesund ergänzen. Zum Beispiel mit basischem Lupinenprotein oder mit perfekten Fetten in ihrer natürlichen Matrix: der Nuss.

Wir haben für alle »Darm-mitbedingten« Erkrankungen den größten gemeinsamen Nenner für eine ausgewogene Mikrobiota im Darm für Sie gefunden. Nur beim großen Thema der Nahrungsmittelunverträglichkeiten – meist entwickeln sie sich gegenüber Milchprodukten oder Substanzen in Pflanzen – gehört jede Zutat in GutBalance-Gerichten auf die Goldwaage. Denn hier gibt es kein Schema, das sich für alle eignet. Bitte veranlassen Sie eine Stuhldiagnostik oder eine serologische Allergiediagnostik (z. B. Kyber Allergoplex 300, Allergie Profil) als vernünftige Grundlage für Ihre Ernährungsumstellung. Alles andere ist Fischen im Trüben. Manchmal ist solch ein Befund ernüchternd: »Wie, ich soll ernsthaft sechs Monate lang auf Nüsse, Hühnereier, alle Kohlarten und Getreide verzichten, Quinoa und Amaranth gehen auch nicht?« Unser Rat: Folgen Sie der Empfehlung im Befund, dann kommt in kleinen Schritten die Verträglichkeit der Lebensmittel zurück. Auch wenn die Diversität auf dem Teller ein paar Monate lang leidet, bleiben Ihnen Ihre guten Mitbewohner doch erhalten. Sie sind noch da und werden sich rasch vermehren und erholen. Am Ende des Darmsanierungsprozesses vertragen Sie vielleicht wieder alles. Oder Sie gewinnen die Erkenntnis: »O.k., ohne Weizen, Rosenkohl und Haselnüsse geht es mir wesentlich besser; die muss ich einfach konsequent streichen.« Das ist dann echte »personalized nutrition«, personalisierte Ernährung. Sie nehmen damit das, was wir als Ernährungstrend des Jahrzehnts prognostizieren, einfach schon mal vorweg. Großartig! Passen Sie die GutBalance-Rezepte entsprechend Ihren Befunden und Bedürfnissen an, entwickeln Sie eigene

Kreationen. Wir freuen uns, wenn Sie Ihre Erfahrung und Ihre Rezepte in der Facebook-Gruppe GutBalance teilen.

GutBalance bei Nahrungsmittelunverträglichkeiten

Auf und in Ihrem Körper befinden sich mehr Mikroorganismen, als Sie selbst Zellen haben. Sie sind auf der Haut, im Ohr, auf allen Schleimhäuten, der Bindehaut des Auges, in der Blase, den Bronchien, am Zahnfleisch. Mit Abstand die meisten sind im Darm. Wie Sie ja inzwischen wissen, haben alle Grenzflächen ihren ganz spezifischen Biofilm, der so einzigartig ist wie der Fingerabdruck des »Wirtsmenschen«. Bei Nahrungsmittelunverträglichkeiten ist er mindestens im Darm verändert.

Sind Sie mit Ihren Biofilmen in Kontakt?

Schließen Sie mal kurz die Augen und stellen Sie sich den Mikro-Betrieb in der Plaque der Zähne vor. Da ist was los! Ein Hauen und Stechen um die besten Plätze, schlimmer als damals beim Sommerschlussverkauf bei Hertie. Worauf wir hinauswollen: Die Plaque-Masse, der Zahnbelag, mag dick sein oder dünn, aber auch bei einem dünnen Film ist jeder Platz in direktem Kontakt zum Wirtsmenschen besetzt. Die hier ansässigen Organismen bilden einen eigenen Organismus, so wie ein Sardinenschwarm ein Organismus ist oder die Grünalge als Volvox die Grenze vom Einzeller zur Kolonie überwunden hat. Die Zahnbürste reduziert Belag nur, sie entfernt ihn nicht. Wenn Sie zu Zahnfleischentzündungen oder Parodontitis neigen, hat das etwas damit zu tun, was Sie essen, wie oft Sie essen und wie Ihre Mundhygiene-Routinen sind. So siedeln sich bei einer Ernährung mit vielen tierischen Fetten und einfachen Kohlenhydraten (Frikadellen, Fritten, Fruchtlutscher) vermehrt kariogene und entzündungsfördernde Bakterien an. Diese Plaque ist auch mit guter Mundhygiene nur schwer in Schach zu halten. Die Folge: Zahnfleischentzündung, Mundgeruch, Karies. Ein eitriger Zahnherd. Der Zahn wird gezogen oder behandelt. Wird er saniert und helfen Sie anschließend diszipliniert mit, ist der Fall gelöst. Wird er schlecht behandelt, kann der Zahnherd im Verborgenen zur Endlosschleife werden und Entzündungen an anderen Stellen im Körper begünstigen.

Warum erzählen wir das?

Wir wollen Ihnen helfen, Ihren Darm gut zu behandeln, um wieder gesund zu werden. Dafür sollten alle Biofilme optimiert werden, nicht nur der im Darm. Wenn Sie eine Unverträglichkeit haben, dann drängt sich vielleicht die Überlegung auf: Biofilme abtöten und alle Plätze in der ersten Reihe mit guten Milchsäurebakterien besetzen – und zack, zack ist die Leibspeise wieder verträglich. Das ist ungefähr die Idee hinter der SIBO-Diät nach Dr. Jacobi, deren Therapie mit einem Antibiotikum beginnt. Ein schöner Gedanke, aber schnell und einfach funktioniert er bei solchen Darmthemen leider selten. Der Grund: Auch der Biofilm im Darm ist ein eigener Organismus mit Tarnkappe. Wenn potenziell pathogene, d. h. krankmachende Keime die Plätze in den vorderen Reihen besetzt halten, dann entwickelt dieser Belag auf der Kontaktfläche zur Schleimhaut ein Eigenleben. Mit Strategien, die sich unserer Wahrnehmung entziehen. Dieses mächtige Ding kann sich auch Antibiosen widersetzen. Die Schlechten behaupten sich. Sie sind geübt im Zweikampf.

Das sollten Sie wissen: Jede Antibiotikaeinnahme muss von Beginn an und darüber hinaus mit der Einnahme von Milchsäurebakterien begleitet werden, damit die Guten eine reelle Chance haben, sich anzusiedeln. Doppelt wichtig ist das für Menschen, denen der Blinddarm entfernt wurde, unser verkanntes Depot für Sporen guter Bakterien. Genauso wichtig ist es, das Immunsystem mit Enterokokken und physiologischen Kolibakterien zu trainieren. Bei SIBO und anderen Unverträglichkeiten ist es nicht ratsam, langfristig auf all die Lebensmittel zu verzichten, auf die wir mit unangenehmen Symptomen reagieren. Warum? Durch dauerhaften Verzicht auf Lebensmittel, die mit ihren löslichen Ballaststoffen und Polyphenolen die Kommensalen ernähren und gleichzeitig die Schlechten verdrängen helfen, würden wir die Dysbiose zementieren, anstatt die Ursache zu beheben. Wie eine falsche orthopädische Einlage in nur einem Schuh eine Fehlhaltung verfestigt.

Die GutBalance-Strategie ist es, den Biofilm, der überhaupt erst zur Unverträglichkeit geführt hat, aufzulösen und neu zu formieren! Aber nicht, indem wir mit Kanonen auf Spatzen schießen. Wir schlagen den Feind mit seinen eigenen Waffen: Wir bilden ein anderes Milieu, indem wir enzymreiche Säfte trinken oder Enzyme zum Essen einnehmen. Das gibt ganz nebenbei Kraft, weil dem Körper endlich die Nährstoffe aus der Nahrung wieder zur Verfügung stehen, die er braucht, um sich zu entwickeln. Zudem helfen Enzyme wie Lysozym und Bromelain dabei, angegriffene Strukturen zu regenerieren. Außerdem unterstützen wir den Heilungsprozess mit ätherischen Ölen, die antibiotisch oder fungizid, d. h. pilztötend wirken. Deshalb gibt es bei GutBalance auch viele mit reichlich frischen Kräutern und Gewürzen verfeinerte Speisen. Nicht nur wegen des Wohlgeschmacks, sondern wegen der medizinischen Wirkung, die Sie von

Chips mit Nibs

» GutBalance-Aspekt: Orientalischsüß und auch noch simpel zu machen!

GF, LF

Ergibt 1 Blech – genug für eine Woche gesunder Nachmittagssnack

15 Min. + 12 Min. + Abkühlzeit

200 g Mandelmehl • 50 g Kastanienmehl • 1 Msp. Salz • 30 g Zucker (oder ein paar Tropfen Stevia-Extrakt) • 1 TL Flohsamenschalen • 1 Ei (Alternative glutenfreier Ei-Ersatz) • 1 EL Kokosöl, leicht erwärmt • 1 TL Rosenwasser • 1 TL Kakao-Nibs (Vorsicht bei SIBO)

- Den Ofen auf 175 Grad Umluft vorheizen. Alle trockenen Zutaten außer den Kakao-Nibs vermengen.

- Das Ei schaumig schlagen, Kokosöl einfließen lassen, Rosenwasser zugeben, kurz weitermixen.

- Mit den anderen Zutaten vermengen, eventuell etwas Mandelmilch oder Mehl zugeben, bis ein weicher Teig entsteht.

- Zwischen 2 Blatt Backpapier flach auswallen. Das obere Papier abziehen. Mit einem Pizzaschneider in kleine Stücke schneiden und mit den Kako-Nibs bestreuen.

- 12 Min. backen. Nach dem Auskühlen auseinanderbrechen.

Nährwerte:

105 kcal • 3 g P • 7 g KH • 3 g P • 7 g F • 1,5 g Ba

den ätherischen Ölen in Schwarzkümmel, Oregano & Co. (Seite 83) bereits kennen. Zu guter Letzt: Wir erden uns. Nach dem Vorbild unserer Vormütter, die wussten: »Dreck reinigt den Magen.« So binden wir die Endotoxine, die Gifte, die die schlechten unter der Tarnkappe produziert haben, mit Gesteinsmehl, Heilerde oder Substanzen aus Algen.

Wir möchten Sie ermutigen, bei SIBO, Histamin-Sensitivität, FODMAP und anderen Nahrungsmittelunverträglichkeiten diesen Weg zu gehen. Einen Ernährungsplan können wir Ihnen an dieser Stelle nicht bieten, weil jede Unverträglichkeit mit einem spefizischen Set unverträglicher Lebensmittel einhergeht. Auf unserer Website finden Sie umfangreiche Tabellen, die auflisten, welches Nahrungsmittel bei welcher Unverträglichkeit geeignet ist und welches nicht. Das Ziel sollte aber sein, dass Sie sich nicht für immer auf diese Auswahl beschränken, sondern im Zuge einer Darmsanierung womöglich einzelne Problem-Lebensmittel identifizieren, aber mit breiter Auswahl wieder entspannt essen können. Bei Histaminintoleranz siedeln Sie hierfür Bakterien an, welche die Histamin-Produzenten verdrängen. Liegen die Schwierigkeiten bei Fruktose, Sorbit & Co., sorgen Sie primär für Wachstumsfaktoren an der Zottenfront, dann werden diese Substanzen vom Problemstoff wieder zum Nährstoff. Ist SIBO der Stressfaktor, lösen Sie den Film aus hochgeschwappten bakteriellen Invasoren auf. Bei alldem sollte die Entspannung nicht zu kurz kommen. Sie wissen ja um die Bedeutung der Darm-Hirn-Achse und des Vagusnervs (Seite 43) bei Ihrem Geschehen.

Extra-Tipp speziell bei SIBO

Starten Sie eiweißreich, kohlenhydratarm, zuckerfrei und ballaststoffarm. Beachten Sie die besonderen Anforderungen an Zubereitung und Konsistenz! Anders als bei anderen Nahrungsmittelunverträglichkeiten sollten Sie warme breiige Kost bevorzugen, Gemüse schälen und durchgaren (auch Tomate, Paprika und Aubergine), resistente Stärke vermeiden (also Kartoffeln und Reis nicht aufgewärmt, sondern frisch gegart verzehren). Vermeiden Sie es, Rohkost zu essen und Säfte zu trinken.

GutBalance bei Allergien

Jede Allergie ist anders. Deshalb können wir hier nur in groben Zügen aufzeigen, wohin die Gesundheitsreise gehen sollte. Haben Sie sich durch die Kapitel zum Schleimhautorgan und zu Ihrer Erkrankung gelesen? Dann wissen Sie, wie das Immunsystem aufgebaut ist und welche Bedeutung die Mikrobiota im Darm hat. Sanieren Sie diese und lassen Sie sich mit Ernährungsberatung dabei gezielt helfen.

Hirse-Muffins

» GutBalance-Aspekt: Diese Muffins können Sie flexibel an Ihre Allergie anpassen. In den meisten Fällen funktionieren sie aber genauso wie beschrieben.

GF, LF
Ergibt 12 Stück
5 Min. + 30 Min. + Abkühlzeit

100 g Braunhirsemehl • 80 g Maisgrieß • 20 g Kartoffelstärke • 10 g Weinsteinbackpulver • 1/2 TL Natron • 1 TL Zimt • 1 TL Flohsamenschalen • 300 ml Püree von einem verträglichen Obst, z. B. Apfelmus oder Mangomark • 2 EL Ahornsirup • 85 g erwärmtes Kokosöl oder ein anderes verträgliches pflanzliches Fett

- Backofen auf 180 Grad Ober-/Unterhitze vorheizen.

- Alle trockenen Zutaten in einer Schüssel mischen.

- Apfelmus, Ahornsirup und Pflanzenfett vermixen und in die Schüssel geben. Der Teig soll schwer reißend vom Löffel fallen. Nach Bedarf noch etwas Wasser unterrühren.

- Die Mulden im Muffinblech mit Papierförmchen auslegen. Zu je ⅔ mit der Masse füllen und auf der mittleren Schiebeleiste 30 Min. backen.

- Vor dem Stürzen 10 Min. in der Form auskühlen lassen.

Nährwerte:
158 kcal • 2 g P • 20 g KH • 7 g F • 2 g Ba

Papaya-Passionsfrucht-Pudding

» GutBalance-Aspekt: Leinsamen ist für die Mikrobiota ein Leckerbissen. Algenöl bringt eine Menge Omega-3-Fettsäuren ein, die Früchte liefern besondere Enzyme.

GF, LF
2 Portionen
15 Min. Zubereitungszeit + 6 Std. Ruhezeit

1 Papaya • 3 TL geschrotete Leinsamen • ½ TL Flohsamenschalen • 200 ml Mandelmilch • 2 EL gehackte Mandelstifte • 1 Passionsfrucht • 1 Spritzer Zitronensaft • 2 EL Algenöl

- Papaya halbieren, die Kerne herauslösen. Mit Leimsamen und Flohsamen in einem Schlüsselchen mit der Pflanzenmilch verrühren und mehrere Stunden oder über Nacht im Kühlschrank ausquellen lassen.

- Mandelstifte ohne Fett in einer kleinen Pfanne rösten. Die Passionsfrucht schälen und entkernen. Das Fruchtfleisch würfeln, mit Zitronensaft beträufeln und mit dem Algenöl unter die Puddingmasse heben, auf zwei Gläser verteilen. Mit den noch warmen Mandelstiften bestreuen.

Nährwerte:
335 kcal • 8 g P • 15 g KH • 26 g F • 11 g Ba • 1,5 g Omega-3-Fettsäuren

Inhalative Allergien
Haben Sie das ganze Jahr über allergische Symptome in den Atemwegen oder saisonal? Bei inhalativen Allergien wie Pollinosis (Heuschnupfen), Hausstauballergien und Asthma empfehlen wir als einzige Einschränkung auf dem Teller, bereits einen Monat vor Ihrer erwarteten Allergie-Saison auf Getreide der Weizen-Familie und auf Kuhmilchprodukte zu verzichten und den Verzehr von Zucker und Süßwaren einzuschränken. Die Zubereitungsverfahren Dünsten, Backen, Kochen und sanftes Garen sind besser geeignet als Braten und Frittieren.

Umschiffen Sie Ihr Allergen Sie kennen Ihr Allergen in der Luft und auch die möglichen Kreuzreaktionen durch Lebensmittel? GutBalance-Ernährung ist für Sie ohne Einschränkung geeignet, wenn Sie die Nahrungsmittel, auf die Sie möglicherweise kreuzreagieren, durch unproblematische Nahrungsmittel austauschen. In der Tabelle unten sehen Sie die häufigsten Kreuzreaktionen.

Symptome einer Kreuzallergie treten meist innerhalb von wenigen Minuten bis zu zwei Stunden nach dem Verzehr bestimmter Lebensmittel auf: als »orales Allergiesyndrom« mit Juckreiz und Schwellungen im Mund- und Rachenraum, als Hautreaktion mit Rötung und Schwellung, als Darmreaktion, seltener als Atemwegsreaktion oder Reaktion des Kreislaufsystems. Holen Sie sich im Verdachtsfall sofort Hilfe!

Tipp: Führen Sie zur Linderung der Symptomatik einmal jährlich als Kur eine Revitalisierung des Darms nach dem Stufenschema (Seite 21) und – sofern verträglich – mit Milchsäurebakterien durch. Testen Sie gegebenenfalls auch die »Kuhpille« (Seite 116).

Kreuzreaktionen durch Lebensmittel

Inhalationsallergen	Mögliche Kreuzreaktion auf:
Baumpollen (z. B. Birke, Erle, Hainbuche, Haselnuss, Eiche)	Apfel, Haselnuss, Karotte, Kartoffel, Kirsche, grüne Kiwi, Nektarine, Pfirsich, Aprikose, Pflaume, Sellerie, Soja, Feige
Beifußpollen	Gewürze, Karotte, Mango, Sellerie, Sonnenblumenkerne
Kautschuk, Naturlatex	Ananas, Avocado, Banane, Kartoffel, Kiwi, Tomate, Esskastanie, Pfirsich, Mango, Papaya, Acerola-Kirsche, Sellerie
Birkenfeige (Ficus benjamini)	Feige, Kiwi, Banane, Papaya, Ananas, Avocado
Vogelfedern	Ei, Geflügel, Innereien
Hausstaubmilben	Schalen- und Weichtiere
Tierepithelien	Fleisch
Vogelproteine (Federn)	Hühnerei, Geflügel, Innereien
Hausstaub (Milben)	Schalen- und Weichtiere
Rindergewebe (Hautschuppen, Haare)	Kuhmilch

Nahrungsmittelallergie
Haben Sie eine Typ-I-Nahrungsmittelallergie vom IgE-vermittelten Soforttyp? Ihr liegt ein immunologischer Mechanismus zugrunde. Manchmal gibt es eine zweite, verzögerte Reaktion nach 4 bis 6 Stunden. Sie richtet sich gegen ein bestimmtes Protein. In über 90 Prozent werden diese Allergien nur durch 17 Nahrungsmittel ausgelöst:

- Hühnereier (Eiklar und Eigelb)
- Kuhmilch
- Nüsse und Erdnüsse
- Sojabohnen
- Weizen
- Obst: Apfel, Erdbeere, Kiwi, Pfirsich
- Gemüse: Sellerie, Karotte, Tomate
- Fisch und Meeresfrüchte
- Samen und Saaten: Lupinenbohnen, Senfkörner, Sesamsaat

Achten Sie darauf, Ihr Allergen konsequent zu meiden und in GutBalance-Rezepten durch unproblematische Nahrungsmittel zu ersetzen, von denen keine Reaktion zu erwarten ist. Übrigens: Im rohen Zustand allergene Nahrungsmittel können im gegarten Zustand verträglich sein.

Tipp: Führen Sie einmal jährlich als Kur eine Revitalisierung des Darms nach dem Stufenschema (Seite 119) und, sofern verträglich, mit Milchsäurebakterien durch.

GutBalance bei Erkrankungen von Herz und Stoffwechsel

Der Königsweg zum balancierten Darm führt über die Stuhlanalytik, die exakt aufzeigt, welche Bakterien-Abteilungen unter- oder überbesiedelt sind, ob das Klima zwischen ihnen aggressiv ist oder kollegial. Aus dem Befund lässt sich ablesen, welche Bakterien-Arten besonderes »Kraftfutter« benötigen und welche Nahrungsmittel unwissentlich schon viel zu lang gegessen – oder vergessen – wurden. Die Darm-Leber-Achse und die Darm-Herz-Achse leiden lange still. Doch bereits im Vorfeld einer manifesten Stoffwechselerkrankung bildet sich das Risiko auf charakteristische Weise in der Mikrobiota ab, nachweisbar im Stuhlbefund.

Bei Erkrankungen des Blutgefäßsystems und des Stoffwechsels ist GutBalance-Ernährung optimal. Auch die Variation 16:8-Intervallfasten ist gut geeignet. Hier stellen wir Ihnen unsere »mustergültige« Patientin mit Typ-2-Diabetes Bluthochdruck und Fettstoffwechselstörung vor.

Weiblich, 50 Jahre

Typ-2-Diabetes, Hypertonie und Hyperlipidämie

» *Die Patientin mit Typ-2-Diabetes, Fettstoffwechselstörung, Bluthochdruck und Verstopfung wog 95 kg bei 1,68 cm Körpergröße. Sie nahm ein Antidiabetikum, einen Säureblocker zum Schutz des Magens, Lipidsenker und Blutdrucksenker sowie ein Abführmittel. Damit betrug der* HbA_1c *6,7 und der Blutdruck 135:90.*

Ernährungsgewohnheiten: morgens 2 Scheiben Vollkorntoast mit Butter, Marmelade und Nuss-Nugat-Creme und ein Fruchtjoghurt. Tagsüber auf der Arbeit (sitzende Tätigkeit) Formula-Diät-Shakes und/oder belegte Brötchen und noch ein Fruchtjoghurt. Abends regelmäßig Take-away vom Imbiss, Snacks bis zur Bettruhe. Das Getränk ist Milchkaffee. Kein Alkohol, kein Sport.

Stuhlbefund: Alle Leitkeime waren abweichend, die Entzündungs- und Permeabilitätsmarker hoch, die Leber belastet und der Darm porös (Leaky Gut).

So haben wir sie unterstützt: Die Patientin kaufte sich einen Entsafter und trinkt morgens einen frischen Saft, auch mal aus Gemüse, angereichert mit lebenden Milchsäurebakterien aus Kombucha oder Kefir. Sie nimmt 4 Mahlzeiten nach GutBalance ein: zum Frühstück einen Porridge aus über Nacht gequollenen Haferflocken, am frühen Abend z. B. eine bunte Gemüsepfanne mit gerösteten Nüssen und etwas Ziegenfrischkäse, die Reste wärmt sie sich am nächsten Tag als Mittagessen auf. Ihr Nachmittags-Snack ist ein selbst gemachter Kräcker aus Samen und Kakao-Nibs. Ihre bevorzugten Getränke sind grüner Tee und Wasser. Zusätzlich kontrolliert sie den Blutdruck und achtet darauf, 7500 Schritte pro Tag zu erreichen, überwiegend im Freien.

Bereits nach vier Wochen fühlte sie sich »1000 Prozent lebendiger«. Sie hat trotzdem über 5 Monate ihr Leaky Gut und ihre Dysbiose mit dem Stufenschema Immun (Seite 119), Heilerde und der Einnahme eines Multi-Strain-Milchsäurebakterien-Präparates saniert. Der Blutdruck sank um 11 mmHg, das Gewicht reduzierte sich um 10 kg. Dabei hatte sie zu keinem Zeitpunkt das »Diät-Gefühl«. Über die Einnahme und Dosierung von Lipidsenker, Antidiabetikum, Säureblocker und Blutdrucksenker diskutiert sie mit ihrem wohlwollenden Arzt, der in den Therapieplan eingebunden ist.

GutBalance bei Erkrankungen der Nerven und Psyche

Welche Nahrung braucht das Nervenkostüm und welche unterstützt die Darm-Hirn-Achse? Es sind besondere Mikronährstoffe, die eine Speise zu »mood food«, Nahrung fürs Gemüt, und zu »brain food«, Gehirnfutter, macht. Sie benötigen hierfür Lebensmittel, die reich an der Aminosäure Tryptophan und an Tyrosin und Phenylalanin sind, den anderen beiden »aromatischen« Aminosäuren. »Aromatisch« bezieht sich auf die Form des Moleküls. In großen Mengen ge- und verbraucht werden Magnesium, Omega-3-Fettsäuren (für den Aufbau der isolierenden Markscheide um die Nervenfasern herum) und auch Vitamin B_1, B_6 und B_{12} als Cofaktoren im Stoffwechsel der Nerven. Die ebenfalls unentbehrlichen Substanzen Coenzym Q_{10} und Alphaliponsäure sind endogene, körpereigene Antioxidantien. Sie sind wichtige Substrate im Stoffwechsel der Mitochondrien, unseren »Zellkraftwerken«. Logisch, dass durch Defizite an dieser Stelle der Energiepegel absackt. Die Produktionskapazität der Substanzen nimmt, je nach Lebensweise, etwa ab vierzig ab. Deshalb kann es ratsam sein zu supplementieren. Natürliche Quellen gibt es auch, es sind für Alphaliponsäure aber Innereien, von deren Verzehr wir eher abraten. Q_{10} kommt in tierischen und in pflanzlichen Lebensmitteln vor, wiederum in Innereien, und in Muskelfleisch, Fisch, Nüssen, Samen und Saaten. Außerdem benötigen Sie dunkelgrüne Frische und viele Farben auf dem Teller. GutBalance-Rezepte sind für Sie rundum geeignet. Sie können dabei helfen, stressige Situationen leichter zu bewältigen, aus einer psychisch zumindest mitbedingten Nahrungsmittelunverträglichkeit herauszufinden und Beeinträchtigungen im Nervensystem abzumildern. Die Top Ten, soweit keine Unverträglichkeit dagegen spricht, sind Rucola, Mangold, Avocado, Sardinen, Cashewkerne, Walnüsse, Hühnerei, Linsen, Manchegokäse und Roggenvollkornbrot. Experimentieren Sie in der kalten Küche mit besonderen Ölen, wie Arganöl, Drachenkopföl und Sesam-Mus. Weitere »brainfoods« sind Brokkoli, Blaubeeren, frischer Fisch aus Wildfang und unser Lieblingsgewürz: Kurkuma. Der Bedarf übersteigt bei Ihnen aber die Zufuhr über das Essen. Deshalb sollten Sie die Nahrung ergänzen (Seite 56).

GutBalance bei chronisch-entzündlichen Darmerkrankungen

Chronisch-entzündliche Darmerkrankungen sind in vielerlei Hinsicht eine Herausforderung in der Ernährungsberatung. Wir empfehlen, das Kapitel darüber (Seite 147) noch einmal zu lesen, denn mit einer Darmsanierung, auch wenn sie nicht vollständig gelingen kann, lassen sich erfahrungsgemäß schubfreie Intervalle wesentlich verlängern und Schübe verlaufen deutlich milder.

Der Darm ist in Abschnitten auf die Resorption bestimmter Mikro- und Makronährstoffe spezialisiert. Je nachdem, an welcher Stelle im Darm sich Entzündungsherde befinden und ob sie großflächig sind oder verstreut, kann die Aufnahme von Nährstoff X ein Problem sein, die von Nährstoff Y nicht. Unterversorgungen mit Eisen und Zink beispielsweise sind sehr häufig, durch Blutverlust oder durch Resorptionsstörungen schwächen sie das blutständige und das Schleimhautimmunsystem. Ein Blutverlust über den Darm kann nur ansatzweise mit eisenhaltigen Nahrungsmitteln aufgefangen werden, eine dauerhafte Supplementierung ist ratsam (nicht im Schub), pflanzliche Präparate sind hierfür besser verträglich, benötigen aber etwas mehr Zeit, bis sich der Erfolg im Laborbefund zeigt. Entzündliche Herde können auch wandern, dann ist eventuell plötzlich die Resorption ganz anderer Mikronährstoffe erschwert. Es ist wichtig, die Laborwerte des Eisenstoffwechsels, den B_{12}- und Folsäurestatus, den allgemeinen Ernährungszustand und das Osteoporose-Risiko halbjährlich kontrollieren zu lassen.

Haben Sie eine chronisch-entzündliche Darmerkrankung? GutBalance-Rezepte sind für Sie grundsätzlich geeignet. Wie Sie im Schub am besten mit Ihrer Ernährung umgehen sollten, dafür haben Sie sicherlich ein Gefühl entwickelt. Was Sie in den Remissionsphasen brauchen, ist eine vitalstoffreiche Kost, sie sollte Fleisch eher von Huhn, Kalb, Kaninchen und Fisch enthalten, da rotes Fleisch von Schwein, Pute, Rind und Wild als Entzündungsmotor für CED gilt. Zur Remissionserhaltung benötigen Sie zur GutBalance-Ernährung zusätzlich Prä- und Probiotika, eventuell auch Trinknahrungen (ergänzende bilanzierte Diät). Helfen Sie mit, indem Sie sehr gut kauen oder Ihre

Tipp

Hochwertiges Fisch- oder Algenöl wirkt antientzündlich und kann täglich eingenommen werden. Träufeln Sie 1 bis 2 Esslöffel über jedes warme herzhafte Gericht.

Speisen püriert essen. Enzympräparate können als Verdauungshilfen eingesetzt werden.

Versuchen Sie, nach Möglichkeit auf die Getreidearten Weizen, Dinkel und Verwandte (Emmer, Urkorn, Spelz, Grünkern) zu verzichten, sie sind immer ein Angriff auf die Integrität einer angegriffenen Darmschleimhaut. Von Morbus Crohn und Colitis ulcerosa Betroffene haben viermal öfter Nahrungsmittelunverträglichkeiten als die übrige Bevölkerung. Besonders Produkte aus Kuhmilch sind häufig problematisch. Bitte lesen Sie gegebenenfalls den Abschnitt über Ernährung bei SIBO (Seite 144), denn insbesondere Morbus Crohn geht häufig mit einer Dünndarmüberwucherung einher.

GutBalance bei autoimmunen Erkrankungen

Wir besprechen die Ernährungstherapie bei Autoimmunerkrankungen am Beispiel der Multiplen Sklerose. Für andere autoimmune Erkrankungen gelten sie mit kleinen Anpassungen analog. Die Bedeutung des Mikrobioms bzw. der Mikrobiota bei MS hat Eingang in die Leitlinien medizinischer Fachgesellschaften gefunden. Die Ernährung als direktester Faktor für die Zusammensetzung des Darm-Mikrobioms rückt damit auch immer mehr in den Fokus. Es gilt als gesichert, dass mit gezielter Ernährung der im Rahmen der Erkrankung auftretende oxidative Stress über das Mikrobiom positiv beeinflusst werden kann, Energiehaushalt und neuronale Funktion/Regeneration unterstützt werden und Mangelzustände, die das Risiko für einen Schub bei einer MS erhöhen, ausgeglichen werden können. In der Praxis setzen wir auf allgemein antientzündliche und vitalstoffdichte Nahrung, auf Gemüse, das besonders reich an Magnesium ist, auf Intervallfasten und besondere Therapieoptionen, die aber von erfahrenen Therapeuten begleitet werden müssen.

Zuckerschoten-Curry mit Biss

» Gutbalance-Aspekt: Eine Universalspeise, verträglich für (fast) alle. Sogar der Knoblauch wird als Öl FODMAP-frei, Fisch- oder Algenöl liefern Edelfettsäuren.

GF, LF
4 Portionen
40 Min.

1 kl. Blumenkohl • 2 Frühlingszwiebeln, nur das Grün • 1 Bird's-Eye-Chilischote, getrocknet • 2 EL Olivenöl • 1 TL Knoblauchöl • 1 EL Kitchari, ersatzweise Garam Masala • 1 TL Meersalz • 100 ml Kokosmilch • 400 ml Gemüsebrühe • 300 g Zuckerschoten (Kefen) • 180 g Sesam-Tofu • Zitronensaft • Pfeffer • 1 EL Fischöl

- Blumenkohl in Röschen teilen, den Strunk schälen und fein würfeln. Zwiebeln in Ringe schneiden. Chilischote ohne Kerne zerbröseln.

- 1 EL Olivenöl in einem Topf erhitzen. Zwiebel und Chili anbraten, Knoblauchöl und Kitchari zugeben, kurz mitrösten. Salzen. Mit Kokosmilch ablöschen. Gemüsebrühe zufügen, aufkochen. Blumenkohl zugeben und zugedeckt sanft 25 Min. garen.

- Zuckerschoten putzen. Tofu würfeln. 1 EL Olivenöl in einer Pfanne erhitzen, beides darin 4 Min. braten. Unter den Blumenkohl heben, mit Zitronensaft, Pfeffer und Salz abschmecken. Anrichten, mit Fischöl beträufeln.

Nährwerte:
330 kcal • 18 g KH • 7 g Eiweiß • 17 g Fett • 14 g Ba • 0,5 g Omega-3-Fettsäuren

Fischsuppe 4 × 4

» Gutbalance-Aspekt: Eine wahre Nervensuppe, reich an Selen, Vitamin A und C, mit bestem Protein und Omega-3-Fettsäuren.

GF, LF
4 Portionen
10 Min. + 35 Min.

4 Frühlingszwiebeln • Knoblauchöl • 400 ml Fischfond • 4 kl. Möhren • 1 gr. Kartoffel • 3 Tomaten • je 2 Stiele Petersilie, Thymian, Estragon • 1 Lorbeerblatt • 1 Sternanis • Salz, Pfeffer • 1 Fenchelknolle • 800 g Filet von einem festkochenden frischen Seefisch • 1 EL Olivenöl • 4 Stiele Staudensellerie • 1/2 Prise Safranfäden

- Zwiebeln klein schneiden, die weißen Teile in Knoblauchöl andünsten. Mit Fischfond und 400 ml Wasser aufkochen.

- Möhren und Kartoffel würfeln, Tomaten halbieren. Je zwei Drittel davon zum Fischfond geben. Kräuter, Gewürze und 1 TL Salz zufügen. Fenchel in feine Scheiben schneiden. Die Hälfte davon zur Suppe geben. Bei schwacher Hitze ca. 15 Min. köcheln lassen.

- Fisch grob zerteilen. Sellerie putzen und klein schneiden. Restliches Gemüse und grüne Zwiebelringe im Olivenöl 2 Min. andünsten. Die Suppe durch ein feines Sieb dazugießen. Aufkochen, Safranfäden einrühren und ca. 5 Min. sanft garen. Die Fischstücke darin bei schwacher Hitze ca. 5 Min. gar ziehen lassen. Mit Salz und Pfeffer würzen.

Nährwerte:
310 kcal • 37 g P • 13 g KH • 10 g F • 3 g Ba • 1,8 g Omega-3-Fettsäuren

Die Speisekammer von GutBalance

Nur Wasser und Tee, Gemüse und vielleicht ein paar Nüsse zum Knabbern? Keine Leckereien? Keine Sorge, GutBalance-Gerichte sind richtig lecker und machen satt!

Spargel braucht nicht immer eine Sauce hollandaise, Nudeln keine Sahne und Fleisch keinen Bratensatz aus der Tüte. Es schmeckt trotzdem, und wie! Mit feinen Nussölen, einem Klecks Joghurt oder etwas püriertem Gemüse. Unsere Gerichte sind einfach und überwiegend schnell zubereitet. Setzen Sie auf Frische, auch wenn Sie dafür öfter einkaufen müssen.

Kaufen Sie »ganz« und »grün«

»Ganz« bedeutet: vollwertig und unverarbeitet. Der Preis für industriell vorgefertigte Nahrung ist sehr hoch: Agrar-Chemie hat die Böden und die empfindliche Mikroökologie darin weitgehend ruiniert. Lebensmittel im Discounter sind zu billig, um gut zu sein. Das gilt auch für Bio-Gemüse, denn dies wird in Hallen kultiviert. Der Unterschied zwischen »biologischer« und konventioneller Landwirtschaft sind häufig nur die Art und Menge an eingesetzten Hilfsmitteln. »Biologisch-dynamisch« erzeugte Lebensmittel hingegen – am besten vom Erzeuger oder aus dem Naturkostladen – sind verlässlich gut.

»Grün« bedeutet tatsächlich grün: Mit Brokkoli, Spinat, Fenchel, Mangold und grünen Blattsalaten machen Sie alles richtig, sofern sie verträglich sind. Aber »grün« schließt auch »bunt« ein. Hauptsache, die Lebensmittel sind frisch und knackig – dann sind sie präbiotisch. Das gilt auch für Obst, aber Gemüse sollte mengenmäßig dominieren. Gehen Sie verschwenderisch mit Kräutern um, wie in der orientalischen Küche. Insbesondere glatte Petersilie ist dort kein dekoratives Würzkraut, sondern ein Gemüse. Der Vorteil neben den sekundären und vielfach antidiabetisch wirksamen Pflanzenstoffen ist der hohe Gehalt an Magnesium. Es ist im grünen Blattfarbstoff Chlorophyll enthalten. Merke: je grüner, desto mehr Magnesium. Und das ist gut fürs Herz und gut fürs Gemüt.

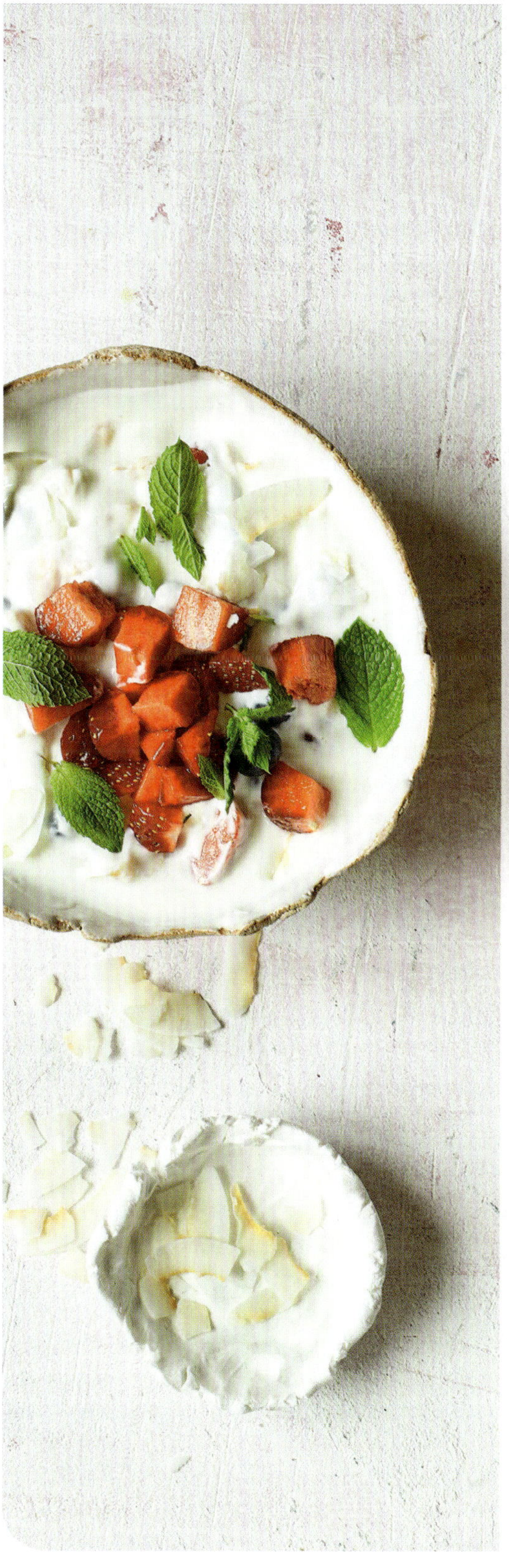

Feines Beerenfrühstück

» GutBalance-Aspekt: Die Polyphenole der Beeren helfen, ungünstige Darmbakterien zu vertreiben. Die Vitamine spenden Vitalität und die Lactobacillus bulgaricus Kulturen im Joghurt säuern das Milieu im Darm an.

aGF
1 Portion
5 Min.

4 Erdbeeren • 75 g Himbeeren • 100 g Blaubeeren • 75 g Brombeeren • 75 g Schwarze Johannisbeeren • 200 g bulgarischer Joghurt, 2 % Fett • 15 g Cornflakes, ungesüßt (aGF glutenfreie Cornflakes) • 1 EL Kokoschips • 1 Zweig frische Minze

- Erdbeeren vierteln und zurückhalten. Himbeeren verlesen, restliche Beeren kurz waschen.

- Joghurt in eine kleine Schüssel geben. Behutsam mit den dunklen Beeren, den Cornflakes und Kokoschips vermengen. Mit Erdbeerstücken und Minze-Blättchen garnieren.

Variante: Alle Zutaten mit 2–3 Eiswürfeln in einen Mixer geben und zu einer sämigen Creme mixen. Eisgekühlt genießen.

Nährwerte:
285 kcal • 14 g P • 47 g KH • 5 g F • 12 g Ba

Kühlschrank-Razzia

Bei GutBalance gibt es wie im Krimi die Guten, die Schlechten und die, die sich neutral verhalten. Wollten Sie nicht schon lange eine Razzia in Kühlschrank und Speisekammer durchführen? Jetzt ist ein guter Zeitpunkt. Vieles dort können Sie eventuell verschenken, besser noch: entsorgen.

Das kann weg:

- Fleisch und Wurstwaren aus Schweinefleisch
- Wurstwaren mit sichtbaren oder versteckten Fetten
- Rapsöl, Distelöl
- Tütensuppen und -saucen
- Fertiggerichte
- Kekse, Waffeln und Fruchtgummis
- Wackelpudding, »Desserts« aus dem Kühlregal
- Chips, Flips, Erdnüsse etc.
- Frühstückscerealien mit Zucker oder Fruktosesirup
- Produkte mit gehärteten Fetten
- Produkte mit künstlichem Aroma
- Produkte, die Weizenauszugsmehl enthalten
- alle Verlockungen, auf die Ihr Körper im Moment reagiert

Obstarten für den Standard-Vorrat

Dunkle Beerenfrüchte (Heidelbeeren, Brombeeren, Schwarze Johannisbeeren, Holunder) sollten Sie, Verträglichkeit vorausgesetzt, immer vorrätig haben – in der Saison frisch im Kühlschrank, ansonsten als Trockenfrüchte, ungesüßten Muttersaft oder tiefgekühlt.

Bananen haben immer Saison. Exemplare mit leicht grünen Stellen schmecken zwar etwas weniger aromatisch, enthalten aber weniger Fruktose und mehr resistente Stärke, die unentbehrlich ist, um wichtige Darmbakterien anzufüttern. Achtung: Bananenchips sind in der Regel mit Fruktose gesüßt.

Weitere Früchte mit niedrigem Fruktosegehalt und günstigem Fruktose-Glukose-Verhältnis sind Ananas, Aprikose, Clementine, Grapefruit, Mandarine, Nektarine, Orange, Pfirsich, Pflaumen, Rhabarber, Wassermelone und Zwetschge.

Küchenkräuter und Gewürze

Gewürze und Kräuter machen aus einer Speise eine Arznei. Sie bringen Leben oder Ruhe in den Darm, ins Herz und in den Kreislauf.

Gewürze: Ingwer, Gelbwurz (Kurkuma), Chili, Fenchel und Zimt wirken intensiv antioxidativ bzw. entzündungshemmend. Bockshornkleesamen enthalten das komplexe Kohlenhydrat Glucomannan und regulieren den Blutzucker. Darüber hinaus unterstützt Bockshornklee die hormonelle Balance.

Frische Kräuter: Frische Kräuter sind eine schöne Quelle für den grünen Blattfarbstoff Chlorophyll und damit auch für Magnesium. Sie haben Detox-Potential, enthalten Antioxidantien und Substanzen mit Heilwirkung. Bei Rosmarin, Thymian, Oregano, Basilikum und Pfefferminze sind dies ätherische Öle, die sanft Ruhe in den Darm bringen. Weitere darmgesunde Kräuter sind Salbei, Liebstöckel, Petersilie, Schnittlauch, Kerbel und Koriander.

Inspizieren: Lebensmittel mit E-Nummern

Lesen Sie die Etiketten, um problematische Zusatzstoffe zu meiden, wie z. B.:

- Lebensmittelfarbstoffe
- Konservierungsstoffe
- Antioxidantien und Säureregulatoren
- Süßungsmittel und Geschmacksverstärker
- Emulgatoren
- Stabilisatoren, Verdickungsmittel und Geliermittel
- Rieselhilfen, Säureregulatoren

Nicht alle Zusatzstoffe sind problematisch. So gehören einige Verdickungsmittel wie Guarkernmehl und Xanthan (E410–E417) zu GutBalance, da sie Nahrung für vorteilhafte Darmbakterien sind. Personen mit SIBO und Reizdarmsyndrom können auf diese »Pflanzengummis« aber empfindlich reagieren. Auch Ascorbinsäure (Vitamin C, E300) und Tocopherol (Vitamin E, E307) werten eine Speise auf.

Ernährungs-Navi

Für Gesunde und alle, die an einer im Kapitel »Prävention statt Symptombehandlung« (Seite 94) genannten Erkrankung, mit Ausnahme von Allergien und individuellen Unverträglichkeiten, leiden. Hier bekommen Sie eine Übersicht über die für GutBalance-geeigneten Lebensmittel, über die Speisen, die akzeptabel sind, und die Sachen, die den Namen Lebensmittel eigentlich nicht verdient haben.

Backwaren

Meiden	ab und zu (max. 2-mal pro Woche)	mehr davon
ganz frisches Brot/frische Brötchen, Auszugsmehl, industriell gefertigtes Brot, Blätterteig, Plunderstückchen, frittierte Backwaren wie Donuts und Berliner	Produkte mit Weizen, Dinkel, Emmer, Urkorn; Schnitzer-Brot; mit Hefe gebackenes Brot und Brötchen, zuckerreduzierte, glutenfrei gebackene Kuchen wie Rüeblikuchen, spanischer Mandelkuchen, Nussecken	dunkle Brotsorten aus Hafer und Gerste, mehrere Stunden alt Knäckebrot Sauerteigbrot aus Roggen und Gerste (soweit verträglich)

Nährmittel

Meiden	ab und zu (max. 2-mal pro Woche)	mehr davon
gesüßte Frühstückscerealien	–	Müsli aus kurz in etwas Wasser gedämpftem oder aufgekochtem Hafer (Porridge); Müsli aus Nüssen, Hirse, Teff, Amaranth, Quinoa, Saaten und Früchten ungezuckerte Cornflakes

Süßwaren

Meiden	ab und zu (max. 2-mal pro Woche)	mehr davon
Zucker, zuckerreiches Gebäck, Kekse mit Zucker und gehärtetem Palmfett, mit Maissirup oder Fruktosesirup gesüßte Süßwaren, auch Riegel, synthetische Süßstoffe wie Aspartam, Cyclamat, Saccharin, Acesulfam, Sucralose	dunkle Schokolade mit > 70 % Kakao; natürliche Zuckeraustauschstoffe wie Sorbit und Xylit (Birkenzucker); Zuckeraustauschstoffe bitte nicht mit chemischen Süßstoffen verwechseln (die sind raus)	gelegentlich ein Riegel dunkle Schokolade mit Apfelsüße, Stevia, Reissirup, Kokosblütenzucker (niedriger glykämischer Index, viele Mineralien), Erythrit oder Agavendicksaft gesüßte Produkte

Gewürze

Meiden	ab und zu (max. 2-mal pro Woche)	mehr davon
raffiniertes Kochsalz, Gewürzmischungen mit Glutamat		Steinsalz, Meersalz; frische Kräuter; Bockshornkleesamen, Chili, Fenchel, Ingwer, Kardamom, Koriander, Kurkuma, Schwarzkümmel

süße Brotbeläge

Meiden	ab und zu (max. 2-mal pro Woche)	mehr davon
Schoko-/Nuss-Nugat-Creme, konventioneller Zuckerrübensirup	hausgemachte Marmeladen und Fruchtpürees mit einem Frucht-Zucker-Verhältnis von 2:1, Bio-Zuckerrübensirup	Nuss-Nugat-Creme mit > 45 % Nussanteil, Marmeladen mit einem Frucht-Zucker-Verhältnis von 3:1, regionaler Honig, Birnenkraut

Fette und Öle

Meiden	ab und zu (max. 2-mal pro Woche)	mehr davon
Margarine, auch »Omega«-beworbene; Rapsöl, Distelöl, Transfette, gehärtete Palmfett-Blöcke	Sonnenblumenöl	warme Küche: Ghee, Kokosöl, Olivenöl; kalte Küche: Butter, Olivenöl, Kürbiskernöl, Leinöl

Obst

Meiden	ab und zu (max. 2-mal pro Woche)	mehr davon
gesüßte Konserven	fruktosereiche Obstsorten wie Weintraube, Birne, Süßkirsche, Melone, unverdünnte Fruchtsäfte	frisches Obst nach Verträglichkeit: Ananas, Papaya, Granatapfelkerne, knapp reife Bananen, Beerenobst, Datteln, Äpfel, Guaven, Pflaumen, Rhabarber, Orangen, Kiwis, Zitronen

Gemüse

Meiden	ab und zu (max. 2-mal pro Woche)	mehr davon
–	Konserven aus Glas/Dose Zurückhaltung bei Gerichten mit Nachtschattengewächsen wie Auberginen, Tomaten, Paprika und Okraschoten (sie begünstigen Entzündungsprozesse); Paprika und Tomaten immer enthäuten Kartoffeln, ebenfalls Nachtschattengewächse, können häufiger verzehrt werden.	täglich eine Portion Blattsalate (gerade die bitteren wie Chicorée, Radicchio) und eine Portion frisches Gemüse als Rohkost oder gekocht alle Hülsenfrüchte (Ausnahmen: Soja, Erdnuss), auch als Ersatz für Fleischmahlzeiten, z. B. dicke Bohnen, Erbsen, Mungbohnen, Urdbohnen, weiße Bohnen, Linsen, Kichererbsen alle Wurzelgemüse (Möhren, Pastinaken, Rote Bete) alle grünen Gemüse alle Kohlarten, soweit verträglich alle roh milchsauer eingelegten Gemüsesorten

Pilze und Algen

Meiden	ab und zu (max. 2-mal pro Woche)	mehr davon
–	–	alle genießbaren Pilze anstelle von Fleischmahlzeiten Zuchtchampignons, Steinpilze, Reishi, Shiitake, Austernseitling; Nori- und Wakame-Algen, z. B. in Sushi

Beilagen

Meiden	ab und zu (max. 2-mal pro Woche)	mehr davon
Pommes frites, Kroketten	frische Salzkartoffeln, Knödel, Couscous, Bulgur; erkalteter Reis wiedererwärmt, knapp gegarte Nudeln aus Hartweizengrieß	Kartoffeln nach dem Kochen abkühlen lassen, z. B. als kalte Pellkartoffeln, als Kartoffelsalat oder fettarme Bratkartoffeln zubereiten Kartoffel-Alternativen: Tapioka, Süßkartoffel, Maniok, Topinambur, Polenta Pasta-Alternativen aus roten Linsen, Konjac-Knolle oder Kichererbsen-Tempeh

salzige Snacks

Meiden	ab und zu (max. 2-mal pro Woche)	mehr davon
Chips, Erdnüsse, Erdnuss-Flips, Tacos, Blätterteig-Stangen, Salzstangen – alle salzigen Snacks mit ungünstiger Nährstoffrelation, auch »Light«-Produkte	Gemüse-Chips, gesalzene Cashewkerne	in kleinen Mengen: Cashewkerne (ungesalzen), Paranüsse; Gemüse-Sticks ggf. mit Joghurt-Dip oder Tahin (Sesammus)

tierische Erzeugnisse

Meiden	ab und zu (max. 2-mal pro Woche)	mehr davon
Schweinefleisch, Fleisch aus konventioneller Tiermast, entsprechende Fleisch- und Wurstwaren, paniertes Fleisch, panierter Fisch	Fleisch und Fleischprodukte aus Rind, Kalb, Lamm, Wild (auch Wildschwein), Ente	Fleisch in kleinen Portionen, eher gedünstet/geschmort als kurz gebraten; fettarme Wurstwaren aus biologischer Erzeugung, z. B. Rindertatar, Bresaola (getrockneter Rinderschinken), Rindersaftschinken Geflügel aus kontrollierter Herkunft wenig Eier (aus biologischer Haltung); frischer Fisch: Seefisch wie Hering, Dorsch, Makrele, Wildlachs; Fisch aus Binnengewässern

Milchprodukte

Meiden	ab und zu (max. 2-mal pro Woche)	mehr davon
vollfette Käsesorten, Milch als Getränk, gesüßte Joghurts	Harzer Rolle/Handkäse, kleine Mengen Frischkäse oder halbfetter Käse aus Kuhmilch, bulgarischer Naturjoghurt	bei Verträglichkeit: Frischkäse, kleine Portionen, Halbfett- oder Schnittkäse aus Ziegen- oder Schafsmilch, z. B. Ziegenfrischkäse, Ziegengouda, Feta

Saucen

Meiden	ab und zu (max. 2-mal pro Woche)	mehr davon
Mayonnaise, Ketchup, Tütensaucen, fertige Salatdressings	Ein Klecks Naturjoghurt kann gelegentlich die Soße zur Mahlzeit ersetzen (in der indischen Küche üblich).	Sojasauce (Shoyu, Tamari), chin. Fischsauce, Senf Salatdressing aus Essig oder Zitronensaft und Öl

Convenience

Meiden	ab und zu (max. 2-mal pro Woche)	mehr davon
Fertiggerichte, Tütensuppen, heiße Theke, Imbissbude	–	–

Getränke

Meiden	ab und zu (max. 2-mal pro Woche)	mehr davon
mit Haushaltszucker oder Fruktosesirup gesüßte Getränke, Instant-Getränkepulver, Fruchtnektare, Fruchtsaftgetränke, Eistee, Malzkaffee, Light-Produkte, Spirituosen	Alkohol: 0,2 l Wein oder 0,33 l Bier an einem Tag am Wochenende	stilles Wasser, Kräutertee, grüner Tee, schwarzer Kaffee, verdünnte Fruchtsäfte (wenig) fermentierte Produkte wie Kanne Brottrunk oder hausgemachter Kefir/Wasserkefir, Kombucha

Für Menschen mit Allergien und individuellen Unverträglichkeiten wie RDS, SIBO, FODMAP

Hier bekommen Sie eine Übersicht über die für GutBalance geeigneten Lebensmittel, über die Speisen, die akzeptabel sind, und die Sachen, die Sie nicht gut vertragen.

Diese Liste ist unverbindlich. Die Verträglichkeit der aufgeführten Lebensmittel sollten Sie dringend individuell austesten.

Backwaren

Meiden	Möglicherweise verträglich	Meist verträglich
ganz frisches Brot/frische Brötchen, Auszugsmehl, industriell gefertigtes Brot, Blätterteig, Plunderstückchen, frittierte Backwaren wie Donuts und Berliner Produkte, die Weizen, Dinkel, Emmer, Urkorn enthalten	Produkte aus Reisstärke variable Verträglichkeit: Hefe und Sauerteig glutenfrei gebackene Biskuits, spanischer Mandelkuchen, Nussecken Sauerteigbrot aus Roggen und Gerste	Keto-Flachkräcker, Knäckebrote aus Samen, Saaten und Flohsamenschalen Produkte aus Reismehl, Braunhirse, Kastanienmehl und Reisstärke Backwaren aus als glutenfrei deklariertem Hafer

Nährmittel

Meiden	Möglicherweise verträglich	Meist verträglich
gesüßte Frühstückscerealien	Müsli aus kurz in etwas Wasser gedämpftem oder aufgekochtem Hafer (Porridge)	Müsli aus Nüssen, Hirse, Teff, Amaranth, Quinoa, Saaten und Früchten (nicht bei SIBO) ungezuckerte Cornflakes (nicht bei FODMAP)

Süßwaren

Meiden	Möglicherweise verträglich	Meist verträglich
Zucker, zuckerreiches Gebäck, Kekse mit Zucker und gehärtetem Palmfett, mit Maissirup oder Fruktosesirup gesüßte Süßwaren, auch Riegel, synthetische Süßstoffe wie Aspartam, Cyclamat, Saccharin, Acesulfam, Sucralose Zuckeraustauschstoffe wie Sorbit, Xylit, Erythrit	dunkle Schokolade mit › 70 % Kakao Marshmallows glutenfreie Beerenkräcker Agavendicksaft	gelegentlich ein Riegel dunkle Schokolade Stevia, Reissirup, Kokosblütenzucker, Agavendicksaft, Dattelsirup

Gewürze

Meiden	Möglicherweise verträglich	Meist verträglich
raffiniertes Kochsalz, Gewürzmischungen mit Glutamat oder unbekannter Zusammensetzung	Paprika edelsüß	Steinsalz, Meersalz; frische Kräuter; Bockshornkleesamen, Chili, Fenchel, Ingwer, Kardamom, Koriander, Kurkuma, Schwarzkümmel

süße Brotbeläge

Meiden	Möglicherweise verträglich	Meist verträglich
exotischer Honig Apfelkraut Birnenkraut	Schoko-/Nuss-Nugat-Creme, Zuckerrübensirup (Melasse) hausgemachte Marmeladen und Fruchtpürees mit einem Frucht-Zucker-Verhältnis von 1:1 Zwetschgenmus regionaler Honig in kleinen Mengen	Nuss-Nugat-Creme mit › 45 % Nussanteil (evtl. nicht bei SIBO oder Nussallergie), Helva aus Sesam hausgemachte Marmeladen und Gelees aus fruktose- und sorbitarmem Obst (Aprikose, Pfirsich, Weintraube, Himbeere, Rhabarber) mit einem Frucht-Zucker-Verhältnis von 1:1

Fette und Öle

Meiden	Möglicherweise verträglich	Meist verträglich
Margarine, Rapsöl, Distelöl, Transfette, gehärtete Palmfett-Blöcke	Sonnenblumenöl	warme Küche: Ghee, Kokosöl, Olivenöl; kalte Küche: Butter, Olivenöl, Kürbiskernöl, Leinöl/Leindotteröl Schwarzkümmelöl Arganöl Sesamöl Drachenkopföl MCT-Fett

Obst

Meiden	Möglicherweise verträglich	Meist verträglich
fruktosereiche Obstsorten wie Weintraube, Birne, Süßkirsche, Wassermelone, unverdünnte Fruchtsäfte Apfelmus	Obst in Konserven getrocknetes Obst nur in kleinen Mengen und nach Verträglichkeit	frisches Obst nach Verträglichkeit: Ananas, Papaya, Granatapfelkerne, knapp reife Bananen, Beerenobst, Datteln, Guaven, Pflaumen, Rhabarber, Orangen, Kiwis, Zitronen

Gemüse

Meiden	Möglicherweise verträglich	Meist verträglich
Nachtschattengewächse (Auberginen, Tomaten, Paprika und Okraschoten) FODMAP-reiche Gemüsesorten Rohkost Hülsenfrüchte, z. B. dicke Bohnen, Erbsen, Mungbohnen, Urdbohnen, weiße Bohnen, Linsen, Kichererbsen	Konserven aus Glas/Dose Kohlarten (nicht bei FODMAP) Portion frisches Gemüse als Rohkost, mittags verzehrt alle roh milchsauer eingelegten Gemüse alle Wurzelgemüse (Möhren, Pastinaken, Rote Bete)	Blattsalate (die bitteren) gegartes, frisches FODMAP-armes Gemüse wie Fenchel, Gurken, Kürbis, Möhren, Oliven, Stangenbohnen, Sprossen, Zucchini grüne Blattgemüse (soweit verträglich)

Pilze und Algen

Meiden	Möglicherweise verträglich	Meist verträglich
	in kleinen Mengen: Zuchtchampignons, Steinpilze, Reishi, Shiitake, Austernseitling; Nori- und Wakame-Algen, z. B. in Sushi (Vorsicht: Gluten in Supermarkt-Sushi)	individuelle Verträglichkeit austesten

Beilagen

Meiden	Möglicherweise verträglich	Meist verträglich
Couscous aus Weizen Bulgur Knödel halb & halb oder Serviettenknödel Nudeln aus Weizenmehl oder -grieß	Pommes frites, Kroketten, frische Salzkartoffeln, Pellkartoffeln, Kartoffelsalat, Bratkartoffeln Kartoffelklöße Kichererbsen-Tempeh Pasta aus Edamame (Soja), Kichererbsen, roten Linsen, Adzuki-Bohnen	Tapioka, Süßkartoffel, Maniok, Topinambur (nicht bei SIBO) Polenta (nicht bei FODMAP) Pasta-Alternativen aus der Konjac-Knolle/Glucomannan erkalteter Reis, wiedererwärmt Reisnudeln

salzige Snacks

Meiden	Möglicherweise verträglich	Meist verträglich
Chips, Erdnüsse, Erdnuss-Flips, Tacos, Tortilla Chips, Blätterteig-Stangen, Salzstangen	Gemüse-Chips, gesalzene Cashewkerne, Pistazien (nicht bei SIBO, FODMAP) Sesam-Mus	in kleinen Mengen: Paranüsse, Macadamia, Pekannüsse; selbst gemachte Gemüsechips

tierische Erzeugnisse

Meiden	Möglicherweise verträglich	Meist verträglich
Schweinefleisch, Fleisch aus konventioneller Tiermast, entsprechende Fleisch- und Wurstwaren, paniertes Fleisch, panierter Fisch	Fleisch und Fleischprodukte aus Rind, Kalb, Lamm, Wild (auch Wildschwein), Ente	Fleisch in kleinen Portionen, eher gedünstet/geschmort als kurzgebraten, fettarme Wurstwaren aus biologischer Erzeugung, z. B. Rindertatar, Bresaola (getrockneter Rinderschinken), Rindersaftschinken Geflügel aus kontrollierter Herkunft Hühnerei (aus biologischer Haltung), frischer Fisch: Seefisch wie Hering, Dorsch, Makrele, Wildlachs; Fisch aus Binnengewässern

Milchprodukte

Meiden	Möglicherweise verträglich	Meist verträglich
junge Käsesorten/Frischkäse aus Kuhmilch Kuhmilch Hüttenkäse, Frischkäse, Schlagrahm, Schmand Joghurt aus Kuhmilch	kleine Mengen Frischkäse oder halbfetter Käse aus Kuhmilch, bulgarischer Naturjoghurt Kefir	laktosefreie Kuhmilchprodukte Emmentaler Joghurt aus verträgl. pflanzl. Alternativen oder Ziegen-/Schafsmilch Harzer Rolle, Handkäse kleine Portionen Halbfett- oder Schnittkäse aus Ziegen- oder Schafsmilch, z. B. Ziegenfrischkäse, Ziegengouda, Feta

Saucen

Meiden	Möglicherweise verträglich	Meist verträglich
Saucen unbekannter Zusammensetzung Saucen mit Weizen in der Zutatenliste Saucen mit problematischen Zusatzstoffen, Tütensaucen, fertige Salatdressings	Ein Klecks laktosefreier Naturjoghurt kann gelegentlich die Soße zur Mahlzeit ersetzen. vegane Bio-Mayonnaise veganer Bio-Ketchup in kleinen Mengen (FODMAP)	glutenfreie Sojasauce, chin. Fischsauce, Senf; Salatdressing aus Essig oder Zitronensaft und Öl

Convenience

Meiden	Möglicherweise verträglich	Meist verträglich
Fertiggerichte, Tütensuppen, heiße Theke, Imbissbude Sandwiches	Trockenmischung für Falafel (Vorsicht, Hülsenfrüchte!)	Trockenmischung für orientalische Hirsepfanne, Miso-Suppe (Instant)

Getränke

Meiden	Möglicherweise verträglich	Meist verträglich
mit Haushaltszucker oder Fruktosesirup gesüßte Getränke, Instant-Getränkepulver, Fruchtnektare, Fruchtsaftgetränke, Eistee, Malzkaffee, Light-Produkte, Spirituosen	Alkohol: 0,2 l Wein oder 0,33 l Bier an einem Tag am Wochenende fermentierte Produkte wie Kanne Brottrunk oder hausgemachter Kefir/Wasserkefir, Kombucha	stilles Wasser, Kräutertee, grüner Tee schwarzer Kaffee (wirkt abführend, weil er die Peristaltik erhöht), hochverdünnte fruktosearme Fruchtsäfte in kleinen Mengen

Die wirklich wichtigen Lebensmittel

Die Lebensmittelauswahl bleibt auch für Menschen, die eine Ernährungsumstellung benötigen, groß. Wichtig ist, bei Obst und Gemüse frischen Produkten den Vorzug zu geben, Lebensmittel mit hoher Nährstoffdichte auszuwählen und sich bei Kohlenhydratquellen am Ballaststoffgehalt zu orientieren (der glykämische Index sollte unter 50 liegen). Bei der Auswahl helfen entsprechende Tabellen.

»Superfoods«, sofern keine Unverträglichkeiten dagegensprechen:

- stilles Wasser, Kräutertee, grüner Tee
- stärkearme Gemüsesorten: alle Arten von Kohl, Spargel, Artischocken, alle Rüben (auch Rote Bete)
- Molkereiprodukte: fettarme Frischmilch, pasteurisierter ungesüßter Joghurt, Kefir
- alle Gemüse (Tomaten sind zwar ungünstige Nachtschattengewächse, aber gegarte Früchte enthalten den »Radikalfänger« Lycopin)
- alle Beerenfrüchte: enthalten Vitamin C, Antioxidantien (viele Polyphenole) und entzündungshemmende Substanzen
- Zitrusfrüchte gehen fast immer.
- Die besten Quellen für die herzgesunden Omega-3-Fettsäuren sind Wildlachs, Hering, Sardine, Makrele, Dorsch.
- Leinöl, Walnussöl, Walnüsse, Cashewkerne, Sesam und Mohn sind gute pflanzliche Quellen für einige Omega-3-Fettsäuren und liefern obendrein wichtige Mineralien und Folsäure
- Hülsenfrüchte: Mungbohnen, Kidneybohnen, Urdbohnen, Adzukibohnen, rote Linsen, gelbe, grüne, schwarze – die Vielfalt unter den Hülsenfrüchten ist riesig. Einweichwasser wegschütten!

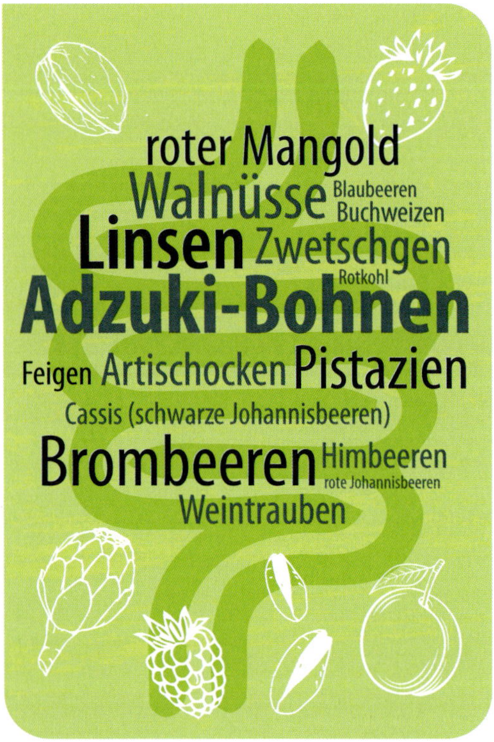

Was macht ein Nahrungsmittel zum Lebensmittel?

Die Begriffe Nahrungsmittel und Lebensmittel werden meist synonym verwendet. Aber sind Nahrungsmittel wirklich Lebensmittel? Gehen wir die Optionen am Beispiel von Hafer und Weißkohl anhand von sechs Verarbeitungsstufen durch.
Als Lebensmittel gelten 1. natürliche Produkte (Hafer, Weißkohl), die auch 2. mechanisch zerkleinert (Haferflocken, frischer Krautsalat) oder 3. fermentiert (Haferjoghurt, frisches Sauerkraut) sein können. Zum Nahrungsmittel wird das Lebensmittel, wenn es 4. erhitzt (Hot Hafer Porridge, gedünsteter Weißkohl), 5. konserviert (Hafermilch, pasteurisiertes Sauerkraut) oder 6. präpariert wurde (Brot, Kohlroulade als Fertiggericht).

Die Wertigkeit des Lebensmittels für den Organismus nimmt ab, je mehr Produktions- bzw. Verarbeitungsstufen es durchgemacht hat. So ist etwa frisches Sauerkraut für alle, die Histamin-Quellen vertragen, ein außerordentlich darmgesundes Lebensmittel. Die Wertigkeit ist aber niedriger, wenn das Kraut aus der Dose kommt, denn es wurde pasteurisiert, die wertvollen Milchsäurebakterien darin sind abgetötet. Der Konsument merkt das nicht, denn es schmeckt, wie es schmecken sollte: säuerlich. Die Fasern im pasteurisierten Sauerkraut bleiben zwar ein Substrat für die saccharolytischen (Ballaststoffe spaltenden) Darmbakterien, das Produkt bringt aber keine Milchsäurebakterien in den Organismus ein.

Die hier beschriebene Wertstufen-Einteilung stammt von dem Arzt und »Ernährungsforscher« Professor Werner Kollath (1892–1970), sie wird noch heute gelehrt. Das Schema sollte aber bestenfalls zur groben Orientierung in Sachen Lebensmittelqualität dienen, und das auch nur für Gesunde. Denn ein Gericht aus frischen Lebensmitteln wird beim Kochen mehreren Produktionsstufen unterzogen. Die fertige Speise ist demnach ein minderwertiges Nahrungsmittel. Überdies: Viele Nahrungsmittel werden durch Erhitzen überhaupt erst genießbar, etwa Kartoffeln. Andere sind für Menschen mit Allergien roh unter Umständen fatal, erhitzt aber verträglich, beispielsweise Haselnüsse. Hier wiegt der Erhitzungsprozess einen möglichen Nährstoffverlust mehr als auf.

Ein weiterer Kritikpunkt: Auch fermentierte Extrakte aus Obst, Gemüse und Kräutern und Nahrungsergänzungen gelten als »präpariert« und sind damit am unteren Ende der Qualitätsleiter angesiedelt. Das ist natürlich überholt. Haben Sie bitte keine Scheu vor Hilfsmitteln. Wenn die Nahrung den Bedarf nicht deckt, dann hilft nur eins: Ergänzung. Es gibt viele Produkte, die gezielt eingesetzt präventiv wirksam sind. Andere sind ein Segen für Menschen, deren labile Gesundheit einen Mehrbedarf an Vitalstoffen mit sich bringt. Nicht zu vergessen jene, bei denen die Rahmenbedingungen eine dauerhaft gesunde bunte, tendenziell vegetarische Frischkost nicht immer zulassen. Die wichtigsten Vitalstoffe, die zumindest kurweise ergänzt werden sollten, finden Sie im Abschnitt »Die Nahrung ergänzen« (Seite 81).

Komponenten

GutBalance bedeutet nicht, Kalorien zu zählen, sondern mit dem Wissen, in welchen Speisen die günstigen komplexen Kohlenhydrate, Polyphenole und Fettsäuren enthalten sind, die Nahrung darmfreundlich zusammenzustellen. Hierbei können Ihnen unsere medizinischen Informationen (Seite 98ff.), unser Ernährungs-Navi (Seite 181) oder die Tabellen auf unserer Website helfen.

Es muss nicht immer ausgefallen sein

Auch ein unspektakuläres Gemüse wie Brokkoli ist ein wahres GutBalance-Superfood. Achtung: Bei SIBO nur die äußeren Röschen verwenden. Brokkoli ist kalorienarm und enthält viele Nährstoffe. Ebenfalls ein Pluspunkt: Ein paar geröstete Mandelblätter und einige Tropfen gutes Olivenöl, Kürbiskernöl oder Algenöl reichen als Begleiter völlig aus. GutBalance-Aspekt: Brokkoli enthält besonders viel Sulforaphan, ein Senföl, das den Magen vor Helicobacter-Infektionen schützt und die Bauchspeicheldrüse vor Schlimmerem. Es gibt also viele gute Gründe, dieses Gemüse öfters zu berücksichtigen, auch wenn ein Rezept vielleicht gar keinen Kohl vorsieht.

Gesunde Alternativen suchen

Auch wenn der Döner-Kebap mit Gemüse gesünder daherkommt als ein Hamburger vom Schnellrestaurant, GutBalance ist das nicht, wie man an den Nährwerten sehen kann: 770 kcal, 54 g P, 62 g KH, 56 g F, 6 g Ba. Eine darmgesunde Alternative hierfür ist Falafel mit einem gemischten Salat.

Konventionelle Spaghetti sind eine Gluten-Fracht ohnegleichen und begünstigen mit gemischtem Hack Entzündungsreaktionen im Darm. Besser sind unsere darmgesunden Mais-Spaghetti mit Wokgemüse, Glucomannan-Spaghetti (aus der Konjac-Knolle), Edamame-Spaghetti aus Soja, dazu eine vegane Bolognese-Sauce oder einfach eine Napoli-Sauce. Diese Variante ist nicht kohlenhydratlastig und liefert gute Substrate für die Darmbakterien.

Auf den ersten Blick könnte man glauben, gegen Schnitzel, Pommes und Salat sei doch nichts zu sagen. Leider doch: Schweinefleisch, Panade, Frittierfett und Fertigremoulade torpedieren alle GutBalance-Bemühungen. Auch mit einem kleinen Schnitzel (150 g) bringt »SchniPoSa« 840 kcal bei 38 g Fett in die Bilanz ein. Unsere Alternative hierfür: köstliche Entenbrust im Sesammantel (Seite 216).

Die kleine Lösung

Wenn Sie nach GutBalance leben möchten, aber nur ein kleines Budget für Arznei- oder Nahrungsergänzungsmittel zur Verfügung haben, erfahren Sie hier den direkten Weg raus aus der Stoffwechsel-Abwärtsspirale.

Wichtig ist, dass Sie:

- vor allem naturbelassene GutBalance-Lebensmittel, insbesondere pflanzliche Frischkost verzehren
- bei Unverträglichkeiten Klippen konsequent umschiffen
- bei autoimmunen Prozessen täglich frisches Grün und Algenöl einsetzen
- bei neurologischen Erkrankungen die Lebensmittel kennen, die Sie gut mit den essenziellen Aminosäuren versorgen und/oder die Darm-Hirn-Achse unterstützen. Ballaststoff-Mahlzeiten sind Mikrobiota-Futter – z. B. unser Papaya-Pudding
- Ihre Essenszeiten an Ihren Stoffwechsel anpassen. Beim metabolischen Syndrom beispielsweise ist es günstig, sie auf 10 bis 18 Uhr zu begrenzen.
- Ihren Mahlzeitentakt optimieren. Das kann bei FODMAP-Unverträglichkeit ein 2-Stunden-Takt sein, bei Diabetes ein Abstand von 4 Stunden.
- die Entgiftungsleistung der Leber durch Salat und Kräuter mit leicht bitterem Geschmack unterstützen
- Lebensmittel den Vorzug geben, die den Anteil der Buttersäure im Darm erhöhen. Das sind Butter und Parmesan, Radicchio und Radieschen, Artischocken und Mais, Möhren und Aprikosen, halbreife Bananen, Haferflocken, Erbsen, Orangen mit weißem Häutchen, Topinambur und Chicorée
- fermentierte Lebensmittel essen bzw. trinken, z. B. Kimchi, Kombucha oder Wasser-Kefir
- Beerenfrüchte essen und trinken
- den Verzehr von rotem Fleisch, Schweinefleisch und Wurst daraus unterlassen
- jeden Morgen mit einem großen Glas heißem Wasser mit dem Saft einer halben Zitrone beginnen
- jeden Tag mit einem Glas warmem Wasser mit einem Löffel pulverisiertem Gerstengras beschließen (enthält kein Gluten)
- tagsüber Licht und Sauerstoff tanken
- ausreichend Schlaf finden

Bereits damit verbessern Sie die Stoffwechselleistung enorm. Das Ansiedeln der guten Darmbakterien geschieht ohnehin passiv: durch die Auswahl der Speisen, aber auch durch das Weglassen minderwertiger Lebensmittel. Mettbrötchen und TK-Pizzen sind raus. Bequem und schnell hin oder her, derlei Speisen hätten Sie gesundheitlich immerhin fast ruiniert.

Vielleicht können Sie einen festen Betrag pro Monat für Helferlein aufbringen, die Sie im Wechsel einnehmen, wenn eine Packung aufgebraucht ist.

Die wichtigsten sind:

Algen-Presslinge: Spirulina oder Chlorella, 12 Stück pro Tag. Sie liefern wertvolle Mikronährstoffe und binden die Schadstoffe, die zur Ausscheidung freigesetzt werden.

Erden: Gesteinspulver und Heilerden binden Schadstoffe und auch freies Cholesterin und bringen es zur Ausscheidung. Jedes Mineral wirkt anders. Heilerde bindet eher überschüssiges Cholesterin, Diosmektit auch die Schadstoffe der LPS-tragenden Darmbakterien und entlastet so die Leber.

Milchsäurebakterien: Laktobazillen und Bifidobakterien produzieren wichtige Substrate. Insbesondere die H_2O_2-Bilder unter den Laktobazillen korrigieren nebenbei den pH-Wert im Darm so, dass es für problematische Darmbakterien ungemütlich wird. Achten Sie beim Kauf auf Kolonienzahl und Art der enthaltenen Mikroben.

Lebermittel: Pflanzliche Pulver und Extrakte, die den Leberstoffwechsel aktivieren, sind bitter, aber sie fördern die Entgiftungsleistung enorm. Sie können Bitterpflanzen wie Schafgarbe, Bibernelle, Wermut und Löwenzahnwurzel auch selbst anbauen oder auf einer ökologisch gesunden Wiese sammeln und trocknen.

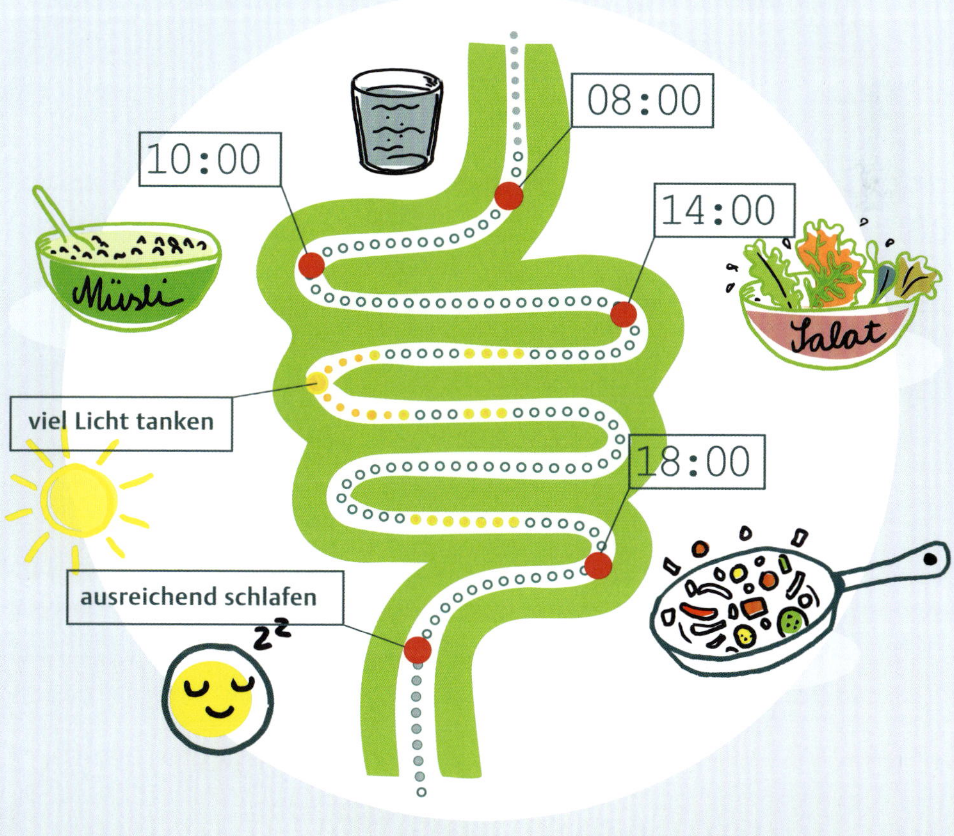

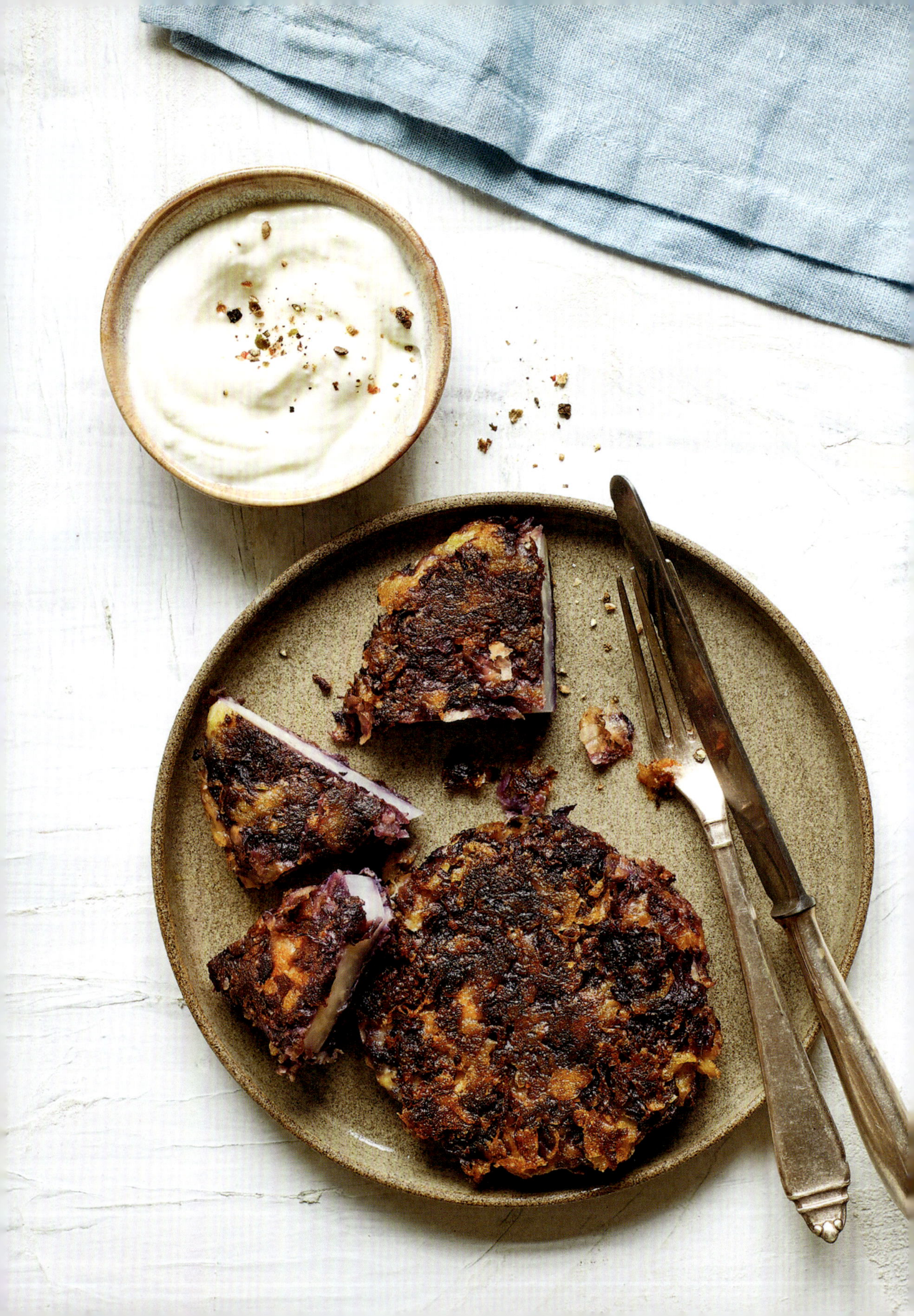

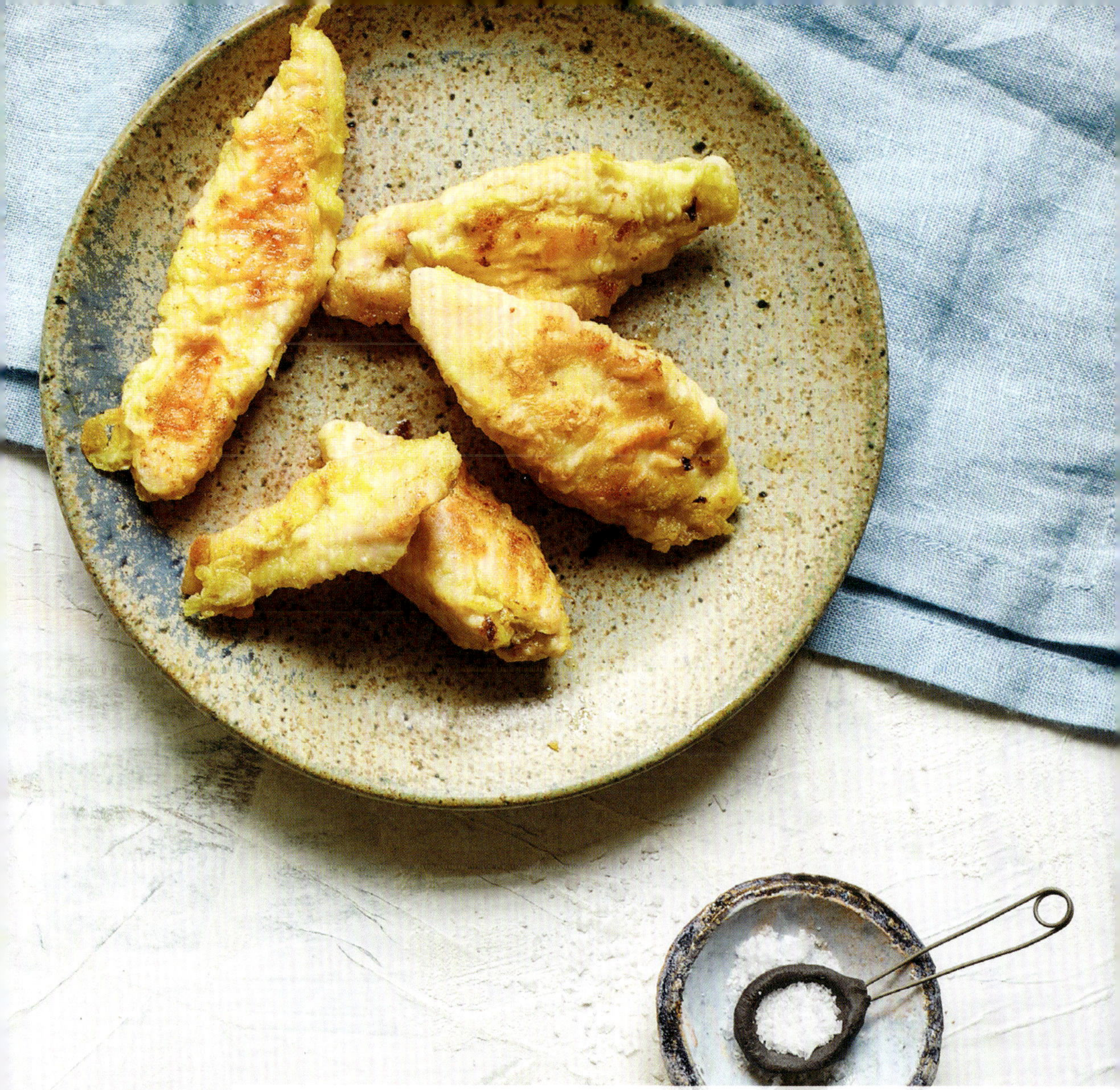

GutBalance-Rezepte

Die Ernährung ist ein wichtiger Pfeiler von GutBalance. Hier sehen Sie, wie einfach, lecker und abwechslungsreich es sich darmgesund schlemmen lässt.

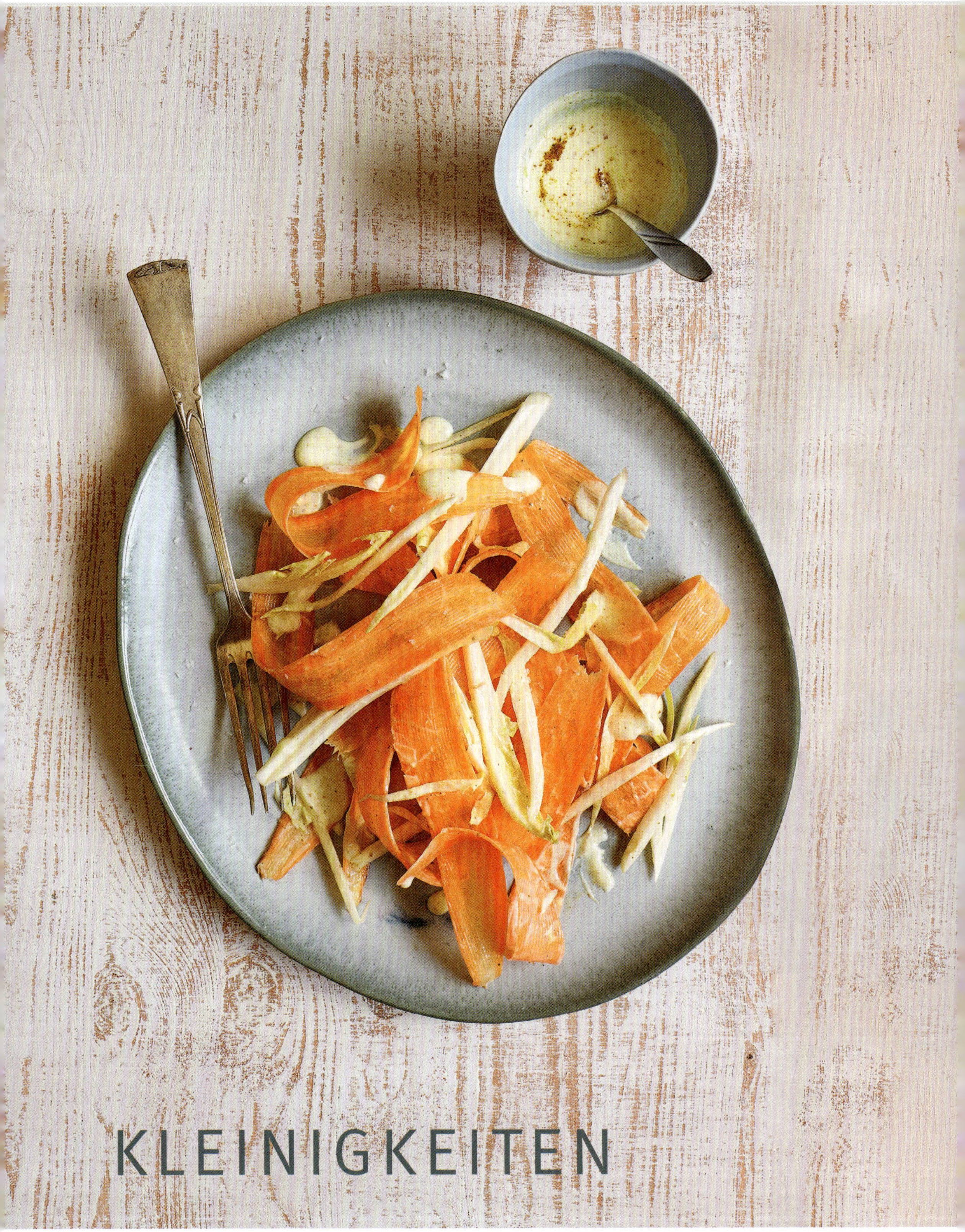

KLEINIGKEITEN

Endivien-Salat an Currycreme

» GutBalance-Aspekt: Endivie gehört zu den Zichoriengewächsen und bringt wie Chicorée eine Menge darmgesundes Inulin mit – ein Ballaststoff, den die Bifidobakterien im Darm als Substrat benötigen. Auch die Möhre punktet mit günstigen Ballaststoffen.

GF

1 Portion

10 Min.

1 kl. Möhre • 80 g Endivien-Salat • 1 TL Olivenöl • 2 EL Naturjoghurt • 1 TL Zitronensaft • Currypulver • Salz

- Möhre raspeln. Salatblätter vom groben Schmutz befreien. Bündeln und in feine Streifen schneiden. Waschen, trocken schleudern.

- Öl, Joghurt, Zitronensaft und Gewürze vermengen, unter die Möhrenraspel und die Endivienstreifen heben.

Nährwerte:

250 kcal • 6 g P • 8 g KH • 18 g F • 3 g Ba

Abkürzungen im Rezeptteil:

- GF: glutenfrei
- LF: laktosefrei
- aLF: laktosefreie Alternative möglich
- kcal: Kilokalorien
- P: Protein (Eiweiß)
- KH: Kohlenhydrate
- F: Fette
- Ba: Ballaststoffe
- Nährwerte = Nährwerte pro Portion

Warmer Kichererbsen-Salat

» GutBalance-Aspekt: Dieser Salat ist eine »Liebeserklärung an den Darm«. Kichererbsen und Linsen sind Superfoods für die Ökologie im Darm. Leber und Darm lieben Mungbohnen, und Sie bestimmt auch bald. Die Aubergine punktet mit Polyphenolen, die ungünstige Darmbakterien vertreiben.

GF

4 Portionen

8 h Einweichen + 20 Min. Vorbereitung + 10 Min. Kochen

- 50 g Beluga-Linsen (alternativ Mungbohnen, geschält und halbiert – Mung Dal Dhuli)
- 400 g Kichererbsen, Glas
- 1 kl. Aubergine
- 100 g Babyspinat, frisch
- 200 g Cocktailtomaten, frisch
- 1 Avocado
- 200 g Feta aus Schafs-/Ziegenmilch
- 1 Orange
- Pfeffer
- Salz

● Linsen bzw. Mungbohnen über Nacht in Wasser einweichen, am nächsten Tag abgießen, abspülen und nach Packungsanweisung kochen.

● Die Kichererbsen über einem Sieb abtropfen lassen. Die Aubergine waschen, in grobe Würfel schneiden und salzen. Die Würfel 15 Min. ruhen lassen.

● Währenddessen den Spinat waschen und vorsichtig trockenschleudern. Die Tomaten waschen und halbieren. Avocado schälen, entkernen und in Streifen schneiden. Den Feta in grobe Würfel schneiden. Die Orange schälen und grob würfeln, den Saft auffangen.

● Auberginenwürfel mit Küchenpapier abtupfen. In einer heißen Pfanne ohne Zugabe von Öl 5 Min. rösten. Dabei mehrmals wenden.

● Kichererbsen, Linsen, Orangenstücke und -saft, Spinat, Tomaten, Feta und Auberginenstücke vermengen und auf vier Teller verteilen. Mit Avocadospalten wie Salat anrichten. Pfeffern, salzen.

Nährwerte:

400 kcal • 23 g P • 31 g KH • 19 g F • 13 g Ba

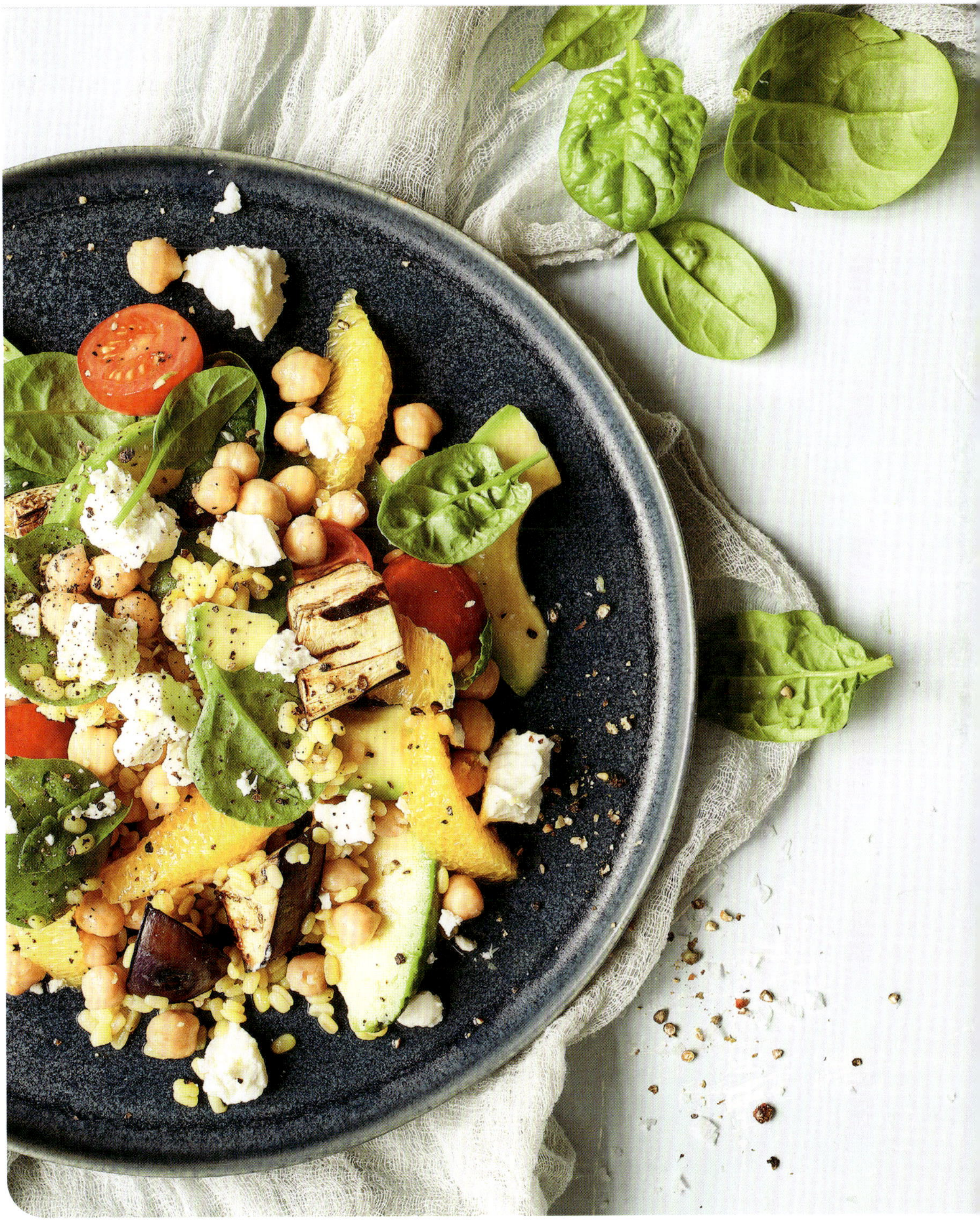

Sellerie-Creme

» GutBalance-Aspekt: Das Flavonoid Apigenin im Sellerie schützt die Darmschleimhaut. Ein Drittel der Knolle besteht aus Fasern für die ballaststoffspaltenden Darmbakterien. Kresse und Zwiebeln liefern wichtige Schwefelverbindungen.

GF, aLF
Für 3 üppige Portionen
10 Min. + 15 Min. Garzeit + 15 Min. Wartezeit

- 400 g Knollensellerie
- 40 g Zwiebel
- 20 g Butter (aLF: Olivenöl)
- Salz
- weißer Pfeffer aus der Mühle
- 200 ml Apfelsaft
- 75 g Feta aus Schafsmilch
- 50 g saure Sahne (aLF: Soja-Dessert, ungesüßt)
- 1 TL Dijon-Senf
- 1 TL Zitronensaft
- 100 g kernlose Trauben
- 1 Brotscheibe
- 25 g Kresse (1 Schälchen)

● Sellerie und Zwiebeln schälen und fein würfeln. In Butter andünsten. Salzen, pfeffern. Mit dem Apfelsaft ablöschen und bei geschlossenem Deckel 7 Min. garen. 1 EL entnehmen, den Rest mit dem Stabmixer pürieren und in einer kleinen Schüssel 15 Min. abkühlen lassen.

● Inzwischen den Feta zerbröseln, in einer zweiten Schüssel mit saurer Sahne, Senf und Zitronensaft glatt rühren.

● Die Käsemasse in das Püree einarbeiten, mit Salz und Pfeffer abschmecken. Die zurückbehaltene Menge der Gemüsewürfelchen unterheben.

● Trauben vierteln. Eine Brotscheibe mit der Masse bestreichen, mit Kresse dicht bestreuen und mit den Trauben belegen. Reste im Kühlschrank lagern oder vernaschen.

Tipp Mit mitgedünsteten Apfel-Würfelchen bekommt die Creme Chutney-Charakter und eignet sich als Topping, z. B. für Reisgerichte.

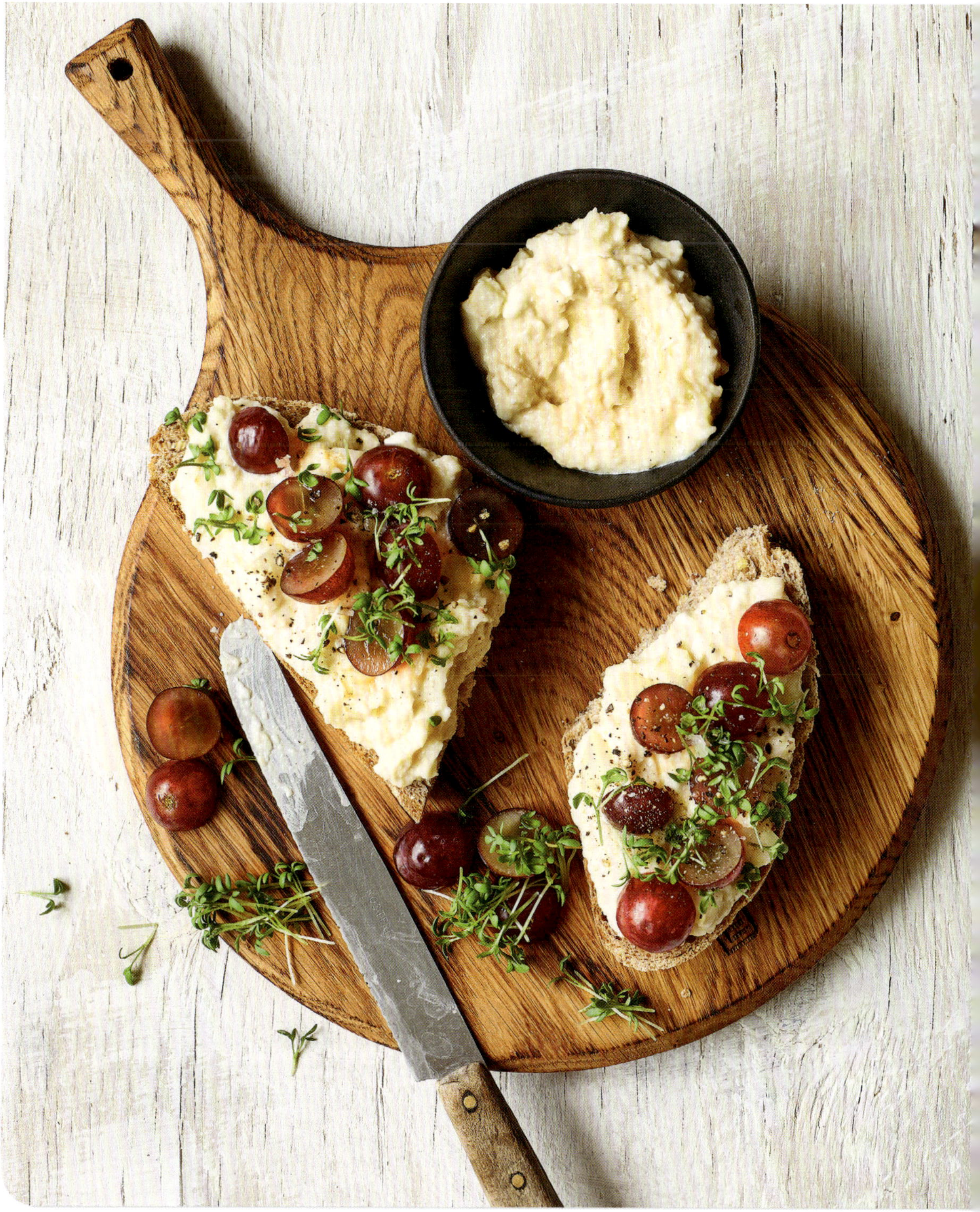

Kidney-Dip

» GutBalance-Aspekt: Kidneybohnen sind präbiotisch, die sekundären Pflanzenstoffe der Petersilie liebt die Leber. Ein einfacher und schneller Brotaufstrich oder ein Dip, der jede Party bereichert.

GF, LF
4 Portionen
20 Min. (oder 8 h Einweichzeit + 60 Min. Kochzeit)

400 g Kidneybohnen, getrocknet (wahlweise 400 g aus Dose oder Glas) • 2 Knoblauchzehen • 2 EL Limettensaft • 2 EL Olivenöl • 2 EL Wasser • 1 TL Paprikapulver, edelsüß • 1 Bund Petersilie, frisch • Salz • Cayennepfeffer

- Getrocknete Kidneybohnen in Wasser über Nacht einweichen. Am nächsten Tag abgießen und unter fließendem Wasser abspülen, abtropfen lassen. Nach Packungsanleitung kochen. Alternativ die Bohnen aus Glas oder Dose abgießen, abtropfen lassen.

- Alle Zutaten in einen Mixer geben und auf höchster Stufe oder pulsierend ½ Min. mixen. Bei Bedarf den Mixer mehrmals stoppen und den Dip von den Seiten herunterschieben. Mixen, bis die Masse eine cremige Konsistenz hat.

Nährwerte:
240 kcal • 9 g P • 27 g KH • 11 g F • 11 g Ba

Bresaola-Säckchen to go

» GutBalance-Aspekt: Rucola bringt gesunde Schwefelverbindungen mit, die Pinienkerne hochwertige Fettsäuren und Sitosterol. Bei Verzicht auf Brot ist so ein Päckchen ein gesunder Snack für den gesamten Darm.

GF, LF
8 Portionen
15 Min.

50 g Pinienkerne • 50 g Rucola, frisch • 40 g Parmesan • weißer Pfeffer aus der Mühle • 2 TL Apfelessig • 250 g Bresaola oder Bündnerfleisch (alternativ 8 dünne Scheiben getrockneter Rindersaftschinken) • einige Halme frischer Schnittlauch

- Pinienkerne ohne Fett in einer Pfanne anrösten. Abkühlen lassen und grob hacken. Rucola fein schneiden, Parmesan hobeln, mit Kernen und Rucola vermengen, pfeffern. Essig unterheben.

- Bresaola-Scheiben auslegen, die Masse mittig aufsetzen, Ränder seitlich hochziehen. Schnittlauchhalme kurz blanchieren, abschrecken. Schinken mit den Halmen zu Säckchen zubinden.

Nährwerte:
105 kcal • 13 g P • 1 g KH • 5 g F • 5 g Ba

» Bresaola-Säckchen to go

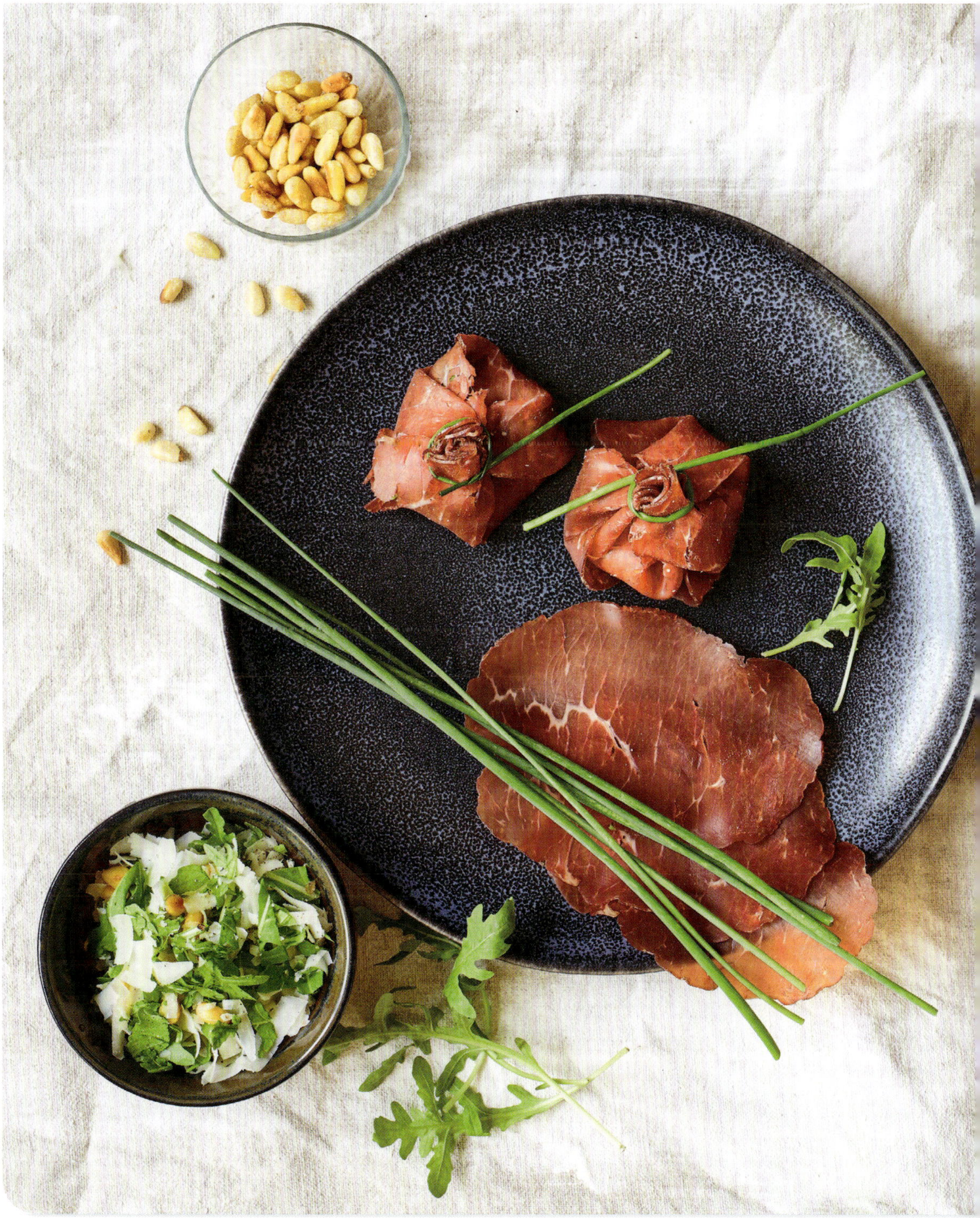

Falafel

» GutBalance-Aspekt: Die orientalischen Kugeln enthalten als Hauptbestandteil die darmgesunde Kichererbse, statt Schrot und Mehl, und antidiabetisch wirksame Gewürze. Wenn es schneller gehen soll, darf es auch die Bio-Falafel-Fertigmischung sein.

GF, LF
4 Portionen
25 Min. + 15 Min. Kochzeit

150 g Kichererbsen (getrocknet) • 1 Zwiebel • 1 Knoblauchzehe • 1 Bund Petersilie oder Koriander • 50 g Reismehl • 1 TL Salz • 1 TL Kreuzkümmel • 1 TL geriebener Ingwer • Chiliflocken • 2 TL Ghee

- Kichererbsen im Blitzhacker oder Mixer zu Mehl vermahlen. Zwiebel und Knoblauchzehe schälen und würfeln. Kräuter fein hacken oder ebenfalls im Blitzhacker zerkleinern.

- Alle Zutaten (bis auf das Ghee) vermengen. Mit 250 ml kochendem Wasser übergießen, durchrühren, 20 Min. quellen lassen. Falls der Teig noch nicht formbar ist, etwas Wasser nachgießen und einrühren.

- Mit nassen Händen aus der Masse 12 Kugeln formen. Ghee in einer Pfanne erhitzen. Die Falafel von allen Seiten anbraten, ggf. leicht flach drücken.

Nährwerte:
335 kcal • 13 g P • 32 g KH • 18 g F • 8 g Ba

Fernsehabend-Snack

» GutBalance funktioniert am besten mit 16:8-Intervallfasten. Das heißt, wer z. B. um 10 Uhr frühstückt, hat nach 18 Uhr und für den Fernsehabend nichts mehr »frei«. Gelegentliche Ausreißer wird es vielleicht geben, dafür gibt es präbiotische Möglichkeiten.

GF, LF
1 Portion
25 Min.

75g Kichererbsen (Glas) • etwas Olivenöl • Kitchari

- Kichererbsen abtropfen lassen. Dann 15 Min. im Backofen bei 200 Grad garen.

- Anschließend in wenig Olivenöl und Kitchari wälzen.

Nährwerte:
120 kcal • 5 g P • 15 g KH • 5 g F • 5 g Ba

Tipp: In orientalischen Feinkostgeschäften sind preiswerte Mischungen aus ohne Fett gerösteten und teils gepufften Hülsenfrüchten erhältlich.

» Falafel

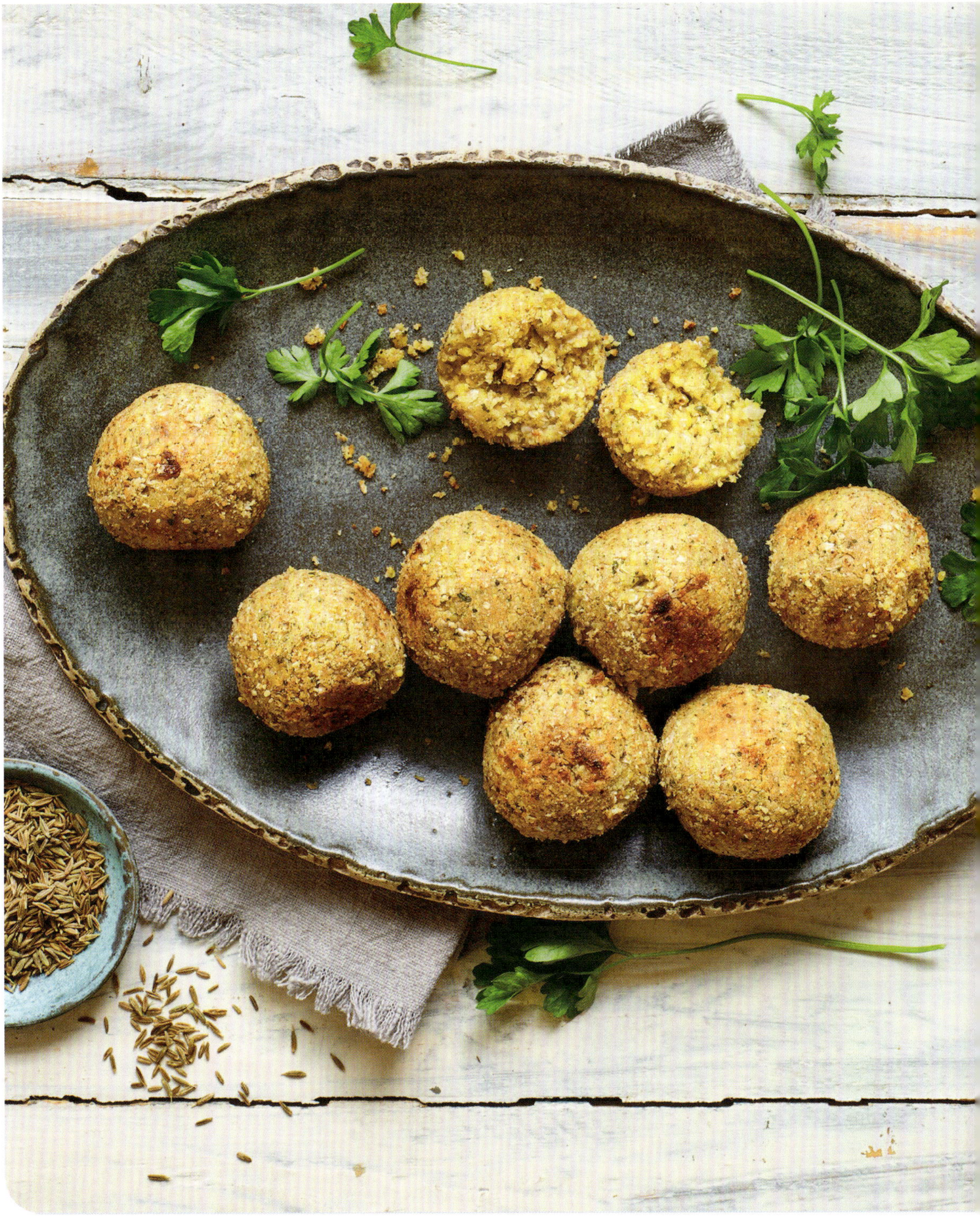

HAUPTGERICHTE

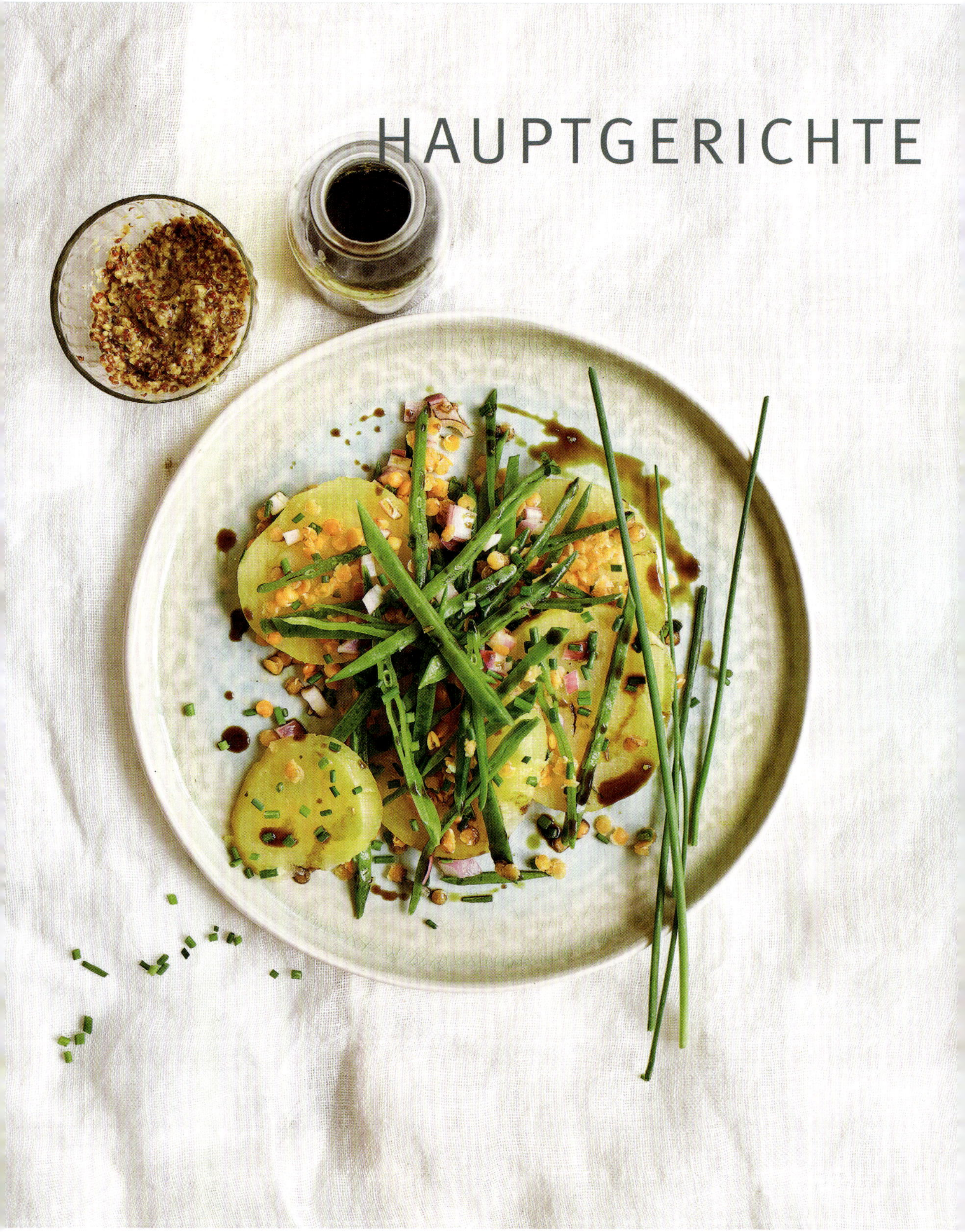

Schneller warmer Kartoffelsalat

» GutBalance-Aspekt: Linsen und abgekühlte Kartoffeln sind eine Traum-Kombination für die Entwicklung der Darmbakterien.

GF, LF

1 Portion

30 Min. + 40 Min. Kochzeit

200 g Kartoffeln, festkochend • 2 EL rote Express-Linsen • 1 Zwiebel • 100 ml Bio-Gemüsebrühe • 1 TL Senf • 1 Bund Schnittlauch • 30 g Zuckerschoten • 3 EL Apfelessig • 4 EL Olivenöl • 1 EL Kürbiskernöl • Pfeffer, frisch gemahlen

- Kartoffeln 35–40 Min. kochen, warm pellen. In der Zwischenzeit Linsen in kaltem Wasser waschen, bis es klar bleibt. Dann in einem Topf mit kaltem Wasser zum Kochen bringen. 10 Min. ohne Deckel köcheln lassen, abseihen.

- Zwiebel fein würfeln. Brühe aufkochen, Zwiebel und Senf hinzufügen, 2 Min. ziehen lassen, vom Herd nehmen.

- Schnittlauch zu Röllchen schneiden. Zuckerschoten in feine Streifen schneiden. Lauwarme Kartoffeln in 3 mm dicke Scheiben schneiden. Essig zur Brühe geben. Erst Schnittlauch und Schoten, dann Kartoffeln und Linsen unterheben. 30 Min. ziehen lassen. Öle untermengen, pfeffern, ggf. nachwürzen und lauwarm servieren.

Nährwerte:

440 kcal • 9 g P • 35 g KH • 22 g F • 4 g Ba

Kürbis-Cremesuppe

» GutBalance-Aspekt: Das Kürbisfleisch und die Maroni sind präbiotisch, die Gewürze wirken antidiabetisch.

GF, aLF
2 Portionen
15 Min. + 30 Min. Kochzeit

80 g Kartoffeln • 1 Zwiebel, gewürfelt • 250 g Kürbis, Butternut • ½ Bund Petersilie • 75 g Maroni, gekocht, vakuumiert • 1 TL Ghee • ½ l Gemüsebrühe • 100 g saure Sahne (aLF: Soja crème) • Salz • Pfeffer • Schale von ½ Zitrone • ½ EL Reissirup • Muskat

- Kartoffeln und Zwiebel in grobe Würfel schneiden. Kürbis schälen, entkernen, in grobe Würfel schneiden. Petersilie fein hacken. Maronen grob zerkleinern.

- Topf erhitzen, die Hälfte des Ghees darin heiß werden lassen. Zwiebel anschwitzen. Kartoffeln und Kürbis zugeben, kurz mitbraten. Mit der Brühe ablöschen. Aufkochen und 25 Min. bei reduzierter Hitze köcheln lassen.

- Suppe im Topf pürieren. Das restliche Ghee in die Pfanne geben und die Maronenstücke darin anrösten.

- Die saure Sahne und ¾ der Petersilie in die Suppe geben. Mit Salz, Pfeffer, Zitronenschale, Reissirup und Muskat abschmecken. Auf zwei Tellern verteilen, Maronenstücke und Petersilie darübergeben.

Nährwerte:
170 kcal • 3 g P • 9 g KH • 4 g F • 3 g Ba

Thai-Tomatensuppe

» GutBalance-Aspekt: Lycopin, das Antioxidans in Tomaten, ist nur im gegarten Zustand bioverfügbar. Ingwer und die Gewürze der roten Currypaste wirken antidiabetisch.

GF, LF
2 Portionen
15 Min.

100 g Cocktailtomaten • 2 Knoblauchzehen • ½ cm Ingwer • 1 TL Sesamöl • 1 TL rote Currypaste (Thai-Curry) • 3 EL Tomatenmark • ggf. 1 Spritzer Fischsauce • 1 Dose geschälte Tomaten • 300 ml Kokosmilch, ungesüßt • 1 EL Cashewkerne • Salz • Pfeffer • Kreuzkümmel

- Die Cocktailtomaten halbieren. Knoblauch und Ingwer schälen und fein hacken.

- Sesamöl in einem Topf erhitzen. Die Tomatenhälften hinzugeben und kurz anbraten. Knoblauch, Ingwer, Currypaste und Tomatenmark hinzufügen und unter Rühren 2 Min. scharf anbraten. 1 EL der Masse entnehmen. Mit Fischsauce und Dosentomaten ablöschen. Kokosmilch angießen, aufkochen lassen.

- Cashewkerne grob hacken und in einer Pfanne ohne Öl 2 Min. anrösten. Die Suppe im Topf pürieren. Entnommene Tomatenmasse zurück in die Suppe geben. Mit Salz, Pfeffer und Kreuzkümmel würzen und mit den Cashewkernen bestreut servieren.

Nährwerte:
305 kcal • 6 g P • 12 g KH • 27 g F • 3 g Ba

» Thai-Tomatensuppe

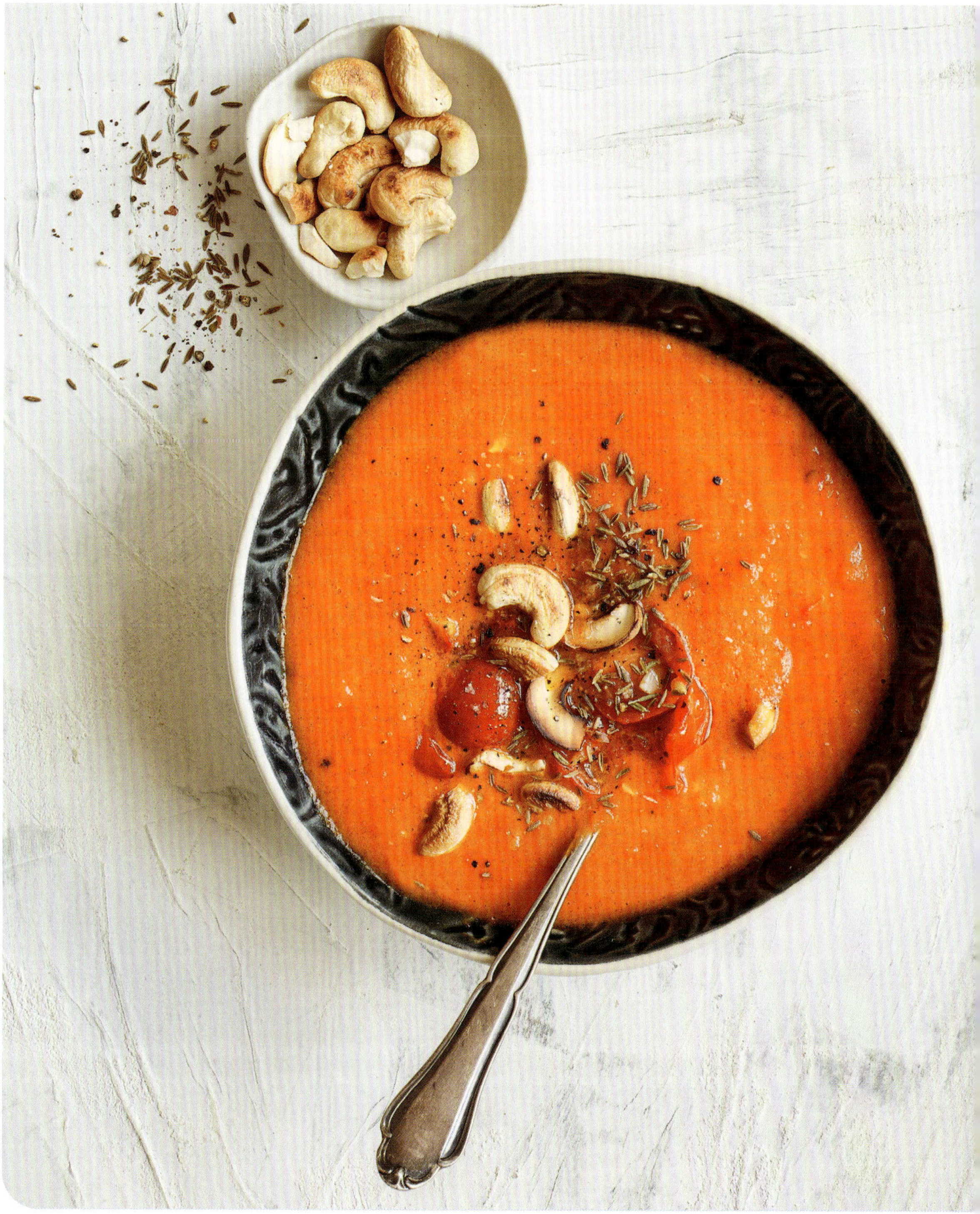

Reis-Superbowl to go

» GutBalance-Aspekt: Mais, Sesam, Hanfsamen und Naturreis sind präbiotische Feinkost für die Darmbakterien. Die Avocado bringt gute Fettsäuren mit. Die Reismenge lässt sich auch vervierfachen für eine ganze Arbeitswoche schneller Reis-Superbowl-Variationen.

GF, LF
1 Portion
⏲ 45 Min. + ggf. 1 Nacht

50 g Naturreis • 1 Karotte • 50 g Mais (Glas/Dose) • ½ Avocado • 25 g Rucola, junge Blätter • 2 EL Olivenöl • 2 EL Zitronensaft • 1 TL Ahornsirup • 1 EL Oliven • 1 TL Sesam • 1 Schraubglas (ca. 500 ml) mit weitem Hals

- Reis nach Packungsanleitung kochen.
- Karotte abbürsten, raspeln oder in feine Streifen hobeln. Mais in einem Sieb abspülen, abtropfen lassen. Avocado schälen, Fruchtfleisch in feine Spalten schneiden.
- Rucola waschen und trocken schütteln. Olivenöl, Zitronensaft und Ahornsirup zu einem Dressing vermischen.
- Naturreis mit Rucola, Karotte, Mais, Avocado, Oliven und dem Dressing vermengen. In das Schraubglas füllen, mit Sesam bestreuen.
- Bis zum nächsten Tag im Kühlschrank lagern.

Nährwerte:
765 kcal • 9 g P • 47 g KH • 56 g F • 8 g Ba

Lachs-Omelett mit Brokkoli

» GutBalance-Aspekt: Brokkoli hilft dem Körper bei der Entgiftung in Phase 2 (Seite 237), die Frühlingszwiebeln liefern zusätzliche Schwefelverbindungen, der Lachs Omega-3-Fettsäuren, das Olivenöl Polyphenole.

GF, LF
1 Portion
⏲ 15 Min.

200 g Brokkoli, frisch, in Röschen • Salz • 30 g Olivenöl • 2 Frühlingszwiebeln • 100 g Räucherlachs • 1 Ei • Muskat • Pfeffer

- Brokkoli-Röschen in wenig leicht gesalzenem Wasser in einem kleinen Topf 5 Min. dünsten. Abtropfen lassen.
- Olivenöl in der Pfanne erhitzen. Frühlingszwiebeln in Ringe schneiden. Einen Teil zurückbehalten, die restlichen Ringe in der Pfanne glasig dünsten.
- Räucherlachs zerpflücken und mit dem Brokkoli in die Pfanne geben.
- Ei in einer Schüssel aufschlagen, verquirlen und würzen. Die Rühreimasse mit in die Pfanne geben. Deckel aufsetzen, Hitze reduzieren, stocken lassen. Wenden und weiterbraten. Im Ganzen auf einen Teller gleiten lassen. Mit den restlichen Zwiebelröllchen garnieren.

Nährwerte:
380 kcal • 25 g P • 4 g KH • 30 g F • 5 g Ba

» Reis-Superbowl to go

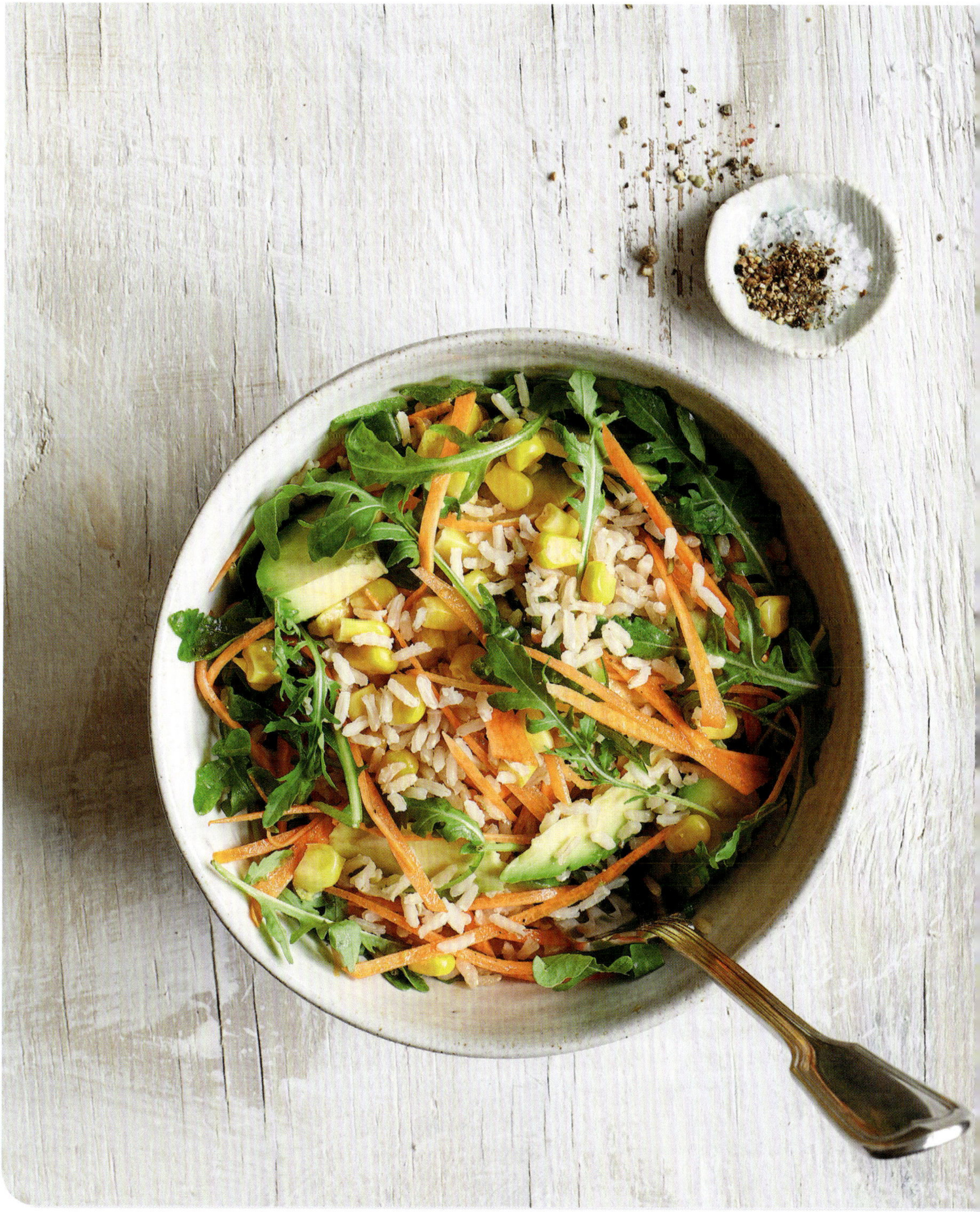

Roter Reis mit Süßkartoffel-Curry

» GutBalance-Aspekt: Der rote Reis ist besonders kaliumreich, hilft bei regelmäßigem Verzehr, den Cholesterinspiegel zu senken, und begünstigt die Ansiedlung neuer gesundheitsfördernder Darmbakterien. Süßkartoffeln fördern eine gesunde Darmschleimhaut. Die Gewürze wirken antidiabetisch.

GF, LF
2 Portionen
10 Min. + 30 Min. Garzeit

- 125 g roter Reis (Naturkostladen)
- 4 EL Naturjoghurt
- 1 Chilischote
- 1 Knoblauchzehe
- 1 cm Ingwer, frisch
- 1 Zweig frische Minze
- 200 g Süßkartoffeln
- 1 Zwiebel, rot
- 1 TL Koriandersamen, gemahlen
- 1 TL Kreuzkümmel (Cumin), ganz
- 1 TL Zimtpulver
- 1 EL Fenchelsamen
- alternativ für die 4 Gewürze 1 EL Ras-el-Hanout (Seite 237)
- 1 EL Ghee (wahlweise Kokosöl)
- 1 Tasse Kokosmilch
- 1 Tasse Wasser
- Salz
- 2 EL Walnüsse

- Den roten Reis nach Anleitung kochen. Joghurt aus der Kühlung nehmen.
- Während der Reis kocht, die Chilischote entkernen. Chili, Knoblauch, Ingwer und den Stiel der Minze fein hacken.
- Süßkartoffeln schälen und in 2 × 2 cm große Würfel schneiden.
- Zwiebel achteln, Gewürze mörsern.
- Ghee in einer Pfanne mit hohem Rand erhitzen, Gewürze einige Sekunden anrösten. Ingwer, Knoblauch, Minze, Zwiebelspalten und Chili zugeben, 1 Min. scharf anbraten. Süßkartoffeln und Kokosmilch zugeben, kurz anbraten. 1 Tasse Wasser zugeben. Im geschlossenen Topf 20 Min. köcheln lassen. Am Ende der Garzeit salzen.
- In der Zwischenzeit die Nüsse grob hacken. Reis und Süßkartoffelcurry nebeneinander mit 2 EL Joghurt auf dem Teller anrichten, mit Minzeblättchen und Nüssen überziehen.

Nährwerte:
600 kcal • 15 g P • 105 g KH • 15 g F • 8 g Ba

Shakshuka

» GutBalance-Aspekt: Besonders darmgesund wird unsere Variante durch jede Menge frische Kräuter. Die Shakshuka ist die israelische Schwester der mediterranen Gemüsepfanne. Eier, Zwiebeln und Tomatenmark sind die Grundzutaten, alles Weitere ist kreativer Spielraum.

GF, LF
3 Portionen
15 Min. + 25 Min. Kochzeit

- 1 Zwiebel
- 1 Knoblauchzehe
- 3 Frühlingszwiebeln
- 2 EL Olivenöl
- Kreuzkümmel
- 3 EL Tomatenmark
- 1 rote Paprikaschote
- 1 kl. Bund glatte Petersilie
- 1 kl. Bund Koriander
- 1 Zweig Rosmarin
- 180 g Kirschtomaten, geschält, ggf. Dose
- Paprikapulver, edelsüß
- Cayennepfeffer
- Salz
- Pfeffer
- 1 Prise Zucker
- 3 Eier

- Zwiebel und Knoblauch schälen und fein hacken, Frühlingszwiebeln in Röllchen schneiden, etwas vom Grün beiseitelegen.

- Das Olivenöl in einer Pfanne erhitzen und darin Zwiebeln, Frühlingszwiebeln, Knoblauch und Kreuzkümmel anbraten. Tomatenmark kurz mitrösten.

- Rote Paprika waschen, entkernen, klein würfeln. Mit in die Pfanne geben. Die Kräuter waschen und fein hacken. Die gehackten Stiele mit in die Pfanne geben.

- Tomaten hinzufügen. Mit Paprikapulver, Cayennepfeffer, Salz, Pfeffer und Zucker würzen. Etwa 15 Min. köcheln lassen – die Tomaten sollten nicht zerfallen.

- Mit der Rundung eines Saucenlöffels drei Mulden in das Gemüse drücken. Eier in einer Tasse verquirlen und in die Mulden gießen. Mit einer Gabel auflockern und 4 Min. stocken lassen. Mit der restlichen Petersilie, Koriander und Frühlingszwiebelgrün bestreuen. Im Topf servieren.

Das passt dazu: 1 Scheibe Dinkelbrot, ein Klecks Hummus.

Nährwerte:
175 kcal • 8 g P • 6 g KH • 11 g F • 4 g Ba

Kohlrabi-Knusperschnitten

» GutBalance-Aspekt: hervorragendes Verhältnis der Makronährstoffe zueinander. Der Blutzucker steigt nur sacht. Kohlrabi enthält wertvolle Schwefelverbindungen, die feine Möhren-Kartoffel-Hülle ist eine darmgesunde Panade.

LF, aGF
2 Portionen
10 Min. + 20 Min. Garzeit

- 1 Knolle Kohlrabi
- Salz
- 1 Kartoffel
- 2 Möhren (z. B. violette »Purple Haze«)
- 1 Ei
- Pfeffer
- 20 g Mehl (aGF: glutenfreies Mehl, z. B. von Hammermühle)
- Olivenöl zum Braten

● Kohlrabi schälen und in 1 cm dicke Scheiben schneiden. Wasser in einem Topf mittlerer Größe aufkochen, salzen. Scheiben hineinlegen und 6 Min. kochen. Abtropfen lassen und mit Küchenpapier trocknen.

● Währenddessen die Kartoffel schälen und die Möhren waschen. Beides fein reiben. Kartoffelfasern leicht ausdrücken. Beides vermengen, die Masse auf eine Untertasse geben. Ei verquirlen, kräftig mit Salz und Pfeffer würzen und in ein Schälchen geben. Mehl in ein weiteres Schälchen geben.

● Abgetrocknete Kohlrabi-Scheiben erst in Mehl wenden, dann in Ei, abschließend in den Fasern. In einer Pfanne in wenig heißem Öl beidseitig je 2 Min. ausbacken.

Das passt dazu: Gebratene Hähnchenbruststreifen (im restlichen Ei und Mehl gewendet); Reis, ggf. vom Vortag. Als Sauce 1 EL milder Ajvar aus dem Glas oder 1 EL Schafsmilchjoghurt.

Nährwerte:
270 kcal • 6 g P • 13 g KH • 13 g F • 4 g Ba

Wirsing-Pie

» GutBalance-Aspekt: Wirsing wirkt auf die saccharolytische Mikrobiota wie ein Zaubermittel. Er hilft dabei, unerwünschte Keime loszuwerden. Vorsicht, sehr gehaltvolle Speise: Sparen Sie, wenn möglich, an der Sojasahne.

GF
2 Portionen
20 Min. + 40 Min. Backzeit

- ½ Kopf Wirsing (ca. 500 g)
- 2 kleine Schalotten
- 1 Knoblauchzehe
- 50 g Pinienkerne
- 1 EL Kokosöl
- 1 EL glutenfreies Mehl
- 200 ml Gemüsebrühe glutenfrei
- 200 ml Soja-Cuisine
- 1 Limette
- Pfeffer
- Salz
- 1 TL Pflaumenmus
- 400 g Pellkartoffeln vom Vortag
- 30 g Parmesankäse
- 150 ml Haferdrink
- 1 TL Butter
- Muskatnuss

● Backofen auf 200 Grad vorheizen. Wirsing vierteln, den Strunk schräg herausschneiden. Viertel in 1 cm breite Streifen schneiden. Pfanne erhitzen. Schalotten würfeln, Knoblauch hacken. Pinienkerne in einer Pfanne ohne Fett anrösten, entnehmen.

● Schalotten und Knoblauch kurz in Kokosöl andünsten. Wirsing zugeben, mit Mehl bestäuben, kurz anschwitzen. Mit Brühe ablöschen, Soja Cuisine und Pflaumenmus einrühren. Von der Limette 1 TL Zesten abnehmen, hacken, zum Wirsing geben. Limette auspressen, den Saft zum Wirsing geben. ¾ der Pinienkerne untermischen. Pfeffern, salzen. Alles in eine gefettete Auflaufform geben. 20 Min backen.

● Die Kartoffeln pellen, mit Haferdrink erwärmen und behutsam stampfen. Parmesan und ½ TL Butter unterrühren, mit Muskatnuss würzen. Auf dem Wirsing verteilen. Die verbliebene Butter würfeln und die Pinienkerne darüberstreuen. Erneut 20 Min. backen.

Nährwerte:
625 kcal, 15 g P, 21 g KH, 45 g F, 11 g Ba

Hähnchenbrust indisch

» GutBalance-Aspekt: mit Hülsenfrüchten, Reis und antidiabetischen Gewürzen perfekt für die Darmbakterien.

GF, aLF
1 Portion
8 h Einweichzeit + 10 Min. Vorbereitung + 40 Min. Kochzeit

40 g rote Linsen • 40 g Kichererbsen • 25 g Basmati-Reis • 1 TL Kitchari • Salz • 1 TL Ghee zum Braten • 1 TL Sojasauce • 80 g Hähnchenbrustfilet • 1 EL gehackte Kräuter, z. B. Kerbel • 25 g Joghurt, 1,5 % Fett (aLF: neutrales Soja-Dessert oder Hummus)

- Linsen und Kichererbsen über Nacht getrennt einweichen. Am nächsten Tag abgießen, abspülen, abtropfen lassen. Die Kichererbsen im geschlossenen Topf in dreifacher Menge Wasser ohne Salz zum Kochen bringen. Im halboffenen Topf auf kleiner Flamme 30 Min. köcheln lassen.

- Reis, Linsen und die Hälfte des Kitchari zu den Kichererbsen zugeben, mitkochen lassen. Nach 5 Min. salzen. Weitere 15 Min. kochen, ggf. etwas Wasser nachgießen. Währenddessen Pfanne mit Ghee erhitzen. Sojasauce mit dem restlichen Kitchari vermengen, das Fleisch damit einpinseln, von beiden Seiten ca. 5 Min. braten. Reis-Kichererbsen-Linsen-Mischung ausquellen lassen, Kräuter unterheben. Mit dem Fleisch anrichten, dazu ein Klecks Joghurt.

Nährwerte:
420 kcal • 40 g P • 34 g KH • 11 g F • 4 g Ba

Entenbrust im Sesam-Mantel

» GutBalance-Aspekt: Entenbrust liefert hochwertiges Protein, der Sesam wertvolle Fettsäuren und Lignane (die aufgrund ihrer hormonmodulierenden Wirkung Kreislauf, Prostata und Ovarien schützen und die Schlafqualität verbessern). Das Ghee liefert Buttersäure für eine gesunde Darmschleimhaut.

GF, LF
4 Portionen
10 Min. + 5 Min. Kochzeit

400 g Entenbrust ohne Haut • Salz • 2 EL Sesam • 1 TL Ghee • Pfeffer • ½ Bund frische Petersilie (alternativ TK)

- Entenbrust in 1 cm dicke Scheiben aufschneiden. Salzen und in Sesam wenden.

- Pfanne erhitzen, Ghee hinzufügen. Fleisch im heißen Ghee von beiden Seiten 4 Min. scharf anbraten, pfeffern.

- Petersilie grob hacken, in den letzten Sekunden der Garzeit zufügen.

Das passt dazu: 1 EL Naturjoghurt, auch mal aus Schafs- oder Ziegenmilch, ein bunter Blattsalat und/oder eine Gemüsepfanne.

Nährwerte:
190 kcal • 22 g P • 0 g KH • 11 g F • 0 g Ba

» Entenbrust im Sesam-Mantel

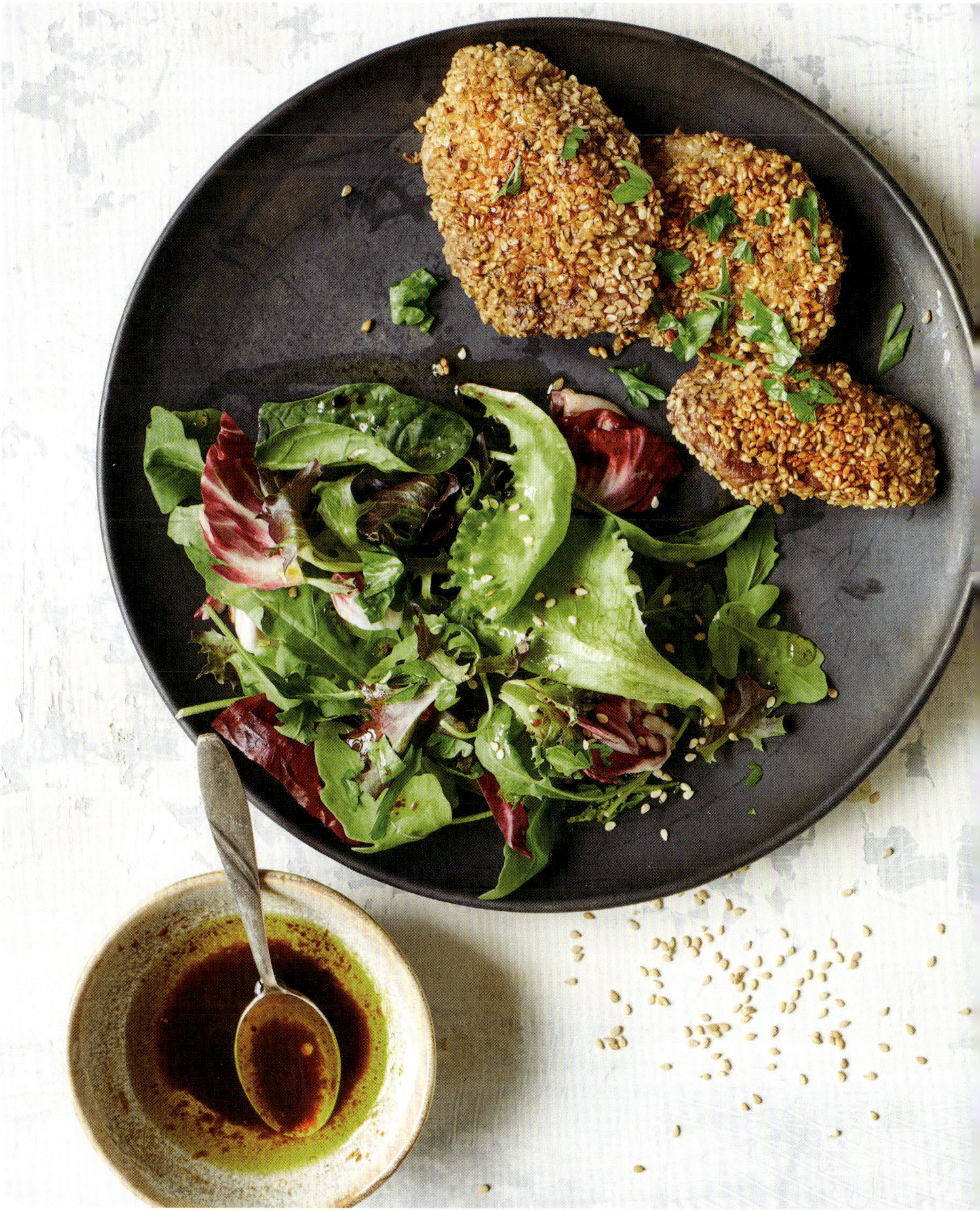

Waldpilzragout auf Linsen

» GutBalance-Aspekt: Pilze gehören zu den bedeutendsten Quellen für immunmodulierende Beta-Glucane und weitere Polysaccharide, die indirekt antidiabetisch wirksam sind. Variieren Sie mit Shiitake, Austernseitling, Kräuterseitling, Pfifferlingen.

GF, aLF
4 Portionen
15 Min. + 20 Min. Kochzeit

200 g rote Linsen (Express-Linsen) • 2 TL Ghee • 200 g Schalotten (alternativ Küchenzwiebeln) • 1 kg frische Pilze, gemischt • 150 ml Federweißer • 10 g Thymian, frisch • 10 g Rosmarin, frisch • Salz • Pfeffer • Paprikapulver, edelsüß • 150 g saure Sahne (aLF: Soja Cuisine)

• Linsen nach Packungsanleitung garen. Parallel dazu Pfanne erhitzen, Ghee darin schmelzen. Schalotten würfeln und im heißen Fett kurz andünsten.

• Pilze möglichst trocken säubern, in Streifen schneiden, hinzufügen und 3 Min. unter behutsamem Wenden mitdünsten. Mit Federweißem ablöschen, bei kleiner Hitze abgedeckt 10 Min. köcheln lassen. Kräuter hacken, dazugeben. Salzen, pfeffern.

• Pilze abseihen. Den Sud in einem kleinen Topf etwas einreduzieren. Mit Paprikapulver würzen, saure Sahne zufügen, kurz aufkochen. Pilze hineinlegen. Linsen auf die Teller geben, die Pilze darauf anrichten.

Nährwerte:
315 kcal • 4 g P • 11 g KH • 21 g F • 9 g Ba

Dorade aus dem Backofen

» GutBalance-Aspekt: Die Dorade ist reich an mehrfach ungesättigten Fettsäuren und enthält besonders hochwertiges Protein. Präbiotische und polyphenolreiche Gemüse begleiten den Fisch.

GF, LF
2 Portionen
15 Min. + 20 Min. Backzeit

1 Fenchelknolle • 1 kl. Aubergine • 1 kl. Zucchino • Pfeffer • Salz • 4 EL Olivenöl • 1 Zitrone • 2 gr. Doraden à 450 g, küchenfertig • 1 Bund frische Kräuter

• Backofen auf 225 Grad vorheizen. Fenchel in feine Streifen, Aubergine und Zucchino in Scheiben schneiden. In einer Schüssel mit Olivenöl vermengen, salzen und pfeffern.

• Backblech mit Backpapier auslegen, das Gemüse darauf verteilen, 10 Min. backen.

• Zitrone halbieren. Eine Hälfte auspressen, die andere Hälfte in dünne Scheiben schneiden. Die Doraden unter fließendem Wasser innen und außen waschen und mit Zitronensaft benetzen, pfeffern und salzen. Pro Fisch die Hälfte der Kräuter und Zitronenscheiben einlegen.

• Fische mit dem in der Gemüse-Schüssel verbliebenen Öl bepinseln. Auf das vorgegarte Gemüse legen, 20 Min. backen.

Nährwerte:
580 kcal • 84 g P • 15 g KH • 14 g F • 12 g Ba

» Dorade aus dem Backofen

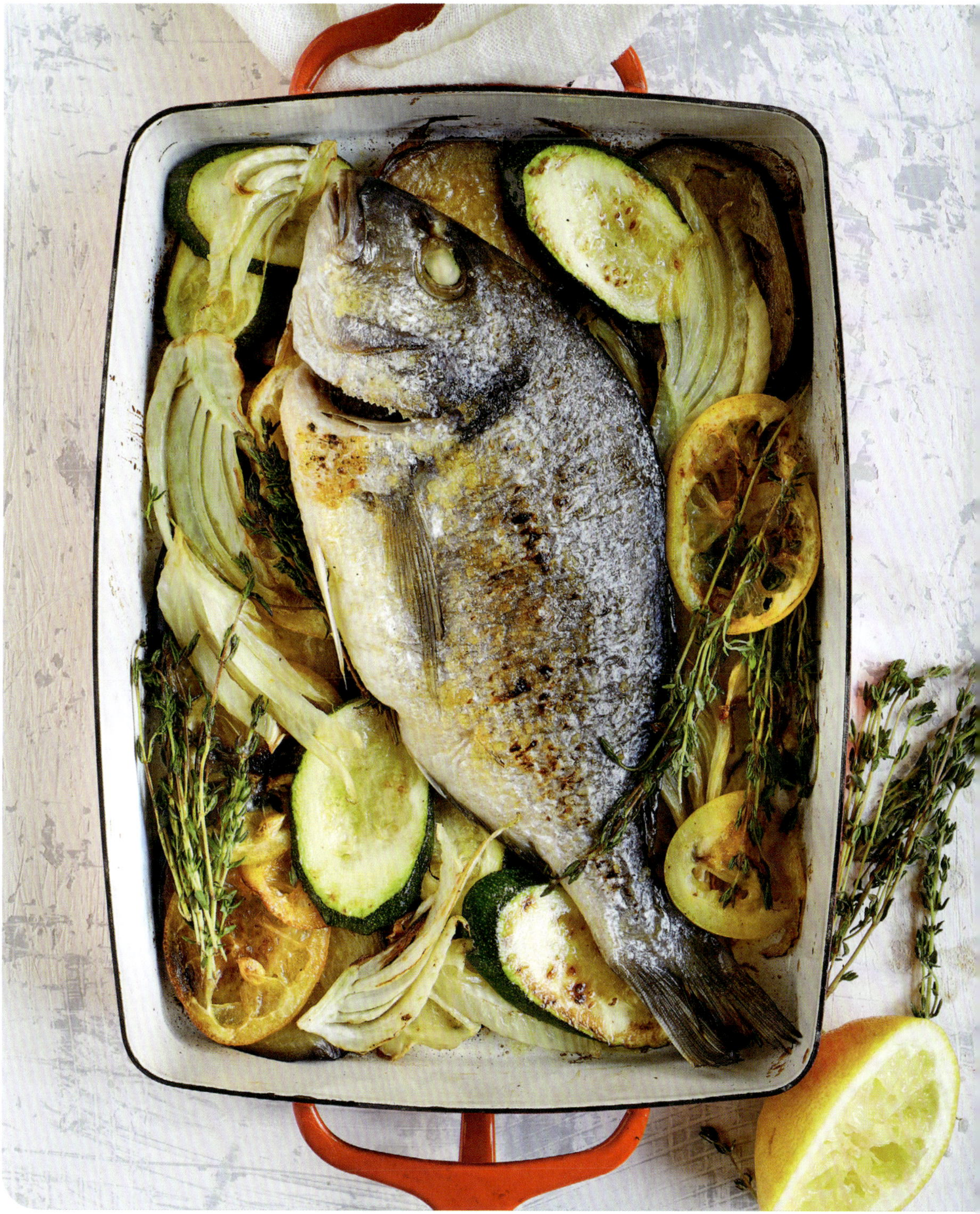

Rosenkohl-Linsen-Süppchen

» GutBalance-Aspekt: sättigt anhaltend. Mung-Dal-Linsen fördern das Bakterienmiteinander im Darm. Radicchio hilft Leber und Galle. Ingwer und Kardamom sind antidiabetisch wirksame Gewürze. Rosenkohl enthält den in vielerlei Hinsicht wertvollen Pflanzenstoff Sulforaphan, die Linsen punkten mit komplexen Kohlenhydraten als Futter für die Bifidobakterien im Darm.

GF, LF, vegan
2 Portionen
8 h Einweichzeit + 20 Min. Kochzeit

- 80 g Mung Dal Dhuli (wahlweise grüne Linsen)
- 2 Kapseln grüner Kardamom
- 1 Chilischote
- 1 Knoblauchzehe
- 1 cm Ingwer, frisch
- 1 Schalotte
- 150 g Rosenkohl
- 1 EL Sesam
- 2 EL Olivenöl
- ½ l Gemüsebrühe, bio, hefefrei
- 1 Zimtstange
- ½ Kopf Radicchio
- 2 EL Balsamessig
- Salz
- Pfeffer
- 1 EL Kürbiskernöl

● Die Linsen über Nacht einweichen. Einweichwasser abgießen, Linsen abbrausen. Wasser ohne Salz aufsetzen, Linsen nach Packungsanleitung garen.

● Kardamom in etwas Wasser einweichen, z. B. in einem Eierbecher. Chilischote entkernen. Chili, Knoblauch und Ingwer fein hacken. Schalotte schälen, fein würfeln.

● Rosenkohl putzen, 2 der Röschen in einzelne Blätter zerlegen. Die anderen Röschen halbieren.

● Sesam ohne Fett in einer Pfanne mit hohem Rand anrösten, entnehmen. Olivenöl in der Pfanne erhitzen, Knoblauch, Ingwer, Chili und Schalotten darin andünsten. Rosenkohl-Hälften zugeben, 3 Min. unter vorsichtigem Wenden braten. Brühe angießen.

● Zimtstange in 3 Stücke zerbrechen. Die Kardamomsamen aus den eingeweichten Kapseln herausdrücken, mit den Zimtstücken in ein Gewürzsäckchen oder in einen Papier-Teebeutel legen, mit in die Brühe geben. Aufkochen, 15 Min. bei kleiner Flamme garen lassen.

● In der Zwischenzeit den Radicchio putzen und in schmale Streifen schneiden. Gegen Ende der Garzeit Kohlblättchen und Linsen mit in die Suppe geben, kurz aufkochen lassen. Mit Balsamessig, Salz und Pfeffer würzen, anrichten. Auf dem Teller mit Kernöl beträufeln und mit Radicchio-Streifen belegen.

Nährwerte:
270 kcal • 10 g P • 14 g KH • 17 g F • 10 g Ba

Lamm-Krautwickel

» GutBalance-Aspekt: Kohlgemüse enthält wertvolles Sulforaphan, der Reis liefert resistente Stärke, die der Darmschleimhaut hilft. Das Lamm-Hack bringt Wohlgefühl in den Bauch.

GF, LF
2 Portionen
20 Min. + 20 Min. Kochzeit

- 4 Kohlblätter
- 2 TL Ghee (Butterschmalz)
- 1 Schalotte
- ½ Bund Petersilie
- 1 Möhre
- 1 Pastinake
- 2 Zwiebeln
- 1 Ei
- 100 g Lammhackfleisch
- Pfeffer
- Salz
- 300 g Reis, gekocht, vom Vortag
- 1 Bund glatte Petersilie
- 1 Prise Zimt
- 1 TL Zatarpulver oder Thymian, Oregano, Majoran, Bohnenkraut, Chili, Koriandersamen, Knoblauch und Chiliflocken
- 100 ml Gemüsesaft
- 1 EL Parmesan, gerieben

● Um die Kohlblätter leicht vom Kohlkopf zu lösen, ist es hilfreich, den gesamten Kopf mit einer Gabel im Strunk kopfüber für 1 Min. in kochendes Wasser zu halten. Pro Portion 2 Kohlblätter ablösen, 1 Min. blanchieren, abschrecken. Blätter nebeneinander auf einem Küchentuch ausbreiten und die Rippen mit einem Messer abflachen. Mit einem Wellholz über die Mitte rollen.

● Ghee in einer Pfanne erhitzen. Schalotte schälen, fein würfeln. Im heißen Fett anbraten.

● Petersilie waschen, hacken. Möhre und Pastinake abbürsten und fein würfeln. Zwiebeln schälen und klein schneiden.

● Ei verquirlen und mit dem rohen Hackfleisch vermengen. Pfeffern und salzen. Reis, Zwiebeln und Petersilie untermischen. Jeweils die Hälfte der Mischung auf ein Kohlblatt setzen. Blattseiten einschlagen, aufrollen, mit Schaschlikspießen fixieren.

● Krautwickel zurück in die Pfanne legen, mit Zimt bestäuben. Wurzelwürfel drumherumlegen. Bei mittlerer Hitze zuerst 3 Min. auf der Nahtseite braten, dann wenden und weitere 3 Min. braten. Wickel aus der Pfanne nehmen. Zatar oder die einzelnen Gewürze zugeben, kurz mitbraten. Den Bratensatz mit Gemüsesaft ablöschen, mit dem Stabmixer pürieren.

● Wickel nach Belieben mit Parmesan bestreuen und in der Pfanne servieren.

Nährwerte:
465 kcal • 22 g P • 46 g KH • 15 g F • 10 g Ba

Grünkohl

» GutBalance-Aspekt: Zwiebeln liefern Inulin, der Curry enthält antidiabetische Gewürze, der Grünkohl ist präbiotisch und punktet mit Antioxidanzien und viel Vitamin C.

GF, LF
2 Portionen
10 Min. + 35 Min. Kochzeit

1 rote Zwiebel • 2 EL Öl • 5 Kartoffeln • 1 EL Rinderbouillon, Instant, Glas • 300 g Grünkohl, frisch oder TK • 2 EL Currypulver • 1 TL Zimtpulver • Salz • Pfeffer

- Zwiebel klein schneiden und in heißem Öl glasig dünsten.
- Kartoffeln schälen, grob würfeln und im heißen Fett kurz anbraten. Aus dem Instant-Pulver nach Packungsangabe eine Rinderbrühe bereiten. So viel davon angießen, dass die Kartoffeln bedeckt sind.
- Grünkohl waschen, fein hacken und dazugeben. Aufkochen lassen. Curry und Zimt einrühren. 30 Min. auf kleiner Stufe im geschlossenen Topf kochen. Mit Salz und Pfeffer abschmecken.

Nährwerte:
180 kcal • 3 g P • 26 g KH • 1 g F • 10 g Ba

Mais-Spaghetti mit Wokgemüse

» GutBalance-Aspekt: Die Mais-Spaghetti sind glutenfrei und enthalten resistente Stärke, die die guten Darmbakterien nährt. Das Wokgemüse wird mit frischen Grünkohlblättchen ergänzt – aromatische Nährstoffbomben mit lebergesunden Schwefelverbindungen.

GF, LF, vegan
1 Portion
10 Min. + 10 Min. Kochzeit

50 g Mais-Spaghetti • 1 EL Olivenöl • 200 g Wok-Gemüse-Mischung (TK) • 2 EL Ajvar • Pfeffer • Salz • 1 Handvoll junge Grünkohlblätter • 1 TL gehobelter Parmesan

- Mais-Spaghetti nach Packungsanleitung kochen.
- Währenddessen das Wokgemüse 5 Min. unter Rühren in Olivenöl andünsten. Ajvar unterrühren, pfeffern und salzen.
- Grünkohlblättchen fein schneiden. Vor dem Anrichten unterheben.
- Mit Parmesan bestreuen.

Nährwerte:
500 kcal • 11 g P • 57 KH • 24 g F • 7 g Ba

» Mais-Spaghetti mit Wokgemüse

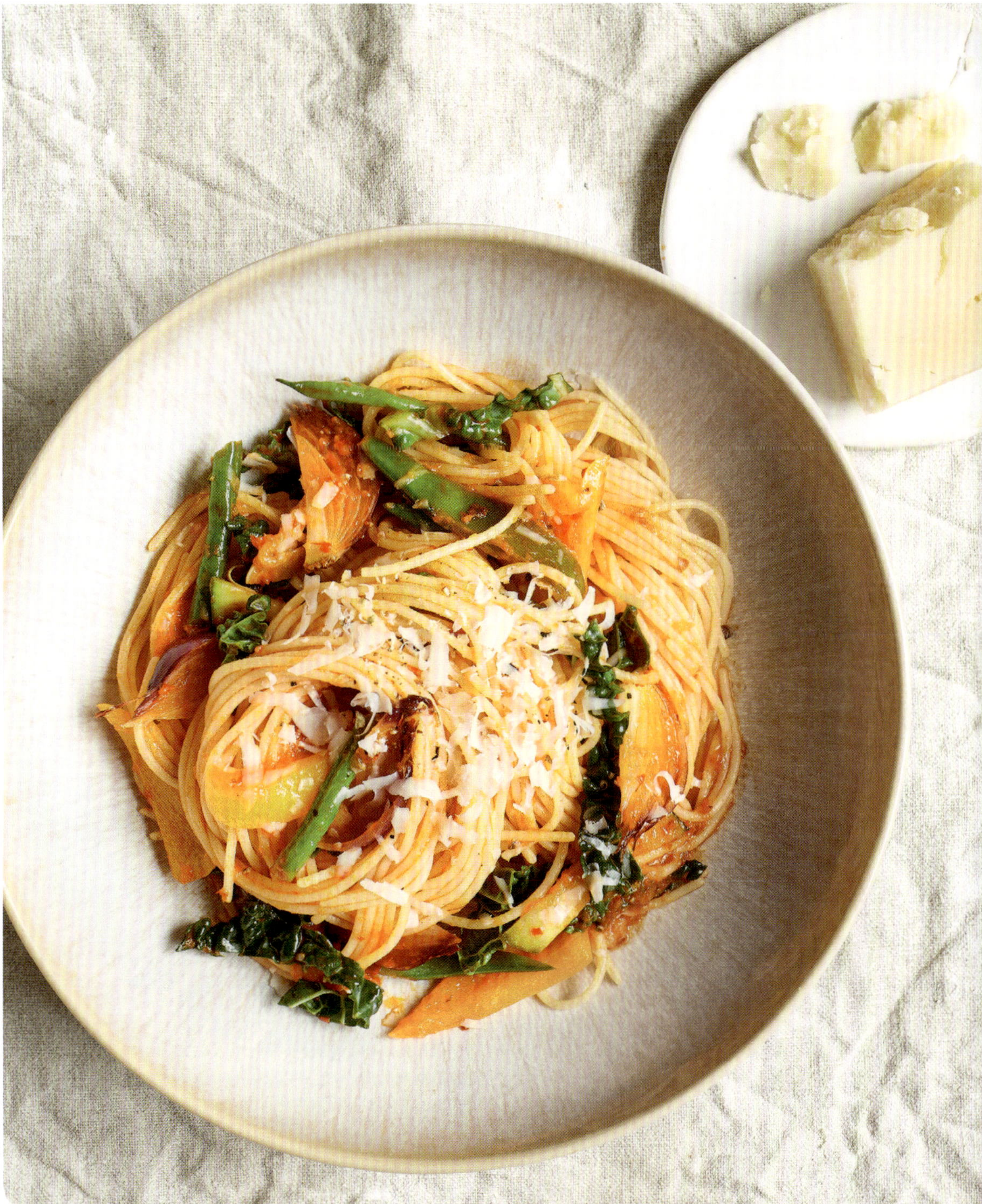

SÜSSES UND GEBÄCK

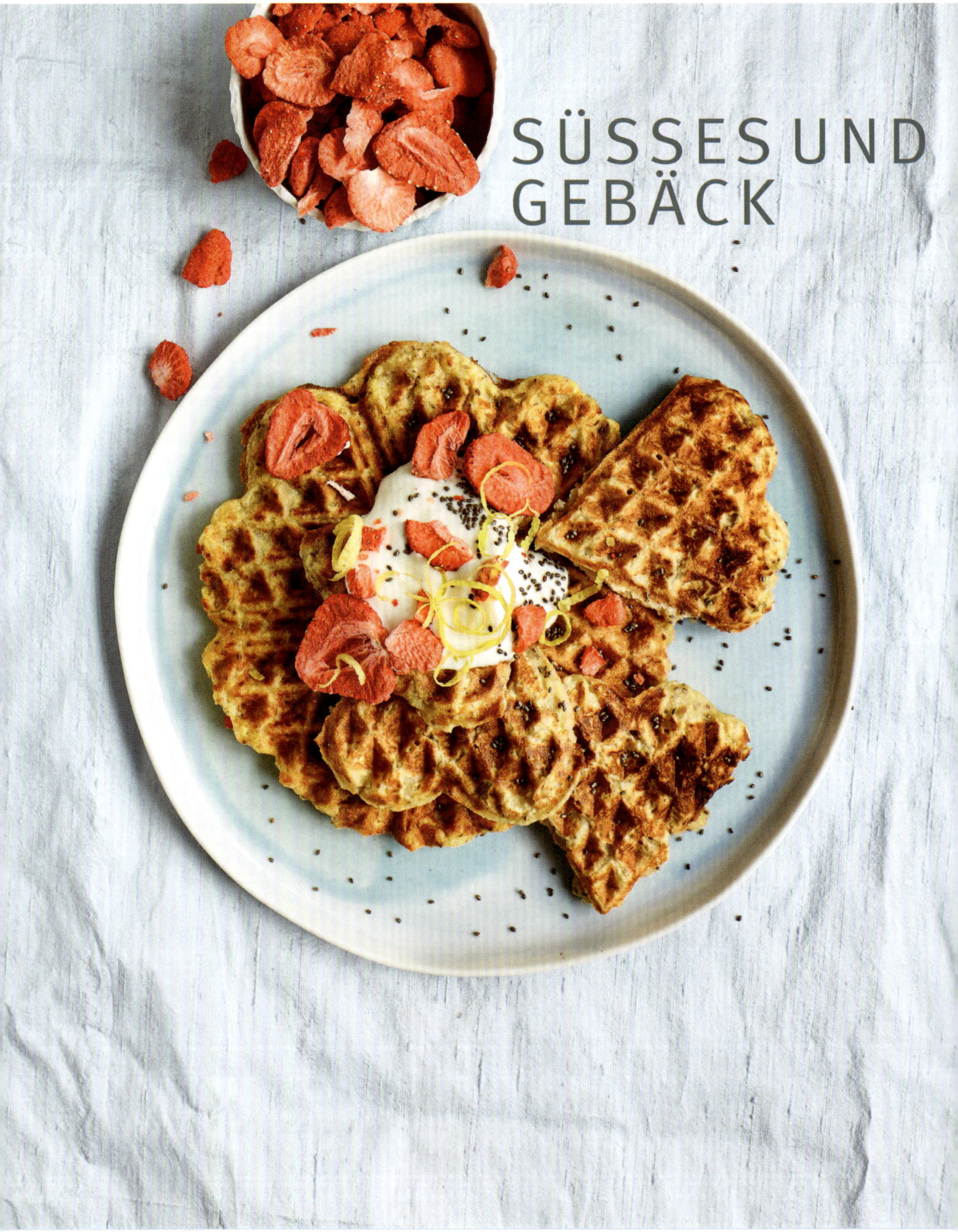

Hirsewaffel mit Erdbeeren

» GutBalance-Aspekt: Hirse ist ein sehr mineralreiches Getreide und glutenfrei obendrein. Apfelmus liefert viel Pektin, einen wasserlöslichen Ballaststoff. Die Toppings sind Superfoods für den Darm.

GF

1 Portion

⏲ 10 Min. + 10 Min. Backzeit

150 g Apfelmus • 1 Ei • 50 g Hirseflocken • 20 g Proteinpulver (Drogerie), alternativ Kastanienmehl • 1 TL Backpulver • ½ TL Zimt • Stevia oder Kokosblütenzucker nach Geschmack • 50 ml bulgarischer Naturjoghurt • 1 EL Chiasamen • 50 g gefriergetrocknete Erdbeeren (Drogerie) • abgeriebene Schale von ½ Zitrone

- Apfelmus und Ei mit dem Handrührgerät schaumig rühren. Flocken, Proteinpulver, Backpulver und Zimt zugeben. Süßen nach Geschmack. Falls der Teig zu schwer ist, die Konsistenz mit etwas Wasser anpassen.

- Waffeleisen vorheizen. Den Teig 7–10 Min. im Waffeleisen ausbacken.

- Naturjoghurt umrühren, evtl. süßen. Einen Klecks auf die Waffel geben, mit Chiasamen, Erdbeeren und Zitronenzesten verzieren.

Nährwerte:

440 kcal • 12 g P • 32 g KH • 7 g F • 5 g Ba

Beeren-Crossies

» GutBalance-Aspekt: Die Polyphenole der dunklen Beeren sind Balsam für die Mikrobiota im Darm.

GF, LF
2 Portionen
15 Min.

40 g Heidelbeeren, frisch • 40 g Himbeeren, frisch oder TK • 30 g Erdbeeren, frisch oder TK • 150 g Soja-Dessert, weiß • 20 g gemischte Nüsse • 15 g Cornflakes • ggf. 1 Msp. Kokosblütenzucker oder entsprechende Menge Erythrit

- Frische Früchte verlesen, gefrorene Früchte langsam auftauen lassen. Soja-Dessert mit dem Stabmixer leicht aufschlagen, ⅓ beiseitenehmen.
- In die verbleibende Masse die Hälfte der Früchte einpürieren.
- Nüsse grob hacken. Erst restliche Früchte, dann die Nüsse und zum Schluss die Cornflakes mit dem Soja-Dessert vorsichtig unterheben. Wenn gewünscht, das Dessert süßen.

Nährwerte:
175 kcal • 5 g P • 9 g KH • 7 g F • 3 g Ba

Brownies mit Kichererbsen

» GutBalance-Aspekt: Kichererbsen schmecken auch der Mikrobiota. Die Polyphenole in Kakao und Carob unterstützen die Regeneration der Darmschleimhaut.

LF, GF
Für 16 Stücke. Eine Portion sind 2 Stücke.
15 Min. + 1,5 h Ruhezeit

425 g Kichererbsen (Glas) • 30 g Haferflocken • 60 ml Mandelmilch • 1 EL Lebkuchengewürz • 1 TL Ingwer, frisch • 100 g Datteln, entsteint • 75 g Kokosblütenzucker • 25 g Kakaopulver • 25 g Carob-Pulver (alternativ 25 g Kakao) • 2 EL Schokodrops

- Die Kichererbsen gut abspülen und abtropfen lassen. Haferflocken im Mixer zu Mehl vermahlen. Alle Zutaten außer den Schokodrops im Mixer zu einer homogenen, nur noch leicht klebrigen Masse verarbeiten. Den Teig in eine Schüssel geben.
- ⅔ der Schokodrops unter den Teig heben. Die Masse in eine mit Backpapier ausgelegte Kastenform geben und gleichmäßig verstreichen. Mit den verbliebenen Schokodrops verzieren. Form 1,5 Std. kühl stellen. Die feste Masse mit Papier aus der Form heben und in Stücke schneiden. Hält sich im Kühlschrank 5 Tage.

Nährwerte:
155 kcal • 7 g P • 17 g KH • 4 g F • 6 g Ba

» Brownies mit Kichererbsen

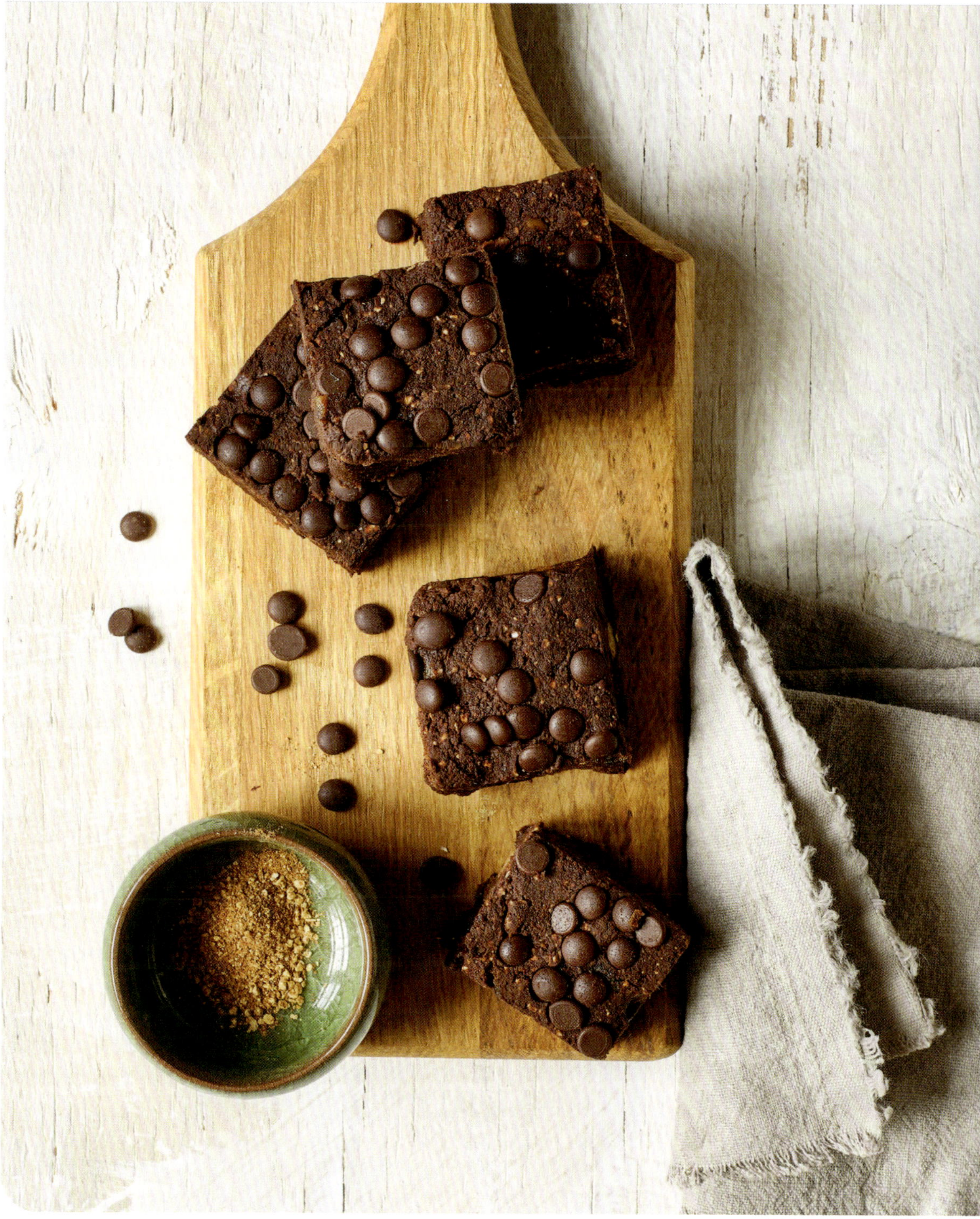

Himbeer-Schichtdessert

» GutBalance-Aspekt: Die Polyphenole in Himbeeren sind ein Darm-Traum, der Blumenkohl ist eine tolle Alternative zu Quark. Mit den glutenfreien Keksen und Erythrit als natürlichem Zuckeraustauschstoff bekommt die Süßspeise eine nur geringe glykämische Last.

GF, LF
12 Dessert-Gläser/ca. 100 ml
⏲ 10 Min. + 10 Min. Kochzeit

- 400 g Bio-Blumenkohlröschen, ganz frisch
- 150 g glutenfreie Kekse
- 20 g Kokosöl
- 15 g Flohsamenschalen (Drogerie)
- 500 g Soja-Dessert, natur
- 30 g Erythrit (z. B. Xucker light, Drogerie)
- 100 g weiße Schokolade
- Mark von ½ Vanilleschote
- 100 g gefrorene Himbeeren
- Cashewnüsse

● Blumenkohlröschen in wenig kochendes Wasser geben. Das Wasser nach 1 Min. abgießen und durch frisches Wasser ersetzen. Röschen 4 Min. garen. Währenddessen die Kekse in einen Plastikbeutel geben, darin zerbröseln, z. B. mit einem Wellholz oder Steakhammer. Brösel gut mit Kokosöl vermischen und als Boden 1 cm hoch in Dessert-Gläschen einfüllen. Mit einem kleineren Glas fest flach drücken.

● Blumenkohlröschen aus dem Topf heben, abtropfen lassen. Noch warm mit Flohsamen, Joghurt, Erythrit, zerbröckelter Schokolade und Vanillemark im Mixer pürieren. Abkühlen lassen.

● Die Himbeeren in einem Topf erhitzen, mit einer Gabel leicht zerdrücken. Je 4 rot-weiße Schranken in die Gläser schichten. Zum Abschluss mit ganzen oder gehackten Cashewnüssen toppen.

Nährwerte:
170 kcal • 3 g P • 1 g KH • 7 g F • 3 g Ba

Beerige Buchweizen-Muffins

» GutBalance-Aspekt: Buchweizen liefert wenige, aber gute Ballaststoffe, Nüsse liefern tolle Fettsäuren, Himbeeren schleimhautschützende Polyphenole, der bulgarische Joghurt hat (allerdings nur im frischen Zustand) mit Lactobacillus delbrueckii ssp. bulgaricus ein Bakterium, das dabei hilft, unerwünschte Arten im Darm zu verdrängen. Buchweizen und Melasse halten die glykämische Last niedrig.

GF, aLF
12 Stück
15 Min. + 20 Min. Backzeit

- 150 g Himbeeren, frisch, TK oder Püree
- 100 g Mandeln, gemahlen
- 2 EL Mandeln, gehobelt
- 120 g Buchweizenmehl
- 60 g Walnüsse, gehackt
- 3 TL Backpulver
- 1 TL Zimtpulver
- Mark einer Vanilleschote
- 1 Prise Meersalz
- 1 Ei
- 80 ml Sonnenblumenöl
- 150 g Melasse, bio
- 200 g + ggf. 1 Klecks Naturjoghurt, bulgarisch (oder LF-Joghurt)

● Den Backofen auf 175 Grad vorheizen (Umluft). Die 12 Mulden eines Muffinblechs mit Papierförmchen auslegen.

● Himbeeren verlesen. Alle trockenen Zutaten in einer Schüssel vermengen.

● In einer weiteren Schüssel das Ei mit einem Stabmixer aufschlagen, Öl einlaufen lassen, Melasse und Joghurt unterrühren. Die Mehlmischung untermengen, zum Schluss Himbeeren vorsichtig unterheben.

● Die Muffin-Förmchen zu ¾ befüllen und 25 Min. backen. 10 Min. auskühlen lassen, dann aus dem Blech stürzen. Lecker mit einem weiteren Klecks bulgarischem Joghurt.

Nährwerte:
240 kcal • 5 g P • 19 g KH • 16 g F • 1 g Ba

Kokos-Schokoriegel

» GutBalance-Aspekt: Die Polyphenole im Kakao schützen die guten Darmbakterien, Kokoschips liefern Fasern und mittelkettige Fettsäuren, die die Leber entlasten. Und mit dunkler Schokolade bleibt auch der Blutzucker unten.

GF, LF
10 Portionen
2 × 15 Min. Zubereitung + 2 × 1 h Kühlzeit

40 g Kokosöl • 100 g Kokoschips, alternativ Kokosflocken • 40 g Datteln, Medjool (Seite 237) • 3 EL Dattelsirup, alternativ Ahornsirup • 100 g dunkle Schokodrops oder Schokolade, zartbitter

- Das Kokosöl in einer Schüssel im warmen Wasserbad zum Schmelzen bringen.
- Kokoschips, Kokosöl, Datteln und Sirup in einen Mixer oder in einer Küchenmaschine einige Sekunden zerkleinern, bis die Zutaten gut vermengt sind.
- Aus der Masse 10 kleine Riegel formen. Die fertigen Riegel für 1 Std. in den Kühlschrank legen.
- Schokodrops oder dunkle Schokolade im Wasserbad zum Schmelzen bringen. Die Riegel in Schokolade tauchen und für 1 weitere Stunde in den Kühlschrank legen.

Nährwerte:
165 kcal • 1 g P • 13 g KH • 11 g F • 1 g Ba

Mandel-Kokos-Happen

» GutBalance-Aspekt: Kokosnüsse liefern Pflanzenfasern für die Darmbakterien und mittelkettige Fettsäuren, die die Leber entlasten. Auch Mandelmus liefert hochwertige Fette. Durch die Zugabe von Erythrit steigt der Blutzucker nur moderat.

GF, LF
10 Happen
20 Min.

80 g Schokolade, zartbitter • 60 g Kokosmehl • 90 g Mandelmus • 80 g Ahornsirup • 2 EL Erythrit • 3 EL Kakaopulver • 1 Msp. Ceylon-Zimt • 1 Prise Salz • 30 g Kokosraspel

- Schokolade in einer Schüssel im warmen Wasserbad schmelzen.
- Kokosmehl, Mandelmus, Ahornsirup, Erythrit, Kakaopulver, Zimt und Salz in eine Schüssel geben. Mit einem Kochlöffel durcharbeiten, bis eine gleichmäßige Masse entstanden ist.
- Aus der Masse 12 Häppchen formen.
- Kokosraspel auf eine Untertasse geben. Die Bällchen erst in der Schokolade, dann in den Kokosraspeln wenden. Trocknen lassen.

Nährwerte:
110 kcal • 2 g P • 8 g KH • 7 g F • 2 g Ba

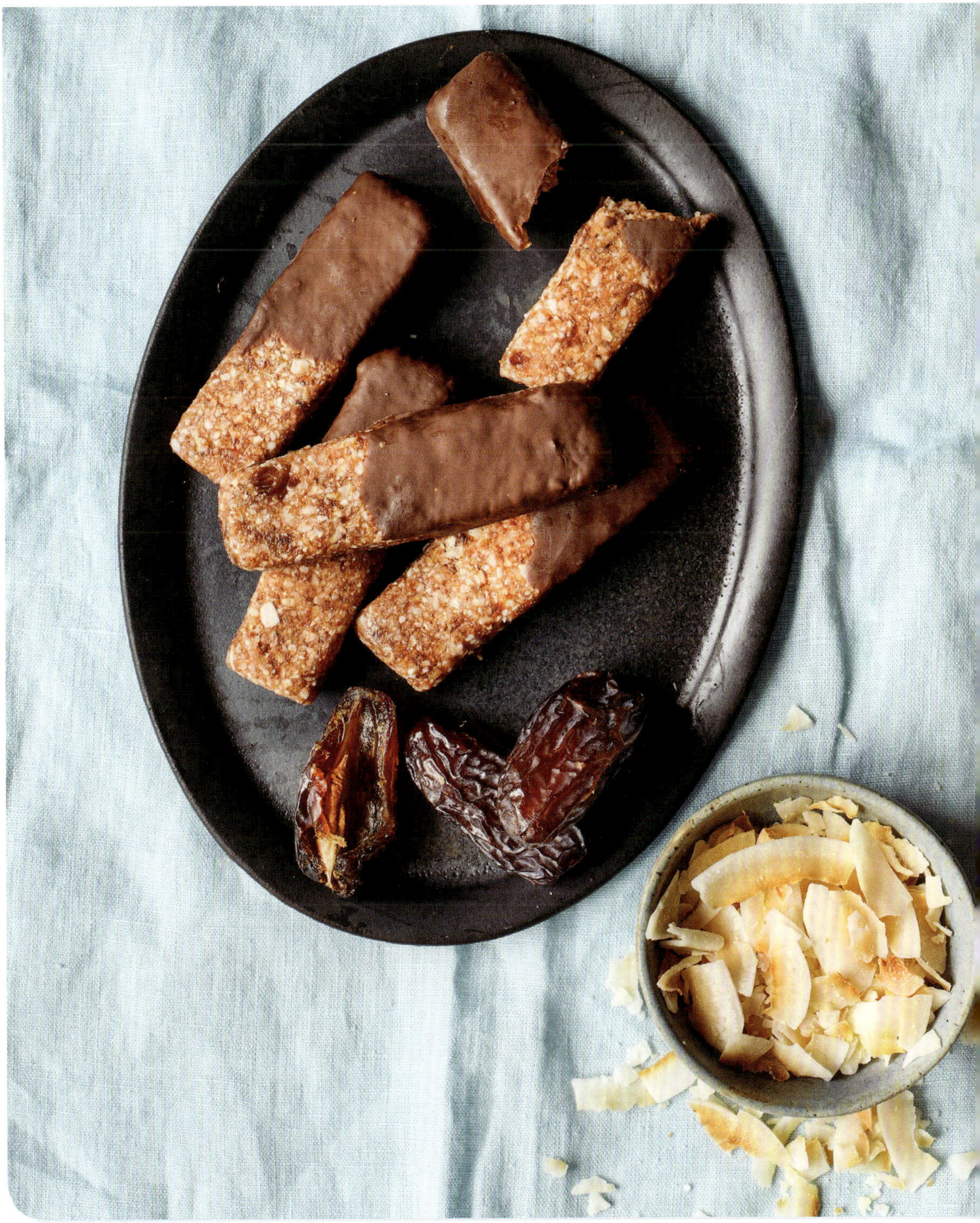

Nussecken-Variation

» GutBalance-Aspekt: Die guten Fettsäuren der Nüsse und die Förderung der ballaststoffspaltenden Darmbakterien durch Flohsamen und Xanthan sollten nicht darüber hinwegtäuschen, wie gehaltvoll so eine Nussecke ist! Achtung, Zucker-Butter-Kalorienbombe: 1 Stück (besser ½) = eine Portion!!

GF, aLF

Für 16 Stück

10 Min. + 2 × 30 Min. Ruhezeit + 35 Min. Backzeit

Für den Teig:

- 300 g glutenfreies Mehl, z. B. Schär Mix C
- 200 g Butter
- 1 TL Xanthan (Reformhaus)
- 1 TL Flohsamenschalen, gemahlen (Drogerie)
- 2 Eier
- 100 g Zucker

Für den Belag:

- 200 g Mandeln, gehackt, geröstet
- 300 g Walnüsse, gehackt
- 150 g Butter (laktosefrei)
- 200 g brauner Rohrzucker
- Mark von 1 Vanilleschote
- 6 EL Aprikosen-Konfitüre
- 100 g dunkle Kuvertüre oder Schokodrops (laktosefrei)

• Für den Mürbeteig das Mehl in eine Schüssel sieben, 200 g der raumtemperierten Butter in Flöckchen dazugeben. Alle restlichen Zutaten zufügen. Mit den Händen rasch zu einem glatten Teig verkneten. Diesen 30 Min. kühl stellen.

• Ein Backblech mit Backpapier auslegen. Den Teig auf einer bemehlten Arbeitsfläche ausrollen und auf das Backblech übertragen.

• Nach Möglichkeit weitere 30 Min. kühl stellen.

• Währenddessen gehackte Nüsse und Mandeln in einer Pfanne ohne Fett kurz anrösten. In einem Topf restliche Butter, Rohrzucker und Vanille schmelzen, ggf. etwas Wasser zugeben, die Masse sollte nicht kochen. Nüsse und Mandeln unterrühren.

• Den Mürbeteig mit Aprikosenkonfitüre bestreichen und den Nussbelag gleichmäßig darauf verteilen.

• Im vorgeheizten Backofen bei 175 Grad auf mittlerer Schiene 35 Min. backen. Auskühlen lassen.

• Die Kuvertüre schmelzen. Den abgekühlten Kuchen in Dreiecke schneiden, mit Schokoglasur besprenkeln.

Nährwerte:

570 kcal • 8 g P • 33 g KH • 40 g F • 5 g Ba

Saftiger Tassen-Brownie

» GutBalance-Aspekt: Komplett zucker- und weizenfrei. So gut wie keine Berücksichtigung bei den Kohlenhydrat-Einheiten erforderlich. Darmbakterien und Darmschleimhaut freuen sich auf Hafer, Möhre, Flohsamen und Nüsse.

GF, LF

2 Portionen

⏲ 5 Min. + 4 Min. Backzeit

Mischung 1:

- 2 EL Nüsse nach Wahl
- 50 g glutenfreies Müsli, z. B. Paleo-Müsli oder Hafer-Porridge
- 2 TL Flohsamenschalen
- 1 TL Backpulver
- 3 EL Erythrit (z. B. Xucker light)
- 1 EL Kakao
- 1 Prise Salz
- 1 Prise Zimt

Mischung 2:

- 1 Ei
- 1 Möhre
- 20 ml Sonnenblumenöl
- 50 ml Pflanzendrink, z. B. Mandeldrink

● Mischung 1 ist trocken: 4 Nüsse grob hacken, restliche Nüsse mit Müsli und Flohsamen im Blitzhacker vermahlen. In eine Schüssel geben. Backpulver, Erythrit, Kakao, Salz und Zimt untermengen.

● Mischung 2 ist nass: Das Ei in einer hohen Tasse mit dem Zauberstab oder Quirl schaumig schlagen. Möhre raspeln, mit Öl und Pflanzendrink zum Ei geben, vermengen.

● Für den Verzehr beide Mischungen mit einem Esslöffel ineinanderrühren. Eventuell noch etwas Pflanzenmilch bis zur Rührteig-Konsistenz zugeben. In 2 Tassen füllen, nacheinander je 3 Min. bei höchster Leistung des Geräts in die Mikrowelle stellen. Kurz abdampfen lassen und z. B. mit einem Klecks Stracciatella-Joghurt darüber genießen.

Nährwerte:

370 kcal • 9 g P • 3 g KH • 26 g F • 5 g Ba

Rezeptkategorien

1.1 Glutenfrei

1.2 Laktosefrei

1.3 Fruktosefrei

Bresaola-Säckchen to go 202, Brownies mit Kichererbsen 226, Chips mit Nibs 169, Entenbrust im Sesam-Mantel 216, Falafel 204, Feines Beerenfrühstück 179, Fernsehabend-Snack 204, Fischsuppe 4 × 4 177, Gemüsesuppe mit Hackflakes 57, Golden Milk für Gemütliche 75, Hähnchenbrust indisch 216, Kartoffel-Gratin unter Sesamkruste 72, Kombucha 70, Kurkuma Latte 75, Lachs-Omelett mit Brokkoli 210, Lamm-Krautwickel 221, Milch-Kefir 71, Ofenkartoffel mit Salat und Cheddar 155, Risotto mit Kohlrabi-Pommes 55, Sauerkraut und Pickles 71, Schneller warmer Kartoffelsalat 207, Wasser-Kefir 69, Wirsing-Pie 215

1.4 SIBO-kompatibel

Beeren-Crossies 226, Beerige Buchweizen-Muffins 229, Bresaola-Säckchen to go 202, Brownies mit Kichererbsen 226, Dorade aus dem Backofen 218, Endivien-Salat an Currycreme 197, Entenbrust im Sesam-Mantel 216, Feines Beerenfrühstück 179, Fernsehabend-Snack 204, Fischsuppe 4 × 4 177, Golden Milk für Gemütliche 75, Grünkohl 222, Hähnchenbrust indisch 216, Himbeer-Schichtdessert 228, Hirse-Muffins 171, Hirsewaffel mit Erdbeeren 225, Kartoffel-Gratin unter Sesamkruste 72, Kohlrabi-Knusperschnitten 214, Kokos-Schokoriegel 230, Kombucha 70, Lachs-Omelett mit Brokkoli 210, Mandel-Kokos-Happen 230, Milch-Kefir 71, Mung-Dal-Suppe mit Tomaten 76, Nussecken-Variation 232, Ofenkartoffel mit Salat und Cheddar 155, Papaya-Passionsfrucht-Pudding 171, Risotto mit Kohlrabi-Pommes 55, Rosenkohl-Linsen-Süppchen 220, Roter Reis mit Süßkartoffel-Curry 212, Saftiger Tassen-Brownie 233, Sauerkraut und Pickles 71, Schneller Himbeer-Wrap 154, Schneller warmer Kartoffelsalat 207, Sellerie-Creme 200, Shakshuka 213, Waldpilzragout auf Linsen 218,Wasser-Kefir 69, Zuckerschoten-Curry mit Biss 177

1.5 FODMAP-arm

Beeren-Crossies 226, Beerige Buchweizen-Muffins 229, Bresaola-Säckchen to go 202, Brownies mit Kichererbsen 226, Chips mit Nibs 169, Dorade aus dem Backofen 218, Endivien-Salat an Currycreme 197, Entenbrust im Sesam-Mantel 216, Falafel 204, Feines Beerenfrühstück 179, Fernsehabend-Snack 204, Fischsuppe 4 × 4 177, Golden Milk für Gemütliche 75, Grünkohl 222, Himbeer-Schichtdessert 228, Hirse-Muffins 171, Hirsewaffel mit Erdbeeren 225, Kohlrabi-Knusperschnitten 214, Kokos-Schokoriegel 230, Kombucha 70, Lachs-Omelett mit Brokkoli 210, Mais-Spaghetti mit Wokgemüse 222, Mandel-Kokos-Happen 230, Milch-Kefir 71, Nussecken-Variation 232, Ofenkartoffel mit Salat und Cheddar 155, Risotto mit Kohlrabi-Pommes 55, Rosenkohl-Linsen-Süppchen 220, Roter Reis mit Süßkartoffel-Curry 212, Saftiger Tassen-Brownie 233, Sauerkraut und Pickles 71, Schneller Himbeer-Wrap 154, Schneller warmer Kartoffelsalat 207, Sellerie-Creme 200, Shakshuka 213, Thai-Tomatensuppe 208, Waldpilzragout auf Linsen 218,Wasser-Kefir 69, Zuckerschoten-Curry mit Biss 177

1.6 Histaminarm

1.7 Vegan

Service

Stichwortverzeichnis

Glossar: wichtige Begriffe und Zutaten

Begriffe	Erklärung
Carob	Pulverisierte Frucht des Johannisbrotbaums, der Geschmack ähnelt dem von Kakao mit leichter Säure, enthält aber keine anregenden Substanzen. Kann den Cholesterinspiegel senken.
Chia	Chia-Samen sind die Früchte einer südamerikanischen Salbei-Art. Die kleinen Samen sind ballaststoffreich, quellfähig und liefern viele günstige Fettsäuren.
Erythrit	Erythrit ist ein Zuckeraustauschstoff. Die Süßkraft beträgt etwa 50–70 % derjenigen von Haushaltszucker. Natürlich kommt es u. a. in Pilzen, Käse und Obst vor. Wird industriell durch Fermentation hergestellt. Bei Fruktose-Unverträglichkeit meiden.
Flohsamenschalen	Die Spelzen der Samen einer indischen Wegerich-Art. Sie sind reich an wasserbindenden Ballaststoffen und werden traditionell zur Verdauungsförderung sowie als Bindemittel zum glutenfreien Backen eingesetzt. Sie fördern gute Darmbakterien.
Gerstengras	Pulver aus gefriergetrocknetem Gerstengras ist in vielen Drogerien erhältlich. Aus 1 TL Pulver in 100 ml Wasser wird ein vitalstoff-, insbesondere magnesiumreiches Getränk bereitet, der Geschmack ist grasig. Gerstengraspulver enthält kein Gluten.
Ghee	Ghee ist ein nach ayurvedischen Kriterien geklärtes, wasserfreies laktose- und kaseinfreies Butterreinfett, ähnlich Butterschmalz. Es lässt sich hoch erhitzen.
Kitchari	Indisch-ayurvedische Gewürzmischung für alle Doshas (Stoffwechsel-Typen). Enthält antidiabetisch wirksame Gewürze wie Kreuzkümmel, Bockshornkleesamen, Koriander und Kurkuma.
Kokosblütenzucker	Eingekochter und getrockneter »Blutungssaft« aus Blütenständen der Kokospalme. Mineralstoffreich, niedriger glykämischer Index.
Kokosöl	Kokosöl ist das Fett der Kokosnuss. Eignet sich als Ersatz für Butter und als Koch- und Bratfett. Der Gehalt an MCT-Fetten (mittelkettigen Triglyceriden) macht Kokosöl zu einer schnell verfügbaren Energiequelle.
Mikrobiom	Gesamtheit aller bakteriellen Gene in einem System.
Mikrobiota	Gesamtheit aller Mikroorganismen – Bakterien, Viren, Bakteriophagen und Archäen (»Urbakterien«). Jedes Organ hat seine eigene Mikrobiota.
Mung Dal Dhuli	Halbierte, geschälte Mungobohnen. Mung Dal lässt sich zu proteinreichem Brei verkochen, der Gemüsegerichte als Saucen-Alternative aufwertet.
Xanthan	Xanthan (E415) ist ein Gelier- bzw. Verdickungsmittel, gewonnen durch Xanthomonas-Bakterien. Xanthan ist Nahrung für vorteilhafte Darmbakterien. Achtung, enthält FODMAPs.

Liebe Leserin, lieber Leser,

hat Ihnen dieses Buch weitergeholfen? Für Anregungen, Kritik, aber auch für Lob sind wir offen. So können wir in Zukunft noch besser auf Ihre Wünsche eingehen.

Ihr TRIAS Verlag

Kontakt: https://kundenservice.thieme.de
Adresse: Lektorat TRIAS Verlag, Postfach 30 05 04, 70445 Stuttgart

/trias.tut.mir.gut /mama.mag.trias /trias_verlag /triasverlag www.trias-verlag.de/newsletter

Empfehlungen von Alexandra Renkawitz und Dr. med. Ulrike Keim

Labore

Im Folgenden nennen wir Ihnen Institute und Labore, mit denen die Autorinnen zusammenarbeiten und auf deren Qualität der Analysen man sich verlassen kann.

Institut für Mikroökologie
Medizinisches Versorgungszentrum Institut für Mikroökologie GmbH
Auf den Lüppen 8
35745 Herborn
www.mikrooek.de

Biovis'
Biovis' Dianostik MVZ GmbH
Justus-Staudt-Str. 2
65555 Limburg-Offheim
www.biovis.de

Ganzimmun
GANZIMMUN Diagnostics AG
Hans-Böckler-Straße 109–111
55128 Mainz
www.ganzimmun.de

Labor Hauss
Labor Dr. Hauss GmbH
Kieler Str. 71
24340 Eckernförde
www.hauss.de

myBioma
Meldemannstraße 18
1200 Wien, Österreich
www.mybioma.com

Fettsäureanalysen:
Omegametrix
Am Klopferspitz 19
82152 Martinsried
www.omegametrix.eu

Interessante Links

Verbrauchertipps:
https://codecheck.info
https://www.foodwatch.org/de/startseite/
https://lebensmittel-ampel.com

Ein Service der Autorinnen: Forum, Blog und Infos rund um GutBalance®:
http://www.gutbalance.de

Versand-Bäckereien für glutenfreies Brot:
https://www.maisterei.de
https://www.meingesundesbrot.de

MCT-Fette, Hülsenfrüchte und andere Nahrungsmittel:
https://www.korodrogerie.de

Bibliografische Information der Deutschen Nationalbibliothek
Die Deutsche Nationalbibliothek verzeichnet diese Publikation in der Deutschen Nationalbibliografie; detaillierte bibliografische Daten sind im Internet über http://dnb.d-nb.de abrufbar.

Programmplanung: Uta Spieldiener
Projektmanagement: Annalena Müller
Redaktion: Dr. Katrin Korch, Baden-Baden

Bildredaktion: Christoph Frick, Caroline Merdian
Umschlaggestaltung: © Thieme
Layout: CYCLUS · Visuelle Kommunikation, Stuttgart

Bildnachweis:
Umschlagmotiv und Bild S. 3: © Thieme unter Verwendung von Avocado: © photoz.at/stock.adobe.com; Darm mit Lebensmitteln: © Poligoone/stock.adobe.com

Foodfotos: Meike Bergmann, Berlin
Zeichnungen: Susi Schaaf, Bellheim

1. Auflage 2022

TRIAS Verlag in Georg Thieme Verlag KG
Rüdigerstraße 14, 70469 Stuttgart, Germany
www.trias-verlag.de

Printed in Germany

Satz und Repro:
Reemers Publishing Services GmbH, Krefeld
Druck: Westermann Druck Zwickau GmbH, Zwickau

Gedruckt auf chlorfrei gebleichtem Papier

ISBN 978-3-432-11490-3
Auch erhältlich als E-Book:
eISBN (ePub) 978-3-432-11491-0

1 2 3 4 5 6

Wichtiger Hinweis: Wie jede Wissenschaft ist die Medizin ständigen Entwicklungen unterworfen. Forschung und klinische Erfahrung erweitern unsere Erkenntnisse. Ganz besonders gilt das für die Behandlung und die medikamentöse Therapie. Bei allen in diesem Werk erwähnten Dosierungen oder Applikationen, bei Rezepten und Übungsanleitungen, bei Empfehlungen und Tipps dürfen Sie darauf vertrauen: Autoren, Herausgeber und Verlag haben große Sorgfalt darauf verwandt, dass diese Angaben dem Wissensstand bei Fertigstellung des Werkes entsprechen. Rezepte werden gekocht und ausprobiert. Übungen und Übungsreihen haben sich in der Praxis erfolgreich bewährt.

Eine Garantie kann jedoch nicht übernommen werden. Eine Haftung des Autors, des Verlags oder seiner Beauftragten für Personen-, Sach- oder Vermögensschäden ist ausgeschlossen.

Geschützte Warennamen (Warenzeichen) werden nicht besonders kenntlich gemacht. Aus dem Fehlen eines solchen Hinweises kann also nicht geschlossen werden, dass es sich um einen freien Warennamen handelt.

Datenschutz
Wo datenschutzrechtlich erforderlich, wurden die Namen und weitere Daten von Personen redaktionell verändert (Tarnnamen). Dies ist grundsätzlich der Fall bei Patienten, ihren Angehörigen und Freunden, z.T. auch bei weiteren Personen, die z. B. in die Behandlung von Patienten eingebunden sind.

Thieme wendet sich gleichermaßen an Menschen jeder Geschlechtsidentität und nennt Autor*innen konkrete Beispiele, wie sie alle Lesenden gleichberechtigt ansprechen können. Die Ansprache aller Menschen ist ausdrücklich auch dort intendiert, wo im Text (etwa aus Gründen der Leseleichtigkeit, des Text-Umfangs oder des situativen Stil-Empfindens) z. B. nur ein generisches Maskulinum verwendet wird.